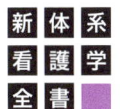

別巻 機能障害からみた成人看護学 ❹

脳・神経機能障害／感覚機能障害

新体系看護学全書

メヂカルフレンド社

脳・神経機能障害

◎編集

野口 美和子　前沖縄県立看護大学学長
中村 美鈴　東京慈恵会医科大学医学部看護学科教授

◎執筆（執筆順）

鈴木 久美子　自治医科大学看護学部准教授　第1章, 第4章-A, C
髙木 初子　聖徳大学看護学部教授　第2章
山本 洋子　姫路獨協大学看護学部准教授　第3章, 第4章-B

感覚機能障害

◎編集

野口 美和子　前沖縄県立看護大学学長
中村 美鈴　東京慈恵会医科大学医学部看護学科教授

◎執筆（執筆順）

視覚機能障害
中村 美鈴　東京慈恵会医科大学医学部看護学科教授　第1～4章

聴覚機能障害
水野 照美　佐久大学看護学部教授　第1～4章

嗅覚機能障害
村上 礼子　自治医科大学看護学部教授

味覚機能障害
水野 照美　佐久大学看護学部教授　第1～4章

触覚機能障害
水野 照美　佐久大学看護学部教授　第1～4章

まえがき

　「成人看護学」の枠組みを機能障害として世に問うたのは4年前のことであった．その初版の刊行以来，教育現場からは大きな反響があり高い評価を得てきた．しかし，新たな枠組みであるだけに様々なご意見もいただいた．

　今回，改訂の機会を得て，全体の見直しを行ったわけであるが，その主な内容は教育現場の声に応えることを主眼とし，機能障害の考え方をより明確に打出すことを目標とした．以下，「成人看護学」の総論・各論の位置づけ・内容および見直しの要点を示す．

　まず，成人看護の総論として，成人期にある人の特徴と，それらの人が抱える健康問題とその看護の考え方を『成人看護概論・成人保健』（本巻第14巻）で整理した．

　次に，機能障害をもつ成人の看護の切り口を次の構成とした．

　　『呼吸機能障害／循環機能障害』
　　『消化・吸収機能障害／栄養代謝機能障害』
　　『内部環境調節機能障害／身体防御機能障害』
　　『脳・神経機能障害／感覚機能障害』
　　『運動機能障害／性・生殖機能障害』

　このシリーズを上記のような構成にしたのは，看護職が働きかける対象が，疾病や臓器ではなく，疾病により様々な機能障害を抱え，それぞれの機能に特有な生命の危機あるいは生活上の障害を合わせもっている人であるからに他ならない．つまり，生活者の健康の維持・回復に向けた看護実践を展開するうえで，"機能障害別の看護"は看護活動の必要性と内容を最も的確に示すことができる枠組みであり，看護の対象である人の健康生活の実現に向けての働きかけを最も適切に表現できると考えたからである．事実，現実の臨床では一人ひとりの患者に，また経過に沿って看護活動を適合させ実践していくのが看護専門職の働き方である．そのような看護の展開においては，看護目標の設定やケア方法の選択はこの枠組みで考えられ，判断されているという実感があったからに他ならない．

　各機能障害の具体的な展開をみてみる．

　第1章「機能とその障害」では，それぞれのメカニズムや担い手と，その障害された状況を，特に健康生活の支援という視点から捉えた．医学的視点から看護的視点への転換である．今改訂では，機能が障害された場合，どのような状態が起こるかをより明らかに示し，第2章とのつながりをより強調した．

　第2章「機能障害の把握と看護」では，第1章で学んだ機能障害によって，現れてくる状態（症状）別に看護活動を説明した．ここでのアセスメントは第1章で示された状態像が生かされるわけであるが，その点を今改訂でも重要視し，第1章と第2章のつながりが

明確になるよう配慮した．

　そして，第3章「検査・治療に伴う看護」，第4章「機能障害と看護」では，第1章，第2章で学んだ知識を臨床現場につなぐ内容となっている．ここでも，機能障害という視点がより明確に出るような記述を心がけた．

　このシリーズで示した，機能障害の枠組みに基づく成人看護の考え方は，机上の空論ではない．臨床現場を大切にしなければならない看護にとって最も適した考え方であることを確信している．本シリーズは，今後も，教育現場の皆様方のご意見を頂戴しつつ，成長を続けていきたいと考えている．忌憚のないご意見をお待ちする次第である．

　なお，今回より自治医科大学看護学部の中村美鈴教授と共同で編集を担当させていただいたことを申し添える．

2006年12月

野口　美和子

目次

脳・神経機能障害

第1章　脳・神経機能障害と日常生活　3

1　脳・神経機能とその役割　4
A　脳・神経機能とは何か　4
B　脳・神経機能と生命・生活　5

2　脳・神経機能とその障害　6
A　生命維持活動を調節する機能とその障害　6
　1．生命維持活動を調節する機能とその担い手　6
　2．生命維持活動を調節する機能障害発生のプロセス　11
　3．生命維持活動を調節する機能障害とその要因　12

B　運動を調節する機能　14
　1．運動を調節する機能とその担い手　14
　2．運動を調節する機能障害とその要因　23

3　脳・神経機能障害がもたらす生命・生活への影響　29
A　障害の健康への影響　29
　1．生命維持活動を調節する機能への影響　29
　2．運動を調節する機能への影響　30
B　障害と影響の程度　31

第2章　脳・神経機能障害の把握と看護　33

A　意識障害　34
　1．意識障害の要因　34
　2．意識障害のある人のアセスメント　35
　3．意識障害のある人の看護　42
B　運動麻痺　45
　1．運動麻痺の要因　45
　2．運動麻痺のある人のアセスメント　46
　3．運動麻痺のある人の看護　48
C　言語機能の障害　53
　1．言語機能障害の要因　54
　2．言語機能障害のある人のアセスメント　54
　3．言語機能障害のある人の看護　58
D　失認・失行　60
　1．失認・失行の要因　60
　2．失認・失行のある人のアセスメント　60
　3．失認・失行のある人の看護　65
E　排尿障害　67
　1．排尿障害の要因　68
　2．排尿障害のある人のアセスメント　69
　3．排尿障害のある人の看護　73

第3章　脳・神経機能障害の検査・治療に伴う看護　　77

① 脳・神経機能の検査に伴う看護────78
1．CT（コンピュータ断層撮影）検査　78
2．MRI（磁気共鳴画像法）検査　80
3．脳血流量の測定と分布の検査（核医学検査）　83
4．脳血管造影　84
5．脳波検査　86
6．大脳誘発電位検査　87
7．髄液検査　90

② 脳・神経機能障害の治療に伴う看護─92
1．障害の進行防止，再発防止のための治療　93
2．原因を除去するための治療　99
3．症状緩和のための治療　105

第4章　脳・神経機能障害をもつ患者の看護　　111

A　脳梗塞（生命維持活動調節機能障害／運動調節機能障害）患者の看護…………112
　1．発症直後（急性期）の看護　112
　2．回復期の看護　120

B　クモ膜下出血（生命維持活動調節機能障害／運動調節機能障害）患者の看護………124
　1．急性期の看護　127
　2．慢性期の看護　134

C　パーキンソン病（運動調節機能障害）患者の看護……………………………138
　1．発症初期（重症度分類Ⅰ～Ⅱ）の看護　141
　2．一部介助期（重症度分類Ⅲ～Ⅳ）の看護　143
　3．全介助期（重症度分類Ⅴ）の看護　146

感覚機能障害

■視覚機能障害

第1章　視覚機能障害と日常生活　　153

① 視覚機能とその役割────────154
A　視覚機能とは何か………………………154
　1．検知機能　154
　2．伝導機能　154
B　視覚機能と生命・生活………………154

1．自己動作の点検　155
2．人の動きの把握　155
3．環境把握　155
4．文化の味わいと学習　155

② 視覚機能とその障害────────156

iv　目次

A　検知機能とその障害 …………………… 156
　　　1．検知機能とその担い手　156
　　　2．検知機能障害とその要因　158
　　B　伝導機能とその障害 …………………… 167
　　　1．伝導機能とその担い手　167
　　　2．伝導機能障害とその要因　167

③　視覚機能障害がもたらす生命・生活
　　への影響 ──────────────── 170
　　A　障害のレベルとその影響 ……………… 170
　　B　障害が生活に及ぼす影響 ……………… 171
　　　1．検知機能障害　171
　　　2．伝導機能障害　173

第2章　視覚機能障害の把握と看護　175

　　A　視力低下 ………………………………… 176
　　　1．視力低下の要因　176
　　　2．視力低下のある人のアセスメント　179
　　　3．視力低下のある人の看護　180
　　B　視野の異常 ……………………………… 185
　　　1．視野の異常の要因　185
　　　2．視野の異常のある人のアセスメント　187
　　　3．視野の異常のある人の看護　188
　　C　眼　　痛 ………………………………… 189
　　　1．眼痛の要因　189
　　　2．眼痛のある人のアセスメント　189
　　　3．眼痛のある人の看護　190

第3章　視覚機能障害の検査・治療に伴う看護　193

①　視覚機能の検査に伴う看護 ─────── 194
　　　1．視力検査　194
　　　2．眼底検査　195
　　　3．視野検査　196
　　　4．眼圧検査　197
②　視覚機能障害の治療に伴う看護 ──── 199

　　A　薬物治療 ………………………………… 199
　　　1．薬剤の静脈内点滴時の援助　199
　　　2．薬剤の内服時の援助　199
　　　3．薬剤の点眼時の援助　199
　　B　光凝固治療 ……………………………… 203
　　C　小切開手術 ……………………………… 204

第4章　視覚機能障害をもつ患者の看護　205

　　A　白内障（検知機能障害）で手術を受ける
　　　　患者の看護 …………………………… 206
　　　1．手術を受けるための看護　206
　　　2．手術の準備のための看護　207
　　　3．手術中の看護　208
　　　4．手術後の安全と安楽を守るための看護
　　　　209
　　　5．視力回復に向けた看護　209
　　B　網膜剝離（検知機能障害）で光凝固
　　　　治療を受ける患者の看護 …………… 211
　　　1．治療に伴う看護　211
　　　2．治療後のセルフケアへの看護　212
　　C　網膜剝離（検知機能障害）で手術を
　　　　受ける患者の看護 …………………… 213

1．手術の準備への看護　214　　　　2．手術後の回復を促す看護　215

■聴覚機能障害

第1章　聴覚機能障害と日常生活　221

- ① **聴覚機能とその役割**──222
  - A　聴覚機能とは何か……………222
  - B　聴覚機能と生命・生活…………223
- ② **聴覚機能とその障害**──224
  - A　聴覚機能とその担い手…………224
    1．検知機能とその担い手　224
    2．伝導機能とその担い手　225
- B　聴覚機能障害とその要因…………225
  1．検知機能障害の発生とその要因　225
  2．伝導機能障害の発生とその要因　226
- ③ **聴覚機能障害がもたらす生命・生活への影響**──228
  - A　障害のレベルとその影響…………228
  - B　障害が生活に及ぼす影響…………228

第2章　聴覚機能障害の把握と看護　231

- A　難　聴……………232
  1．難聴の要因　232
  2．難聴のある人のアセスメント　232
  3．難聴のある人の看護　234
- B　耳鳴り……………235
  1．耳鳴りの要因　235
  2．耳鳴りのある人のアセスメント　235
  3．耳鳴りのある人の看護　236

第3章　聴覚機能障害の検査・治療に伴う看護　239

- ① **聴覚機能の検査に伴う看護**──240
  1．純音聴覚機能検査（オージオメトリー）240
  2．語音聴力検査（スピーチ・オージオメトリー）241
  3．インピーダンス聴力検査（インピーダンス・オージオメトリー）242
- ② **聴覚機能障害の治療に伴う看護**──243
  1．薬物療法　243
  2．手術療法　245
  3．安静療法　245

第4章　聴覚機能障害をもつ患者の看護　247

A　慢性化膿性中耳炎（検知機能障害）患者の看護 …………………… 248
　1．聴覚機能障害の悪化を防ぐ看護　248
　2．聴覚機能の維持・改善を図る治療を受ける患者の看護　250

■嗅覚機能障害

第1章　嗅覚機能障害と日常生活　255

① 嗅覚機能とその役割 ──── 256
A　嗅覚機能とは何か ………………… 256
　1．においの検知機能　256
　2．においの伝導機能　257
B　嗅覚機能と生命・生活 …………… 257

② 嗅覚機能とその障害 ──── 258
　1．嗅覚機能とその担い手　258
　2．嗅覚機能障害とその要因　260

③ 嗅覚機能障害がもたらす生命・生活への影響 ──── 265

第2章　嗅覚機能障害の把握と看護　267

A　鼻　閉 …………………………… 268
　1．鼻閉の要因　268
　2．鼻閉のある人のアセスメント　269
　3．鼻閉のある人の看護　270
B　嗅覚異常 ………………………… 271
　1．嗅覚異常の要因　271
　2．嗅覚異常のある人のアセスメント　271
　3．嗅覚異常のある人の看護　272
C　異嗅症 …………………………… 273
　1．異嗅症の要因　273
　2．異嗅症のある人のアセスメント　273
　3．異嗅症のある人の看護　274

第3章　嗅覚機能障害の検査・治療に伴う看護　275

① 嗅覚機能の検査に伴う看護 ──── 276
　1．嗅覚検査　276
　2．嗅覚機能障害の原因を調べる検査　278

② 嗅覚機能障害の治療に伴う看護 ──── 280
　1．薬物の点鼻治療　280
　2．吸入治療　280
　3．薬物治療（内服薬）　281
　4．鼻腔内の手術　282

第4章　嗅覚機能障害をもつ患者の看護　285

A　アレルギー性鼻炎（検知機能障害）患者
　　の看護 …………………………… 286
B　副鼻腔炎（検知機能障害）患者の看護 ‥ 288

1．急性期の看護　288
2．慢性期の看護　290

■味覚機能障害

第1章　味覚機能障害と日常生活　293

❶ 味覚機能とその役割 ── 294
A　味覚機能とは何か ……………………… 294
B　味覚機能と生命・生活 ………………… 295

❷ 味覚機能とその障害 ── 296
A　味覚機能とその担い手 ………………… 296
　1．検知機能とその担い手　296
　2．伝導機能とその担い手　297

B　味覚機能障害とその要因 ……………… 298
　1．検知機能障害の発生とその要因　298
　2．伝導機能障害の発生とその要因　299

**❸ 味覚機能障害がもたらす生命・生活
　　への影響 ── 300**
A　障害のレベルとその影響 ……………… 300
B　障害が生活に及ぼす影響 ……………… 300

第2章　味覚機能障害の把握と看護　303

A　味覚異常 ………………………………… 304
　1．味覚異常の要因　304

　2．味覚異常のある人のアセスメント　304
　3．味覚異常のある人の看護　305

第3章　味覚機能障害の検査・治療に伴う看護　307

❶ 味覚機能の検査に伴う看護 ── 308
　1．電気味覚検査　308
　2．濾紙ディスク検査　308
　3．採血（亜鉛, 鉄など）　308

❷ 味覚機能障害の治療に伴う看護 ── 309
　1．亜鉛内服療法　309
　2．原因薬剤の中止や変更　309
　3．口腔内の保湿　309

第4章　味覚機能障害をもつ患者の看護　　311

A　放射線治療に伴い味覚機能障害（検知機能障害）を起こした患者の看護 ………312
　1．アセスメントの視点と情報収集　312
　2．生じやすい看護上の問題　312
　3．目標と看護　313

■触覚機能障害

第1章　触覚機能障害と日常生活　　317

① **触覚機能とその役割**────318
A　触覚機能とは何か …………………318
B　触覚機能と生命・生活 ……………318
② **触覚機能とその障害**────319
A　触覚機能とその担い手 ……………319
　1．検知機能とその担い手　319
　2．伝導機能とその担い手　320

B　触覚機能障害とその要因 ……………321
　1．検知機能障害の発生とその要因　321
　2．伝導機能障害の発生とその要因　321
③ **触覚機能障害がもたらす生命・生活への影響**────323
A　障害のレベルとその影響 ……………323
B　障害が生活に及ぼす影響 ……………323

第2章　触覚機能障害の把握と看護　　325

A　感覚鈍麻 ………………………………326
　1．感覚鈍麻の要因　326
　2．感覚鈍麻のある人のアセスメント　326
　3．感覚鈍麻のある人の看護　327

B　しびれ …………………………………328
　1．しびれの要因　328
　2．しびれのある人のアセスメント　328
　3．しびれのある人の看護　329

第3章　触覚機能障害の検査・治療に伴う看護　　331

① **触覚機能の検査に伴う看護**────332
　1．表在感覚機能検査　332
　2．触覚機能障害の要因を把握する検査　333
② **触覚機能障害の治療に伴う看護**────333

　1．触覚機能障害をもたらす原因疾患の治療　333
　2．触覚機能障害の症状緩和に向けた治療　333

第4章　触覚機能障害をもつ患者の看護　335

A　癌化学療法に伴い手足にしびれをきたした
　（検知機能障害）患者の看護 …………… 336
　1．アセスメントの視点と情報収集　336
　2．生じやすい看護上の問題　337
　3．目標と看護　337

索　引 ———————————————————— 339

脳・神経機能障害

第1章　脳・神経機能障害と日常生活　　3

① 脳・神経機能とその役割 ──── 4
② 脳・神経機能とその障害 ──── 6
③ 脳・神経機能障害がもたらす生命・生活への影響 ──── 29

第2章　脳・神経機能障害の把握と看護　　33

第3章　脳・神経機能障害の検査・治療に伴う看護　　77

① 脳・神経機能の検査に伴う看護 ── 78
② 脳・神経機能障害の治療に伴う看護 ─ 92

第4章　脳・神経機能障害をもつ患者の看護　　111

第1章 脳・神経機能障害と日常生活

1 脳・神経機能とその役割

A 脳・神経機能とは何か

　人間の身体は，運動や代謝といった様々な機能を，各器官が独立分化して担っている．このような各器官がうまく働いて，一つの生命体として活動していくためには，それらを全体として統括する機能が必要である．脳・神経機能とは，身体の内外から情報を入手し，統合して，全身に指令を送ることにより，身体の働きを調節し，人間としての活動をつくり出す機能である．

　人間に限らず，地球上の動物は，ほとんどすべてが脳をもち，脳・神経機能を有している．脳・神経の働きは，生物が環境や状況に適応したり，その変化に反応できるようにすることである．すなわち，子どもを育てたり，食物を探したり，障害物を避けることである．脳・神経機能は，身体内部や外界から情報を受け取り，状況にどう対処するかを決定して，身体各部に適切な指令を送る機能である．そして，何十億年もの時間をかけ，生物が環境の変化に適応した結果，進化した機能でもある．

　脳・神経機能には，生命維持活動を調節する機能と，運動を調節する機能がある（図1-1）．

1）生命維持活動を調節する機能

　人間は，食事により栄養を摂り入れ，呼吸により酸素を摂り入れ，身体中に血液を循環させるなどの働きによって，生命を維持している．消化，呼吸，循環，代謝，分泌，排泄，生殖といった生命活動の基本となる働き

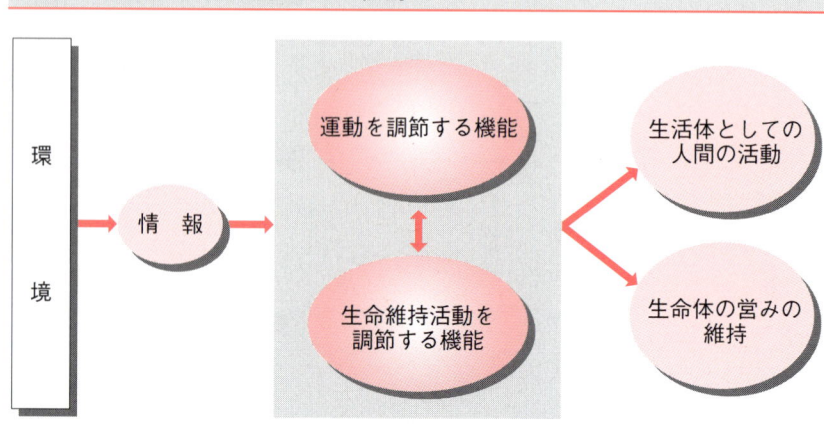

図1-1● 脳・神経機能とその役割

(＝生命維持活動)を調節する機能は，無意識的・反射的に行われており，「自律的」機能とよばれる．

2) 運動を調節する機能

本を読んだり，音楽を聴いたり，食物を味わったり，においを嗅ぐことにより人間は生活を豊かにする．このような外界からの情報を受け止めて感覚が発生する．感覚は感情と結びついたり，過去の記憶と照合されて分析・統合される．考える，判断する，創造するといった精神活動も分析・統合の働きである．分析・統合の結果，状況にどのように対処するかが決定され，運動の指令が下される．ここでいう運動とは，歩く，走るといったことから，字を書く，歌を歌う，自転車に乗る，といった複雑な動きまで，幅広く人間の活動全般を指す．

運動を調節する機能は，情報を受け取り，分析・統合し，状況にどのように対処するかを決定して，運動を指令し調節する機能である．このような機能のおかげで，人間は環境の変化に対応したり，自分の考えを他者に伝えたり，知識を次世代に伝え蓄積することができるのである．

脳・神経機能は，よくコンピュータにたとえられる．入力回路と出力回路があり，入力と出力の間の伝導経路内には中枢処理装置が存在し，情報の処理を行うという点では共通している．しかし，精神活動は人間らしさの象徴であり，コンピュータには真似のできないものである．

B 脳・神経機能と生命・生活

脳・神経機能は，呼吸，循環，体温，食，排泄といった生命維持のための身体の様々な活動を調節する一方で，生活体としての人間のつくり出す活動に携わっている（図1-2）．

生活体としての人間の活動には，まず日々の生活の営みとしての日常生活行動がある．運動と休息，清潔，衣服の着脱などの行動のほか，食と排泄のありようは，人間の考え方や習慣等に影響を受けることから，日常生活行動にも含まれる．

次に社会生活の営みがある．人間は，社会の最小単位である家族生活を基盤として，仕事や学業などを通じて地域社会の人々と交流を図っている．

さらに，考える，判断するといった精神活動がある．人間がほかの動物と大きく異なるのは，この精神的な働きが発達していることである．また，一つの情報に対して，それをどのように受け止め，判断し，表現するかは，その人らしさの反映である．これらの活動をとおして，人間は社会のなか

図1-2 ● 脳・神経機能と生命・生活

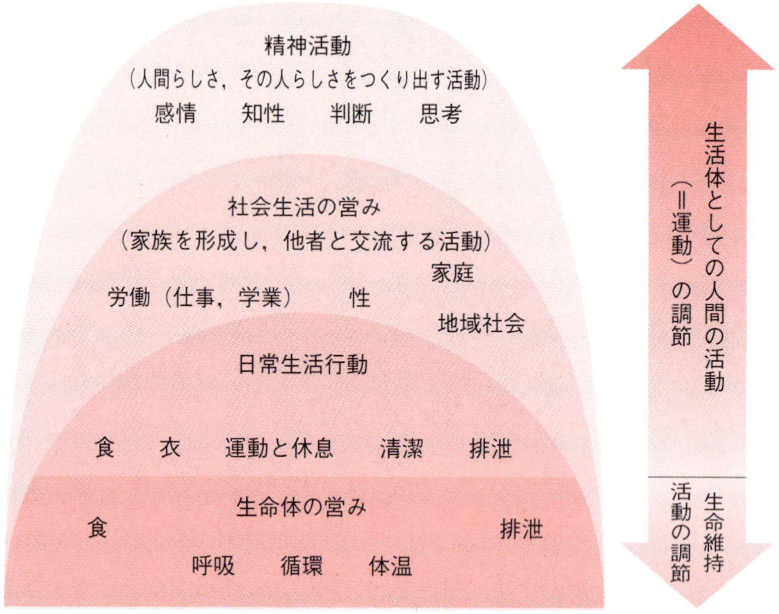

精神活動
（人間らしさ，その人らしさをつくり出す活動）
感情　知性　判断　思考

社会生活の営み
（家族を形成し，他者と交流する活動）
労働（仕事，学業）　性　家庭　地域社会

日常生活行動
食　衣　運動と休息　清潔　排泄

生命体の営み
食　　　　　　　　　　　排泄
呼吸　循環　体温

生活体としての人間の活動（＝運動）の調節　／　生命維持活動の調節

脳・神経機能

　で他者と心を通わせ，自己を成長させていくのである．
　以上のことから，脳・神経機能は，生命体としての営みの維持および人間生活に大きなかかわりをもつ機能であるといえる．

2 脳・神経機能とその障害

A 生命維持活動を調節する機能とその障害

1 生命維持活動を調節する機能とその担い手

　生命維持活動を調節する機能のプロセスは，①生命維持活動の調整，②生命維持活動の管理・調節に分けられる（図1-3）．

1）生命維持活動の調整：自律神経系

　心拍や血圧，呼吸，消化など生命活動の基本となる生命維持活動は，自律神経系が調整している．自律神経系は，平滑筋（内臓や血管壁），心筋（心臓），分泌腺などを支配する神経細胞からなる．内臓からの情報は絶えず中枢神経系に伝えられるが，自律神経系は身体にとって最適な状態を維持するために，それらの情報に対応して必要な調整を行う．このような作

図1-3 ●生命維持活動を調節する機能とその担い手

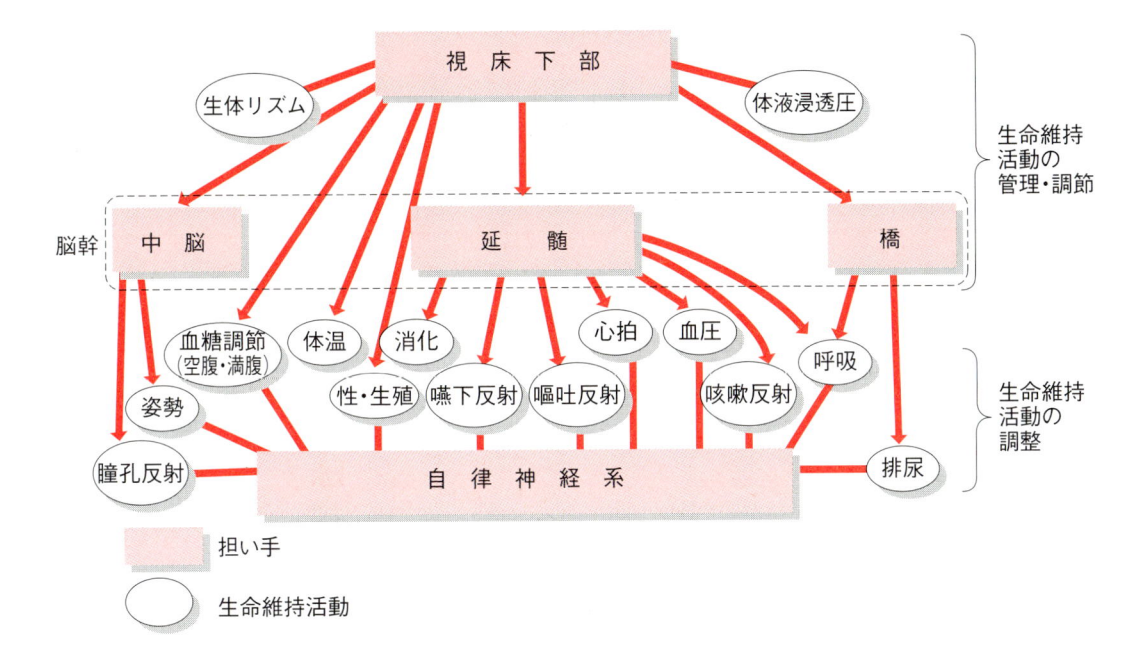

用は意識にのぼることなく行われる.

　自律神経系の働きの多くは，自律神経反射（自律神経を遠心路とする反射の総称）とよばれる反射性反応により行われる．たとえば血管の圧受容器からの情報により血圧の調整を行う圧受容器反射，消化管の蠕動運動，直腸の排便反射，膀胱の排尿反射などがそれである．

　自律神経では，中枢神経系から出たニューロンは自律神経節でシナプスを替えた後，効果器に達する．シナプスを替える前のニューロンを節前ニューロン，シナプスを替えた後のニューロンを節後ニューロンとよぶ．

　交感神経と副交感神経：自律神経系は，交感神経と副交感神経に分けられる．この2つの神経は，身体の安定性を保つために，同一の器官に対し互いに協調して働く．臓器や器官の反応は，交感神経と副交感神経との絶妙なバランスで調整されている（図1-4）．

　交感神経は，身体を活発化させ，攻撃的な方向に向ける作用が強く，副

図1-4 ●交感神経と副交感神経のバランス

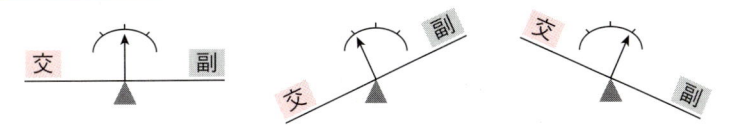

バランスのとれた状態　　交感神経優位の状態　　副交感神経優位の状態

出典／田中越郎：イラストでまなぶ生理学，医学書院，1993，p.174.より，一部改変.

図1-5 ●自律神経系の分布と働き

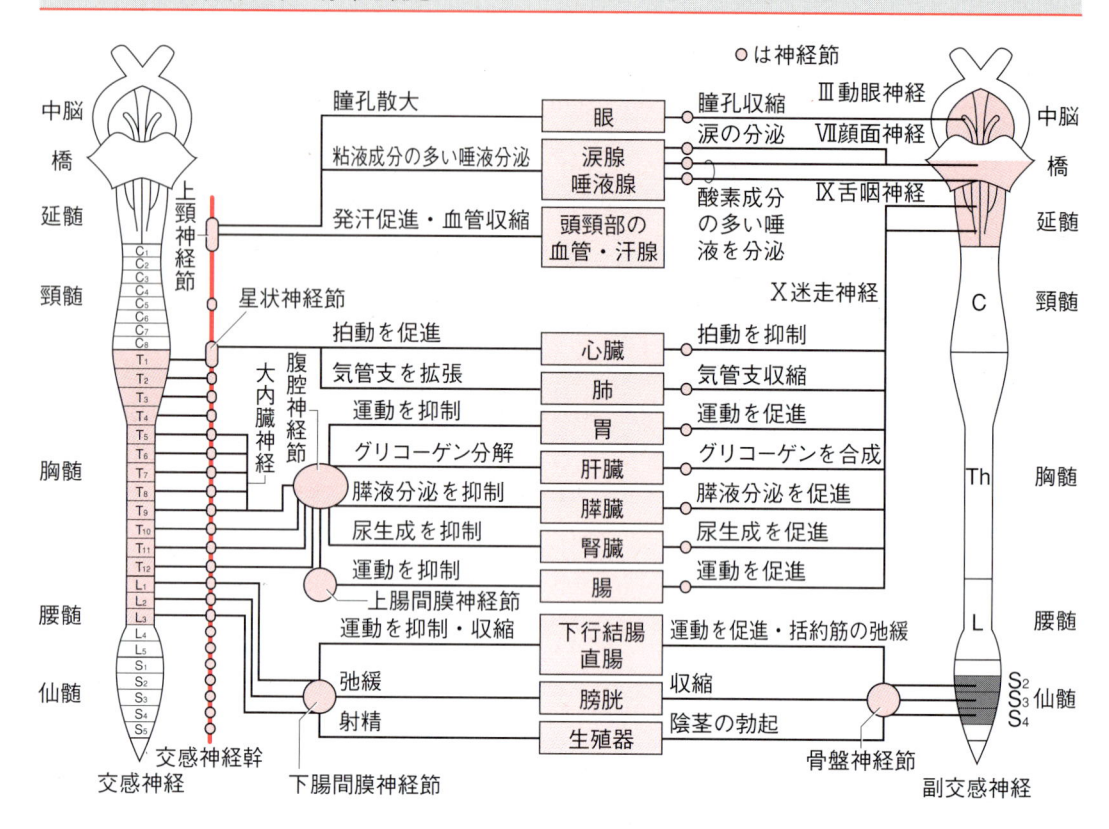

交感神経は身体を安静化させ，エネルギーを蓄積し，防御的な方向に向ける（図1-5）．

交感神経の節前ニューロンからはアセチルコリンが，節後ニューロンからはノルアドレナリンが神経伝達物質として放出される．副交感神経の節前・節後ニューロンは，共にアセチルコリンを神経伝達物質として放出する．

2）生命維持活動の管理・調節：視床下部と脳幹

生命維持活動を調整する自律神経系の働きの管理・調節は，いくつかの段階に配置される．自律神経反射のうち，排尿や排便といった単純な反射は脊髄で行われるが，呼吸や血圧といった複雑な反射は脳幹レベルで調節されている．そして体温などの高度な調節は視床下部で調節されている．

(1) 視床下部

視床下部には体温調節中枢が存在する．また，摂食行動や飲水行動といった生命維持に必要な行動を調節する中枢（満腹中枢，摂食中枢，口渇中枢）がある．これらの中枢によって視床下部は自律神経機能の調節を行っている．

第1章　脳・神経機能障害と日常生活

生体リズム：ヒトをはじめ多くの動物は約24時間のリズムで生活している．これを**サーカディアンリズム（概日リズム）**とよぶ．この周期性は日周変化の影響を取り除いても保たれ，体温，心拍数，血圧，尿量，副腎皮質ホルモンの分泌などにみられる．

また，24時間より短いリズム周期，24時間より長いリズム周期（月経周期など）などの生体リズムもある．

生体リズムは動物が本来もっている内在性の時刻発信機構によるものと考えられており，視床下部の視交叉核にその中枢が存在することがわかっている．

視床下部の視交叉上核は，視神経交叉部前後の視神経上部に接して存在する神経細胞で，網膜で感じた光刺激の入力の一部を受けて明暗によるリズムを司っている．

(2) 脳　幹

大脳の下部にある中脳，橋，延髄を脳幹とよぶ．脳幹には脳神経核が集中して存在し，循環，呼吸など，生命活動の基本的な営みを調節する重要な領域である（図1-6）．脳幹は，大脳や視床下部のような上部に位置する脳からのインパルス（電気的神経情報）の伝達経路でもあるため，脳幹の中枢の働きは上位脳からのインパルスによる影響を受ける．

① 延　髄

脳の最下部に位置する延髄には，心臓抑制，血管運動，呼吸など生命維持に必要な活動の中枢がある．

頸動脈洞や大動脈弓の圧受容器，頸動脈小体や大動脈体の化学受容器か

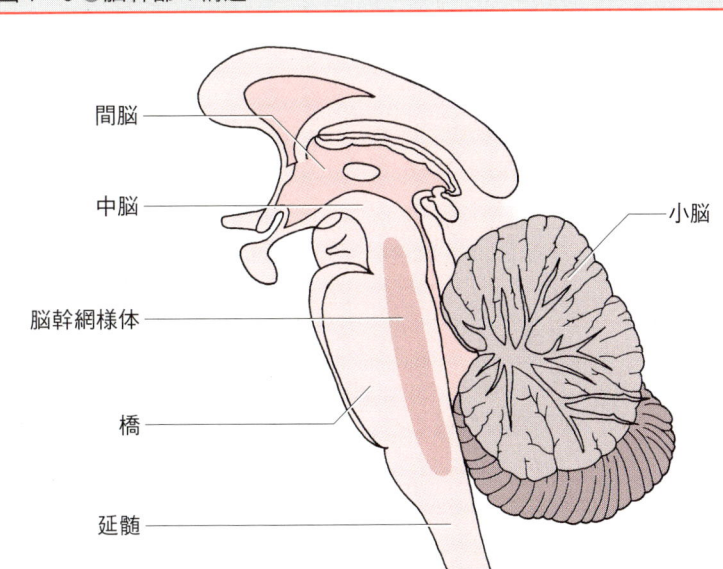

図1-6 ●脳幹部の構造

らの求心的情報は，延髄に直接伝達される．心臓血管中枢や呼吸中枢は，その情報をもとに心拍数や呼吸回数を調節する．

そのほかに延髄には，咀嚼，嚥下，嘔吐，咳嗽の中枢などが存在する．

② 脳幹網様体

脳幹の全長にわたって，神経核と神経軸索が入り交じって網目状になった神経細胞の群があり，脳幹網様体とよばれている．この脳幹網様体は，網様体→視床→大脳皮質を介し，上行性網様体賦活系として意識の保持にかかわっている．

脳幹網様体が障害を受けると，感覚刺激による大脳皮質への働きかけが障害され，覚醒することができなくなるため，意識障害を生じる．

脳幹網様体から大脳皮質への神経線維の連絡は広範囲に行われており，大脳皮質のあらゆる部位が共同して意識の維持に関与すると考えられている．そのため，両側大脳皮質の広範な障害があれば，意識が障害される．

意識：意識の定義は様々であるが，一般的には思考，感覚，感情，意思などを含む精神的・心的なものの総体とされ，対象を認識する心の働きともいえる．睡眠時には意識はないが，正常な睡眠では，外的な刺激に反応して容易に覚醒するので意識障害とはいわない．

意識が障害されていても，栄養や排泄面の援助を行うことで生命維持は可能であるが，意識があることは，生活体としての人間が様々な活動を行ううえでの前提であると考えられる．

③ 中　脳

中脳には姿勢調節反射の中枢があり，体重を支持する下肢抗重力筋（伸筋群）の緊張を調節して姿勢の保持にかかわっている．

背側部には四丘体とよばれる隆起があり，上丘は視覚，下丘は聴覚の反射中枢である．対光反射，近距離反射といった瞳孔反射は上丘が関与している．

対光反射：眼に光照射を与えると瞳孔が縮小する反射のことをいい，光が当たった眼に起こる直接対光反射と，光の入らない他側の瞳孔が収縮する間接対光反射がある．

網膜で感知された光刺激は視神経を走り，途中からこの線維束を離れて，中脳の上丘にある視蓋前域に伝えられる．左右の視蓋前域は，互いに連絡しているため，一方からの刺激は同時に反対側の視蓋前域にも伝わる．視蓋前域は，瞳孔収縮の中枢であるエディンガー-ウェストファル核（動眼神経核の一部）の両側にも神経線維を送っており，ここからは動眼神経，毛様体神経節を経由して，瞳孔の虹彩にある瞳孔括約筋に至る神経線維（副交感神経）が出ているので，一側の視蓋前域に光刺激が与えられると，反対側の虹彩の瞳孔括約筋にも刺激が伝わり，両側の瞳孔が収縮す

図1-7 ●対光反射の経路

中脳上丘
エディンガー-ウェストファル核
動眼神経
視神経
瞳孔括約筋

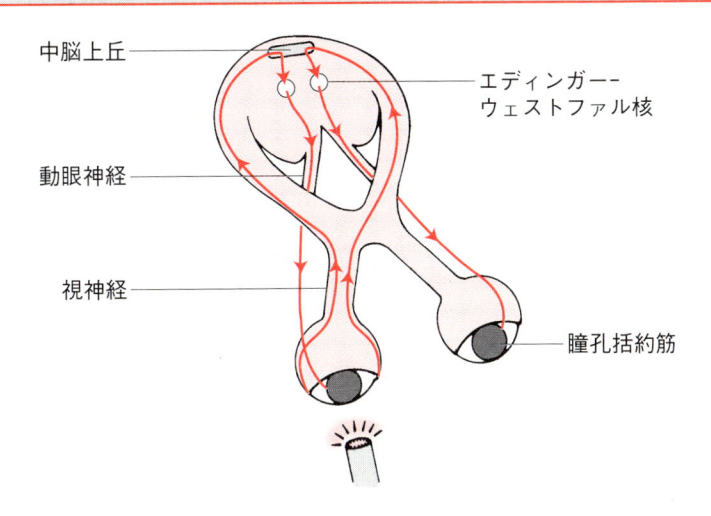

る（図1-7）．

④ 橋

橋は小脳の腹側に位置し，左右の小脳半球を結びつけている．橋には多くの脳神経核（三叉神経核，外転神経核，内耳神経核）と呼吸調節中枢，自律排尿中枢がある．

2 生命維持活動を調節する機能障害発生のプロセス

生命維持活動を調節する機能の障害は，①生命維持活動の調整の障害，②生命維持活動の管理・調節の障害に分けられる．

1）生命維持活動の調整の障害

生命維持活動の調整を担っている自律神経系が障害を受けると，交感神経と副交感神経のバランスが保たれなくなる．その結果，自律神経失調が起こり，刺激に対し適切に反応することができなくなる．症状としては，下痢，便秘，起立性低血圧，勃起障害，排尿障害，発汗障害などがみられる．

2）生命維持活動の管理・調節の障害

視床下部と脳幹には様々な生命維持活動の中枢が存在し，生命維持活動の管理・調節を行っている．これらの中枢が障害を受けると，生命維持活動を調節することができなくなり，活動に異常が生じる．脳幹，特に延髄が障害を受けると，呼吸・循環といった生命維持に重要な活動に異常をきたし，生命の危機に陥る．脳幹の機能が完全に停止した状態を脳死とよぶ．上行性脳幹網様体賦活系が障害を受けると，意識障害をきたす．

3 | 生命維持活動を調節する機能障害とその要因（図1-8）

1）疾患および治療

(1) 生命維持活動の調整の障害

変性：シャイ-ドレーガー症候群，線条体黒質変性症，オリーブ橋小脳萎縮症，パーキンソン病，糖尿病性自律神経ニューロパチーなどがある．

薬物：自律神経作用薬として，交感神経刺激薬（血管収縮，心収縮力増大，気管支拡張作用），交感神経遮断薬（降圧，血管拡張，縮瞳・眼圧低下作用），副交感神経刺激薬（平滑筋収縮，縮瞳・眼圧低下作用），副交感神経遮断薬（平滑筋運動抑制，胃液分泌抑制，散瞳作用）がある．また，抗精神病薬，抗うつ薬，麻酔薬がある．これらの薬物の副作用により，生命維持活動の調整が障害される．抗パーキンソン病薬を急に中断したときにも起こる．

(2) 生命維持活動の管理・調節の障害

① 視床下部の障害

体温調節障害は，虚血（脳出血，脳梗塞），圧迫（脳腫瘍，頭蓋内血腫，頭部外傷）などの要因で起こる．視床下部の体温中枢が障害を受けると，体温発散機構が働かなくなり，中枢性過高熱が起こる．

体液浸透圧調節障害は，虚血（脳出血，脳梗塞），圧迫（脳腫瘍，頭蓋内血腫，頭部外傷）のほか，下垂体手術後の合併症によっても起こることがある．体液浸透圧の調節が障害されると，水分排泄の規制が働かなくなり，著しい多尿，尿比重の低下が起こる（尿崩症）．

生体リズム調節障害は，虚血（脳出血，脳梗塞），圧迫（脳腫瘍，頭蓋内血腫，頭部外傷），変性（認知症）などの要因で起こることがある．生体リズムが乱れることにより睡眠障害を生じる（概日リズム睡眠障害）．

② 脳幹の障害

虚血（脳出血，脳梗塞），圧迫（脳腫瘍，頭蓋内血腫，脳手術後の脳ヘルニア，頭部外傷）がある．これらの要因により，橋および延髄にある呼吸中枢や，延髄にある心臓血管中枢が障害を受けると，呼吸調節障害（呼吸パターンの異常），血圧調節障害（血圧の異常），心拍調節障害（脈拍の異常）が起こる．症状が進行すると呼吸停止，心停止をきたす．橋にある自律排尿中枢が障害を受けると，排尿障害が起こる．

上行性脳幹網様体賦活系の障害（意識障害）は，虚血，圧迫のほか，感染（髄膜炎），中毒（薬物，アルコール）によっても起こる．

中脳にある姿勢調節反射中枢が障害を受けると，姿勢保持に重要な抗重力筋の緊張が調節できなくなり，筋緊張が亢進して全身が硬直状態となる

図1-8 ● 生命維持活動を調節する機能障害とその要因

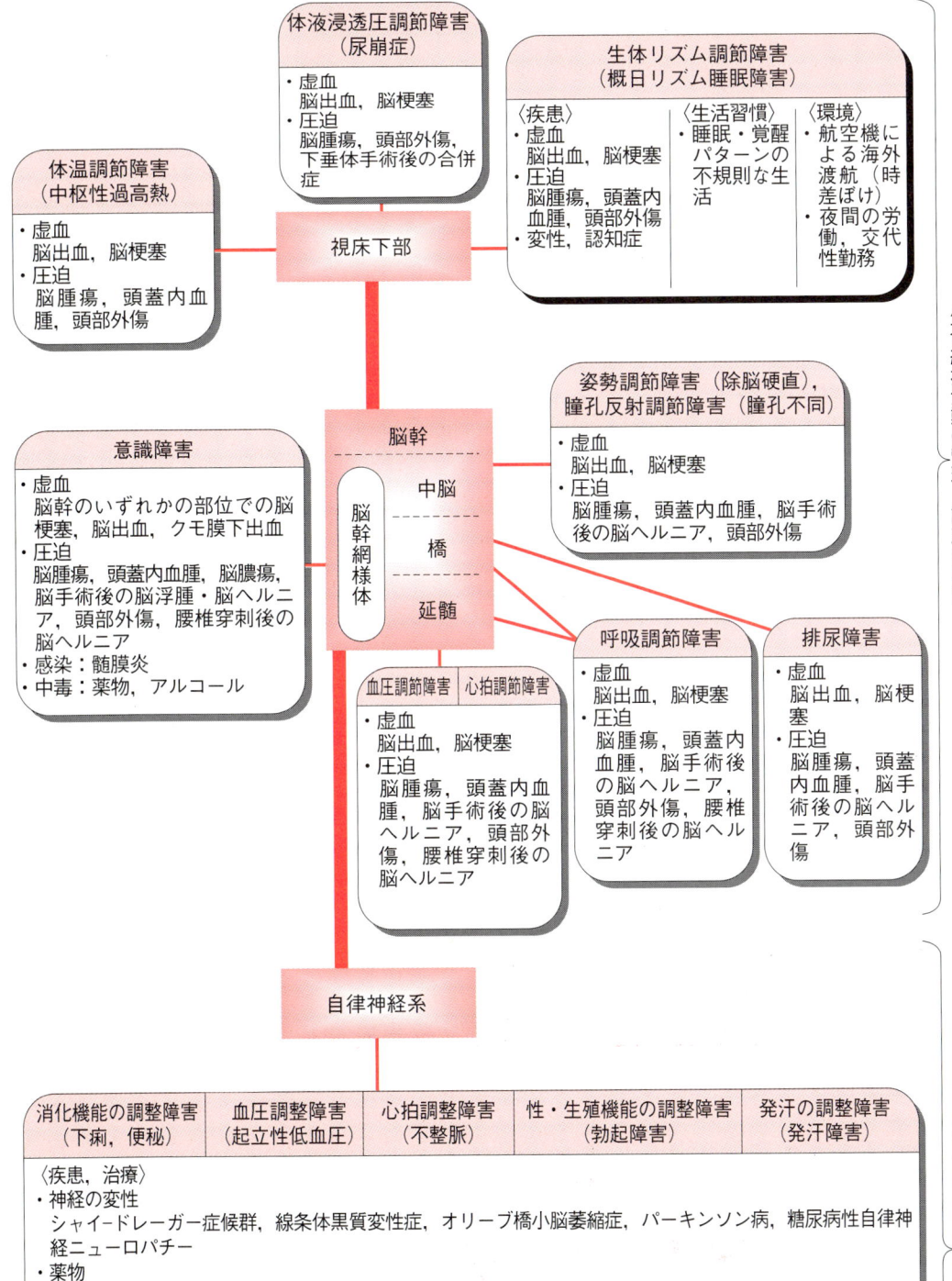

体温調節障害（中枢性過高熱）
- 虚血
  脳出血，脳梗塞
- 圧迫
  脳腫瘍，頭蓋内血腫，頭部外傷

体液浸透圧調節障害（尿崩症）
- 虚血
  脳出血，脳梗塞
- 圧迫
  脳腫瘍，頭部外傷，下垂体手術後の合併症

生体リズム調節障害（概日リズム睡眠障害）

〈疾患〉	〈生活習慣〉	〈環境〉
・虚血 　脳出血，脳梗塞 ・圧迫 　脳腫瘍，頭蓋内血腫，頭部外傷 ・変性，認知症	・睡眠・覚醒パターンの不規則な生活	・航空機による海外渡航（時差ぼけ） ・夜間の労働，交代性勤務

→ 視床下部

意識障害
- 虚血
  脳幹のいずれかの部位での脳梗塞，脳出血，クモ膜下出血
- 圧迫
  脳腫瘍，頭蓋内血腫，脳膿瘍，脳手術後の脳浮腫・脳ヘルニア，頭部外傷，腰椎穿刺後の脳ヘルニア
- 感染：髄膜炎
- 中毒：薬物，アルコール

脳幹（脳幹網様体）
- 中脳
- 橋
- 延髄

姿勢調節障害（除脳硬直），瞳孔反射調節障害（瞳孔不同）
- 虚血
  脳出血，脳梗塞
- 圧迫
  脳腫瘍，頭蓋内血腫，脳手術後の脳ヘルニア，頭部外傷

血圧調節障害／心拍調節障害
- 虚血
  脳出血，脳梗塞
- 圧迫
  脳腫瘍，頭蓋内血腫，脳手術後の脳ヘルニア，頭部外傷，腰椎穿刺後の脳ヘルニア

呼吸調節障害
- 虚血
  脳出血，脳梗塞
- 圧迫
  脳腫瘍，頭蓋内血腫，脳手術後の脳ヘルニア，頭部外傷，腰椎穿刺後の脳ヘルニア

排尿障害
- 虚血
  脳出血，脳梗塞
- 圧迫
  脳腫瘍，頭蓋内血腫，脳手術後の脳ヘルニア，頭部外傷

→ 自律神経系

| 消化機能の調整障害（下痢，便秘） | 血圧調整障害（起立性低血圧） | 心拍調整障害（不整脈） | 性・生殖機能の調整障害（勃起障害） | 発汗の調整障害（発汗障害） |

〈疾患，治療〉
- 神経の変性
  シャイ-ドレーガー症候群，線条体黒質変性症，オリーブ橋小脳萎縮症，パーキンソン病，糖尿病性自律神経ニューロパチー
- 薬物
  自律神経作用薬・抗精神病薬・抗うつ薬の副作用，麻酔薬，抗パーキンソン病薬の中断

〈環境〉
加齢，ストレスの多い環境（人間関係，仕事の量や内容）

（右側ラベル）生命維持活動の管理・調節の障害／生命維持活動の調整の障害

2 脳・神経機能とその障害　13

除脳硬直が起こる．瞳孔反射中枢の障害では，光の量に応じて瞳孔の大きさを調節することができなくなり，瞳孔不同が起こる．

検査の影響として，頭蓋内圧亢進がある患者に腰椎穿刺を行った場合，腰椎クモ膜下腔の圧が急激に低下し，圧の高い頭蓋内から脊髄腔に向かって脳組織（小脳扁桃）の偏位が生じ（大後頭孔ヘルニア），延髄を直接圧迫して意識障害，呼吸停止，血圧低下をもたらすことがある．このため，頭蓋内圧亢進がある患者には，腰椎穿刺は禁忌である．

2）環境と生活習慣

(1) 生命維持活動の調整の障害

加齢，ストレスなどの過度の緊張状態の持続により，全身の交感神経と副交感神経のバランスが保たれなくなると，自律神経失調となる．

(2) 生命維持活動の管理・調節の障害

航空機による海外渡航，睡眠・覚醒リズムの不規則な生活，夜間の労働や交代制勤務などにより，生体リズムが乱れ，睡眠障害を生じる．

B 運動を調節する機能

1 運動を調節する機能とその担い手

運動を調節する機能は，感覚刺激が大脳に伝達され情報が統合される段階（感覚統合）と，身体各部に運動を指令し調節する段階（運動指令・調節）に分けられる（図1-9）．

1）感覚統合

感覚統合は，(1)感覚刺激の検出，(2)インパルスの伝達，(3)分析・統合の

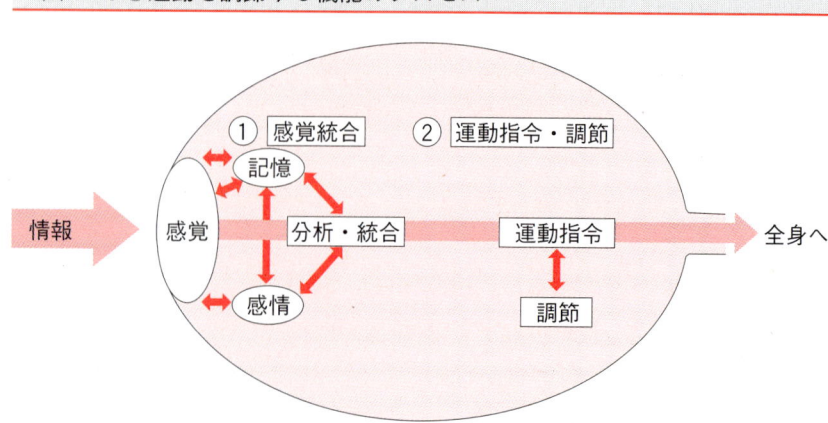

図1-9 ● 運動を調節する機能のプロセス

3つのプロセスを経て行われる．

(1) 感覚刺激の検出

　感覚受容器は，身体の内外の状況を刺激として受け取り，それを電気的神経情報（インパルス）として変換する．

(2) インパルスの伝達

　インパルスの伝達には，電線の役目をする神経細胞（ニューロン），神経線維の束である末梢神経系，伝導路として脊髄や脳幹がかかわっている．

① 神経細胞

　インパルスを伝えるのは，神経細胞（ニューロン）である．感覚ニューロンの樹状突起の終末で受容されたインパルスは，電気的伝導により細胞体に伝わり，軸索末端にある軸索終末に達する．軸索終末と次の神経細胞との間（シナプス間隙）では，神経伝達物質とよばれる化学物質が放出され，インパルスは次の神経細胞へと伝達される（図1-10）．感覚ニューロンは，身体内外の情報を絶え間なく中枢神経系に伝えている．

② 末梢神経系

　末梢神経系は，中枢神経系（脳と脊髄）に出入りする神経のことであり，脳神経，脊髄神経，自律神経系がある．

　末梢神経は，1本1本の神経線維が神経内膜で覆われ，その神経線維の束（神経線維束）がそれを保護する結合組織（神経上膜）で包まれて，ひも状の神経となっている．

　インパルスを伝える方向により，末梢の感覚受容器からの感覚情報を中枢神経系に伝える感覚神経（求心性神経）と，中枢神経系からの情報を末梢の筋や分泌腺に伝える運動神経（遠心性神経）がある．感覚情報を伝える神経と運動情報を伝える神経とが一緒に包まれている末梢神経は，混合

図1-10 ● 典型的なニューロンの構造とシナプスの拡大図

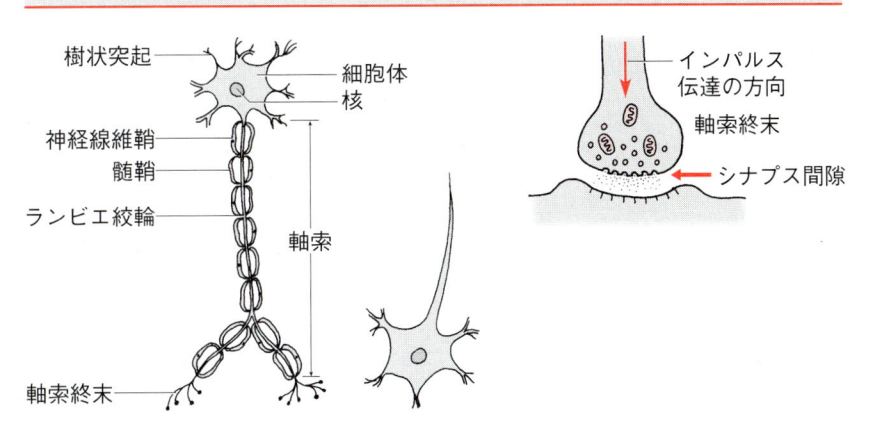

神経とよばれる．

a 脳神経
脳神経は12対あり，脳の下方から出て，特定の部位を支配している（図1-11）．

b 脊髄神経
脊髄神経は，脊髄前根から出る運動神経線維と，後根に入る感覚神経線維があり，後根は脊柱管内で膨大して脊髄神経節を形成した後，両者は椎間孔で1本に合流して混合神経となり，椎間孔を出るとすぐに前枝と後枝に分かれる．

脊髄神経は，脊柱の区分に従って，頸神経（8対），胸神経（12対），腰神経（5対），仙骨神経（5対），尾骨神経（1対）に分類され，全部で31対ある．

感覚ニューロンの細胞体は，脊髄神経節にあり，そこから伸びた軸索が，後根から脊髄に入る．後根あるいは脊髄神経節が障害されると，それに対応した体節の感覚が障害される．

③ 脊　髄
脊髄の上方は延髄に連なり，下方は第1～2腰椎の高さで終わる．脊髄には諸種の伝導路および反射中枢がある．脊髄の左右の白質は，灰白質により前索，側索，後索に分けられる．

灰白質はH字状の構造で，前方（腹側）に突出した部分を前角，後方（背側）の突出を後角という．脊髄の灰白質は神経細胞よりなる．上行性および下行性神経線維は，脊髄の灰白質の神経細胞に情報を中継する．

感覚伝導路：脊髄では，感覚の種類ごとに神経伝導路が決まっている（図1-12）．

a 痛覚，温度覚
受容器→脊髄後角→反対側の脊髄側索前方（外側脊髄視床路）→視床→大脳皮質（感覚野）

b 粗大触覚
粗大触覚とは，触っている部位がはっきりしない触覚を指し，一般に体毛のある部分で感じる．

受容器→脊髄後角→反対側の脊髄前索（前脊髄視床路）→視床→大脳皮質（感覚野）

c 微細触覚，深部感覚（関節位置覚，振動覚，運動覚，深部圧痛覚）
微細触覚とは，刺激の局在がはっきりしている触覚で，無毛部（粘膜，口唇，手掌）で感じる．

受容器→同側の脊髄後索→反対側の延髄後索（薄束核，楔状束核）→内側毛帯→視床→大脳皮質（感覚野）

図1-11 ● 脳神経の分布と働き

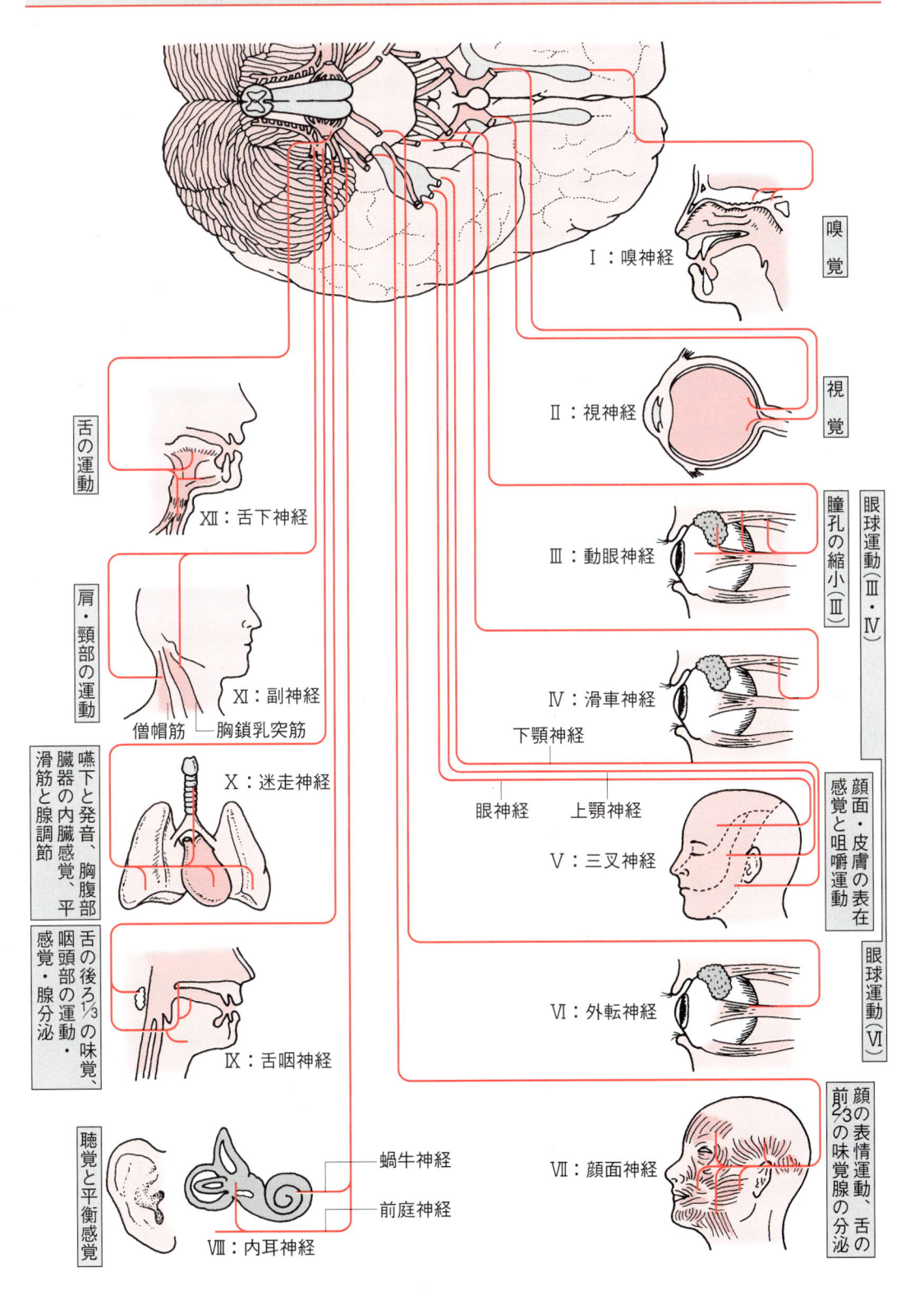

図1-12●感覚伝導路

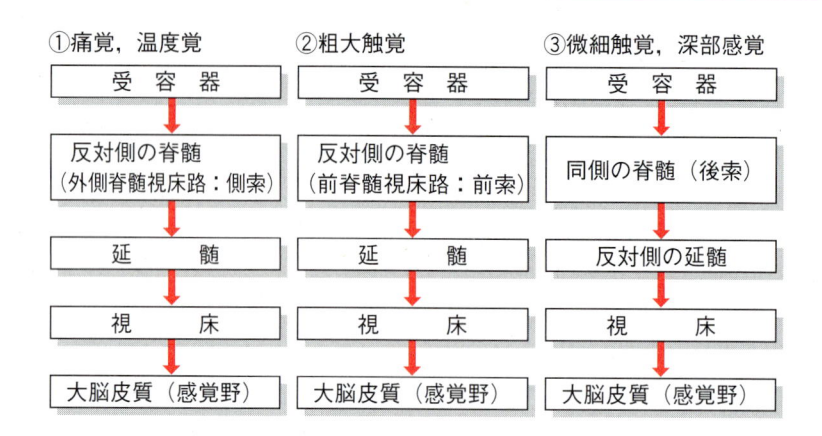

①痛覚，温度覚
受容器 → 反対側の脊髄（外側脊髄視床路：側索）→ 延髄 → 視床 → 大脳皮質（感覚野）

②粗大触覚
受容器 → 反対側の脊髄（前脊髄視床路：前索）→ 延髄 → 視床 → 大脳皮質（感覚野）

③微細触覚，深部感覚
受容器 → 同側の脊髄（後索）→ 反対側の延髄 → 視床 → 大脳皮質（感覚野）

④ 視　床

視床の多数の神経核群には，皮膚，筋，腱，内臓からの体性感覚，深部感覚などすべての感覚系からの線維が入り，ニューロンを替え，大脳皮質に伝える中継核として働いている．

(3) 分析・統合

① 感覚の発生

インパルスは，大脳皮質感覚野に到達し，感覚が発生する．感覚受容器から伝えられた痛・冷・触覚などの体性感覚は，大脳皮質体性感覚野で認識される．視覚，聴覚といった特殊感覚は，それぞれ決まった領域で認識される（図1-13）．

② 感覚の統合（連合野）

図1-13●大脳皮質の役割地図

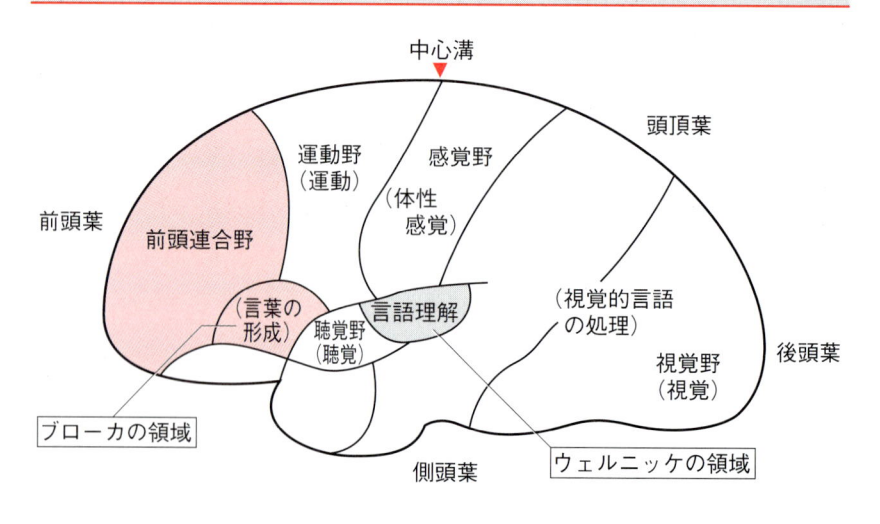

個々の皮質野の情報は，上位の中枢である連合野に伝えられる．この連合野では，認知，判断，記憶，言語，運動の統合といった高度の脳機能が営まれる．前頭葉の連合野では，論理的思考などの高度な精神活動，側頭葉，頭頂葉，後頭葉の連合野では，知覚と認識に関係する（図1-13）．

言葉を聞くのは聴覚野であるが，その意味を理解するのはウェルニッケの領域といわれる言語感覚中枢である．ウェルニッケの領域が障害を受けると感覚性失語（言葉は聞こえてもその意味が理解できない）となる．

これらの情報は次に前頭葉の後部にあるブローカの領域（言語運動中枢）に入り，発声に必要な情報が形成される．そして運動野に届き，発声ができるようになる．

このように感覚野に隣接する連合野が障害（出血や損傷，腫瘍など）を受けると，感覚そのものには異常がなくても，認知することができなくなり，物が見えても何かがわからない（失認），ウェルニッケの領域が障害を受けると声は聞こえても意味がわからない（感覚性失語），これに反し前頭連合野のブローカの領域が障害を受けると，声は出せるが意味のある言葉を話せない（運動性失語）となる．

③ 大脳辺縁系

大脳辺縁系は，大脳新皮質の発達によって大脳半球の底面や内側面に押しやられた古皮質といわれるところである．すべての動物に共通な本能，情動，記憶などに関係する．大脳辺縁系には，扁桃体，海馬，視床下部，乳頭体，脳弓，帯状回が含まれる．

大脳辺縁系の働きは，視床から感覚情報を受け取ること，大脳皮質や視床や視床下部と連絡して，情動反応（快感・不快感，恐怖，怒り），本能行動（接近，逃避，攻撃など），動機づけ，記憶，学習を司ることである（図1-14）．

a 情動反応

情動とは，急に起こる強い感情の働きであり，快，不快，怒り，恐れなどの反応である．情動には，大脳辺縁系が関与している．快・不快の意味認知と判断は扁桃体で行われるとされ，この扁桃体でそれらの情報が自分にとって有利か不利か，安全か危険かなどの価値判断がなされる．扁桃体には，ドパミン，ノルアドレナリン，セロトニンなど，20種類以上の神経伝達物質が存在している．

b 本能行動

情動反応が強くなると，攻撃，逃走，接近，摂食，性行動などの本能的な行動（情動の表出）を起こす．すなわち，自分にとって有益であれば近づくという接近行動（快情動行動）を起こし，外敵であれば逃避か攻撃行動（不快情動行動）を起こす．本能行動には，視床下部がかかわっている．

図1-14●大脳辺縁系の役割地図

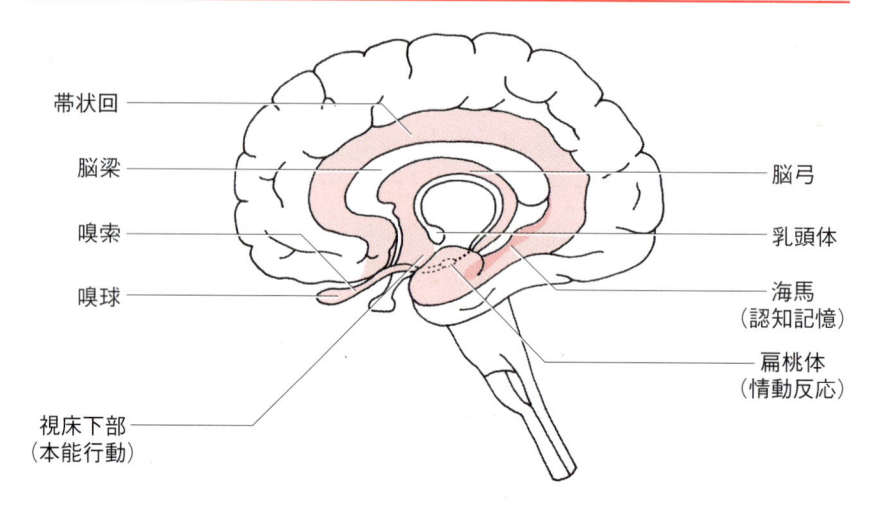

帯状回
脳梁
嗅索
嗅球
視床下部（本能行動）
脳弓
乳頭体
海馬（認知記憶）
扁桃体（情動反応）

c 動機づけ

　視床下部のある部分には，刺激により快感や満足感が得られ，刺激を好んで繰り返し求める行動を起こす「報酬中枢」とよばれる部位がある．これに対して，刺激により不快や恐れ，痛みの反応を示す部位を「罰中枢」とよぶ．人間の行動は何らかの意味で報酬と罰に結びついていることが多い．もし報酬に結びついていればそれを繰り返し行うことで強化し，一定の行動パターンを形成する．有害なものであれば，同じことを繰り返さないように記憶として定着させる．2つの中枢の働きにより，行動の動機は調節されていると考えられている．

d 記　憶

　記憶は，人間の営みに深くかかわっている．人間は記憶があるから人と話ができるし，コミュニケーションも成立する．個人の意味体験の連続性は記憶により支えられており，記憶の障害は人格の拠りどころの消失を意味する．

　記憶の種類：記憶とは，ある時点での知覚，体験，意識内容等を記銘し，それを保持し，必要に応じて再生する能力と定義される．

　記憶には，運動記憶と認知記憶がある．運動記憶は，自転車の乗り方のように体で覚えた運動に関する記憶であり，事柄を繰り返すことで記憶される．この機能を調節しているのは小脳と大脳基底核である．

　認知記憶は，個人的な経験に関する記憶であり，海馬や大脳皮質がその機能を司る．

　記憶のプロセス：記憶を時間軸でみた場合，短期記憶と長期記憶に分けられる．外界からの情報は短期記憶に蓄えられ，これらの情報は何らかの変換によって長期記憶に蓄積される．そして，この両方のメモリーから必

要に応じて記憶が検索され，再生されると考えられている．

外界からの情報は，大脳皮質のそれぞれの感覚野で分析された後，海馬に入ってくる．これらの情報は，記憶として海馬に一時とどめられた後，再び大脳皮質へと送り返される．海馬での記憶はわずか数週間で消えるが，大脳皮質にとどめられた記憶は長期間にわたって残る．

海馬が損傷を受けると，新しいことは覚えられず，損傷を受ける以前のことは思い出せる「前向健忘症」になることから，海馬は新しい記憶をつくるのに重要な役割をもつとされる．

2）運動指令・調節

運動指令・調節のプロセスは，(1)運動指令，(2)インパルスの伝達，(3)運動の調節に分けられる（図1-15）．

(1) 運動指令

連合野で生じた運動の意思により，運動野から運動指令が発動される．

(2) インパルスの伝達

運動野からの指令は脳幹を通って脊髄に伝わり，末梢神経をとおして関係する個々の筋に伝わる．

① 運動野からの伝導路

運動指令を末梢に伝える経路には，皮質脊髄路と皮質延髄路がある．皮質脊髄路は，手足や体幹への指令を伝え，皮質延髄路は，顔面や口腔，咽頭への指令を伝える．

a　皮質脊髄路（錐体路）（図1-16）

大脳皮質運動野を出た神経線維は，内包を通過し，中脳，橋を経て延髄

図1-15●運動指令・調節機能のプロセスと担い手

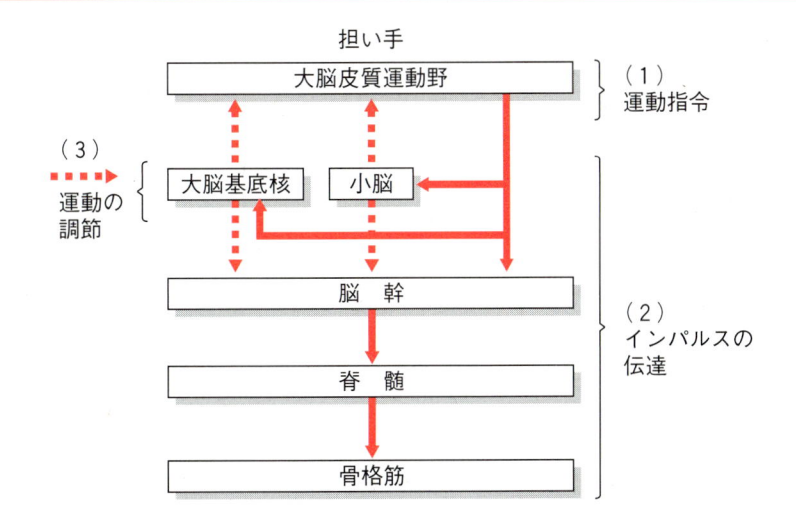

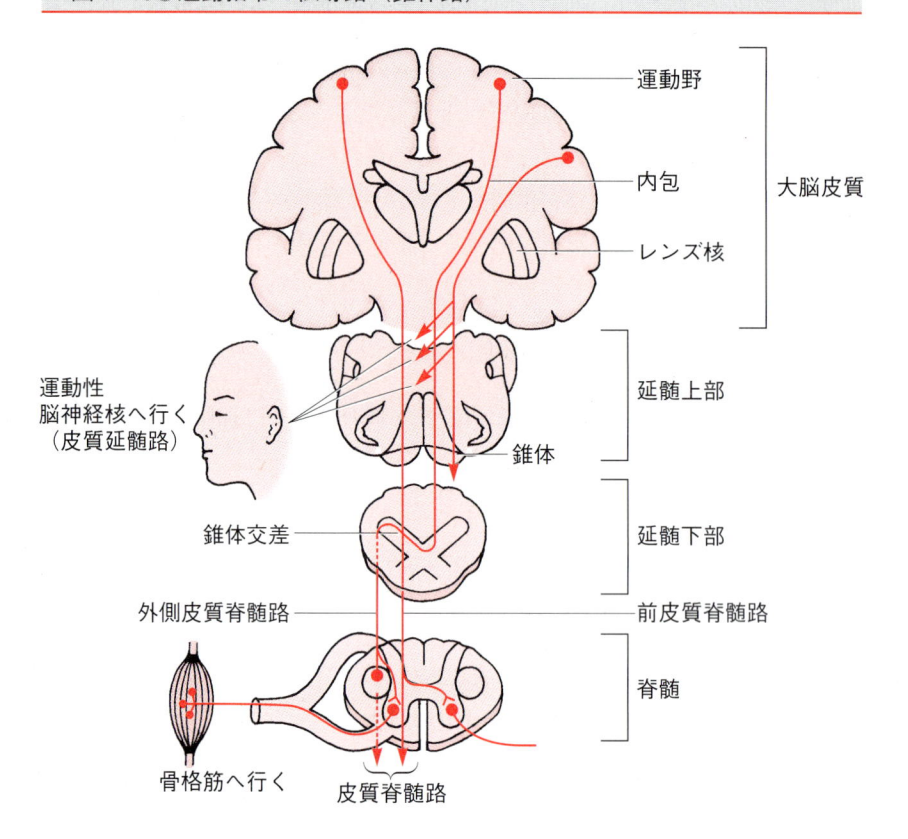

図1-16 ● 運動指令の伝導路（錐体路）

に至る．これらの線維は延髄の腹側で錐体とよばれる隆起を形成することから，皮質脊髄路は錐体路とよばれる．錐体で神経線維の大多数は，反対側に交差（錐体交差）する．このため，錐体路の神経線維が錐体交差より頭側で破壊された場合には病巣の反対側に，交差より脊髄側で破壊されれば病巣と同じ側に，手足の運動麻痺が生じる．

交差した神経線維は，脊髄の前角で脊髄神経とシナプスを形成する．

錐体交差後に脊髄側索内を下行する神経経路は，外側皮質脊髄路とよばれる．錐体交差をしなかった少数の神経線維は前皮質脊髄路とよばれ，脊髄前索を下行した後，担当する脊髄髄節で交差し，反対側の脊髄前角細胞に至る．

b 皮質延髄路（図1-16）

皮質延髄路は，12対の脳神経のなかで，運動に関係する脳神経へ指令を伝える経路である．広い意味での錐体路に入れられている．

大脳皮質運動野を出た神経線維は，内包を通過し，中脳，橋を経て延髄で反対側に交差し，それぞれの神経の中継点である脳神経核で次のニューロンとシナプスを形成する．

c　錐体外路

運動野から脊髄への伝導路のうち，錐体路を通らない経路を錐体外路という．筋の緊張の調節や不随意運動に関与しており，錐体路機能の補助的役割を果たしていると考えられている．

②　上位運動ニューロンと下位運動ニューロン

大脳皮質運動野から脊髄前角細胞に接続するまでのニューロンを上位運動ニューロンとよび，脊髄前角細胞から筋肉までの接続部を下位運動ニューロンとよぶ．

上位運動ニューロンの障害は一般に中枢性障害，下位運動ニューロンの障害は末梢性障害とよばれる．それぞれの症状はまったく異なるため，障害部位を推測するうえで役立つ．

(3)　運動の調節

大脳基底核と小脳は，協同して運動が順序よく円滑に行われるように調節する．

①　大脳基底核

大脳基底核は，大脳半球の深部にあり，線条体（尾状核と被殻），淡蒼球，黒質，赤核，視床下核からなる錐体外路系の中継点であり，姿勢の保持や筋肉の緊張の調節，おおまかな運動の調節を行っている．

②　小　脳

運動野からの指令は，小脳へも伝えられる．小脳には体性感覚や視覚，聴覚，平衡感覚の情報が入力されるので，小脳は実際の運動が大脳の意図した運動になるように運動を調節している．また，小脳は，楽器の演奏や自転車の乗り方などの運動学習機能にかかわっている．

2　運動を調節する機能障害とその要因

運動を調節する機能の障害は，感覚統合障害と運動指令・調節障害の2つに分けられる（図1-17）．

1）感覚統合障害のプロセスとその要因

感覚統合障害発生のプロセスは，(1)感覚刺激の検出の障害，(2)インパルスの伝達の障害，(3)分析・統合の障害に分けられる．

(1)　感覚刺激の検出の障害

感覚受容器に異常がある場合，刺激が適切に検出できなくなり，感覚障害を生じる（詳しくは本巻「感覚機能障害」を参照）．

(2)　インパルスの伝達の障害

①　末梢神経

変性：代謝性疾患（糖尿病，膠原病など）などにより，末梢神経に単独

図1-17 ● 運動を調節する障害のプロセスとその要因

感覚統合障害のプロセス

感覚刺激検出障害（感覚障害）

担い手：感覚受容器（目, 耳, 鼻, 舌, 皮膚, 腱, 筋）

- 感覚受容器の異常　検出細胞の変性・退縮・炎症・欠如, 加齢, 栄養代謝障害, 外傷, 腫瘍など（感覚機能の項を参照）

インパルスの伝達の障害（感覚障害）

末梢神経	脊髄神経節〜脊髄後根（感覚障害, 疼痛）	脊髄神経	視床（感覚障害, 疼痛）	伝達神経全体
・変性　代謝性疾患（糖尿病, 膠原病） ・切断　外傷, 骨折, 手術	・圧迫　変形性脊椎症, 椎間板ヘルニア, 後縦靱帯骨化症, 脊髄腫瘍 ・感染　帯状疱疹	・虚血・圧迫　前脊髄動脈閉塞, 後脊髄動脈閉塞, 脊髄内腫瘍, 脊髄出血 ・変性　脊髄空洞症, 多発性硬化症, 脊髄・脊椎への放射線照射 ・感染　脊髄梅毒 ・切断　脊髄内腫瘍の手術, 脊髄損傷	・虚血・圧迫　脳梗塞, 脳出血, 視床膝状体動脈出血・閉塞（視床症候群）	・膠原病　全身性エリテマトーデス, ベーチェット病など ・代謝障害　肝不全, 腎不全, 糖尿病, ビタミン欠乏症, 中毒 ・感染　梅毒, 結核, インフルエンザ ・薬物　抗癌薬 ・抑制　麻酔, 強い刺激による周辺部での閾値の上昇

分析・統合障害

大脳皮質感覚野（感覚障害）	大脳皮質連合野（高次脳機能障害：失語症, 失行, 失認）
・虚血・圧迫　脳出血, 脳梗塞, 脳腫瘍, 頭蓋内血腫, 脳膿瘍, クモ膜下出血 ・損傷　脳挫傷, 頭蓋骨折 ・変性　アルツハイマー病, 脳への放射線照射 ・感染　細菌性およびウイルス性脳炎 ・薬物　精神安定薬, 睡眠薬	

運動指令・調節障害のプロセス

運動指令発動障害（運動麻痺, 排尿障害, 嚥下障害など）

大脳皮質運動野

分析・統合の障害と同様の要因

インパルスの伝達の障害（運動麻痺）

上位運動ニューロン	脊髄（運動麻痺, 膀胱直腸障害）	下位運動ニューロン	伝達神経全体
・虚血・圧迫　脳出血, 脳梗塞, クモ膜下出血, 脳腫瘍 ・損傷　頭部外傷 ・変性　アルツハイマー病 ・感染　細菌性およびウイルス性脳炎	・虚血・圧迫　前脊髄動脈閉塞, 後脊髄動脈閉塞, 脊髄出血, 脊髄内腫瘍 ・変性　多発性硬化症, 脊髄・脊椎への放射線照射 ・切断　脊髄内腫瘍の手術, 脊髄腫瘍	・変性　筋萎縮性側索硬化症, ギラン-バレー症候群 ・感染　ポリオ ・切断　外傷, 骨折, 手術	・代謝障害　肝不全, 腎不全, 糖尿病, ビタミン欠乏症, 中毒 ・感染　梅毒, 結核, 日本脳炎 ・薬物　抗癌薬 ・抑制　麻酔

運動調節障害

大脳基底核	小脳
・虚血　脳出血, 脳梗塞, パーキンソン症候群 ・変性　パーキンソン病, ハンチントン舞踏病, 線条体黒質変性症 ・薬物　抗うつ薬, 抗精神病薬の副作用	・虚血・圧迫　小脳出血, 小脳梗塞, 小脳腫瘍 ・変性　脊髄小脳変性症, オリーブ橋小脳萎縮症

または多発性に変性が起こると，障害された神経の支配領域に感覚障害が生じる．

切断：外傷，骨折，手術などにより神経が切断されると，感覚障害が起こる．

② 脊髄神経節～脊髄後根

圧迫：変形性脊椎症，椎間板ヘルニア，後縦靱帯骨化症，脊髄腫瘍などで神経後根が圧迫されることにより，その神経の支配領域の皮膚に痛みや感覚障害を引き起こす．

感染：帯状疱疹は，ウイルスが神経節に沿って神経を侵すため，障害された神経節の支配領域の皮膚に激しい疼痛が起こる．

③ 脊髄神経

虚血・圧迫：脊髄前面を走行する前脊髄動脈の閉塞により，側索の虚血が起こり，血流障害部位以下の温度覚および痛覚は障害されるが，深部感覚は保たれるという解離性感覚障害となる．後索を栄養する後脊髄動脈の閉塞では，深部感覚が障害され，温痛覚は保たれる．脊髄内腫瘍では，腫瘍の存在するレベルでの脊髄神経の圧迫による感覚障害が起こる．

変性：脊髄空洞症により，脊髄の中心管を取り囲む脊髄中心灰白質が変性すると，中心管前方を交差して通る温痛覚の神経線維は両側性に障害される．多発性硬化症は，神経線維の髄鞘が崩壊・消失する自己免疫疾患であり，脊髄白質が障害され，感覚鈍麻，感覚過敏などの感覚障害が起こる．脊髄腫瘍や脊椎腫瘍の放射線治療により，脊髄神経が萎縮・変性し，感覚障害が出現する．

感染：脊髄梅毒は，梅毒スピロヘータによる感染症である．脊髄後索（主に腰仙髄部）が侵され，疼痛，下肢の深部感覚障害が起こる．

切断：脊髄内腫瘍の手術や脊髄損傷により脊髄神経が切断されると，インパルスの伝達は障害され，損傷された脊髄髄節以下のすべての運動麻痺と感覚障害，膀胱直腸障害が起こる．

④ 視　　床

視床が脳出血などにより障害されると，感覚情報が大脳皮質の感覚野に中継されなくなる．視床に集まる神経線維はすでに交差しているので，一側視床下部が障害されると，反対側の全感覚障害が起こる．視床膝状体動脈の出血・閉塞（視床症候群）では，病側半身の全感覚障害と持続性疼痛（視床痛）がみられる．

⑤ 伝達神経全体の障害

膠原病：全身性エリテマトーデス，ベーチェット病などの膠原病では，全身の神経がび漫性に侵される．

代謝障害：肝不全，腎不全，糖尿病，ビタミン欠乏症，中毒により全身

の神経に変性が起こることがある．

感染：梅毒，結核，インフルエンザなどの感染により神経が侵される．

薬物：抗癌薬の副作用により末梢神経および脊髄の軸索が変性し，感覚障害が起こる．

抑制：伝達神経に異常がなくても，強い感覚（強い痛みや冷感など）が生じているときには，その周辺のほかの刺激の伝達が抑制され，閾値が上昇する（感じにくくなる）．また，全身や局所の麻酔によっても，刺激の伝達は抑制される．

(3) 分析・統合の障害（表1-1）

① 大脳皮質感覚野

大脳皮質感覚野の神経細胞が障害されると，伝達されたインパルスが受容できなくなり，感覚の発生が障害される．

虚血・圧迫：脳出血や脳梗塞，クモ膜下出血などの脳血管疾患，脳腫瘍や頭蓋内血腫，脳膿瘍により大脳皮質感覚野の神経細胞が虚血や圧迫を受けると，感覚の発生が障害される．

損傷：脳挫傷や頭蓋骨折などの頭部外傷により，神経細胞が損傷することにより感覚障害が起こる．

変性：アルツハイマー病では神経細胞の変性が起こる．脳腫瘍の放射線照射により，神経細胞の萎縮・変性が起こる．そのために感覚の発生が障害される．

感染：細菌およびウイルスの感染による脳炎により神経細胞が障害され，感覚の発生障害が起こる．

薬物：精神安定薬や睡眠薬を服用した場合に，伝達されたインパルスの受容ができなくなり，感覚の発生が障害されることがある．

表1-1 ● 分析・統合の障害の要因

障害		要因
感覚の発生の障害	大脳皮質感覚野の神経細胞の異常	・脳腫瘍やその摘出術・放射線照射 ・頭部外傷，脳挫傷 ・脳出血，脳梗塞 ・感染による脳炎 ・アルツハイマー病
感覚の統合の障害	大脳皮質連合野の神経細胞の異常	

表1-2 ● 高次脳機能障害

失語症	言語中枢や，中枢間の線維連絡が障害され，言葉を話したり，理解したりすることができなくなる．運動性失語，感覚性失語，全失語，単純失語などに分類される．
失　行	学習された行動や動作を正しく行えない状態．
失　認	種々の感覚を通じて情報を得ても，その内容や意味がわからない状態．視覚失認や聴覚失認がある．

② **大脳皮質連合野**

感覚野からの情報を受け取って処理する連合野に障害が起こると，発生した感覚と，これにかかわる感情や記憶を結びつけ，統合する働きが障害される．これは「高次脳機能障害」（表1-2）とよばれ，失行，失認，失語症などがこれにあたる．

障害は大脳皮質感覚野における障害と同様の要因により起こる．

2）運動指令・調節障害のプロセスとその要因

運動指令・調節障害発生のプロセスは，(1)運動指令の障害，(2)インパルスの伝達の障害，(3)運動調節の障害に分けられる（図1-18）．

(1) 運動指令の障害

運動野の神経細胞が破壊，虚血，圧迫，変性などにより障害されると，運動指令の発動が障害され，随意運動ができなくなる（運動麻痺）．運動野の排尿中枢が障害されると排尿障害が起こる．同様に，嚥下に関係する筋の運動を司る神経細胞の障害では，嚥下障害が生じる．

虚血・圧迫：脳出血や脳梗塞，クモ膜下出血などの脳血管疾患，脳腫瘍や頭蓋内血腫，脳膿瘍により大脳皮質運動野の神経細胞が虚血や圧迫を受けると，運動指令の発動が障害される．

損傷：頭蓋骨折などの頭部外傷により脳挫傷が起こり，神経細胞が損傷することにより運動麻痺が起こる．

変性：アルツハイマー病では神経細胞の変性が起こる．脳腫瘍の放射線照射により，神経細胞の萎縮・変性が起こる．そのため運動指令の発動が障害される．

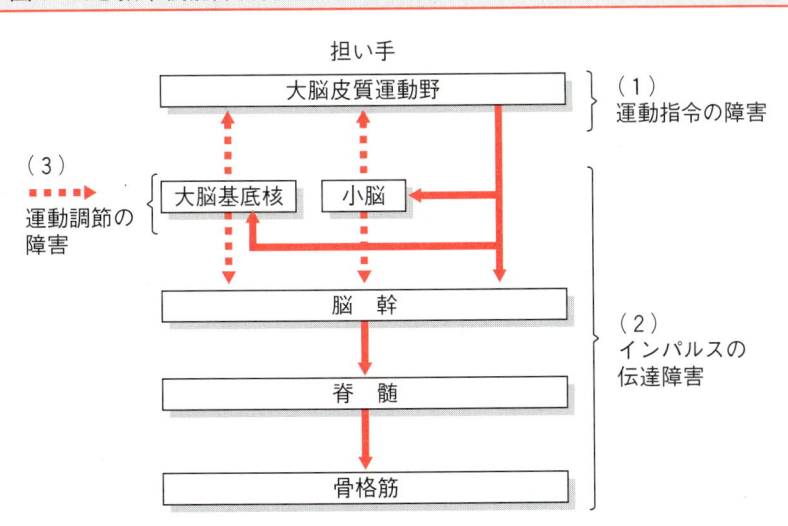

図1-18● 指令機能障害発生のプロセス

感染：細菌およびウイルスの感染による脳炎により神経細胞が障害され，運動麻痺が起こる．

薬物：精神安定薬や睡眠薬を服用した場合に，伝達されたインパルスの受容ができなくなり，運動指令の発動が障害されることがある．

(2) インパルスの伝達の障害

運動野から骨格筋にインパルスを伝達する経路で，伝達神経の異常や損傷などが生じると，インパルスの伝達が障害され，運動麻痺が起こる．

① 上位運動ニューロン（大脳皮質運動野〜脊髄）

虚血・圧迫：脳出血や脳梗塞，クモ膜下出血などの脳血管疾患，脳腫瘍や頭蓋内血腫により上位運動ニューロンが虚血や圧迫を受けると，インパルスの伝達が障害される．

損傷：頭蓋骨折などの頭部外傷により脳挫傷が起こり，神経細胞が損傷することによりインパルスの伝達が障害され運動麻痺が起こる．

変性：アルツハイマー病では神経細胞の変性が起こる．脳腫瘍の放射線照射により，神経細胞の萎縮・変性が起こる．そのためインパルスの伝達が障害される．

感染：細菌およびウイルスの感染による脳炎により神経細胞が障害され，インパルスの伝達の障害が起こる．

② 脊　髄

仙髄には副交感神経の骨盤神経節があり，排尿や排便にかかわっているため，脊髄の障害では，運動麻痺に加えて膀胱直腸障害が起こる．

虚血・圧迫：前脊髄動脈の閉塞では側索の虚血が生じ，後脊髄動脈閉塞では後索の虚血が生じる．いずれも運動麻痺と膀胱直腸障害が起こる．脊髄出血や脊髄内腫瘍により脊髄白質が圧迫を受けると，インパルスの伝達が障害される．

変性：多発性硬化症や脊髄・脊椎への放射線照射により脊髄神経が変性し，インパルスの伝達障害が生じる．

切断：脊髄内腫瘍の手術や脊髄腫瘍により脊髄神経が切断され，運動麻痺および膀胱直腸障害を起こす．

③ 下位運動ニューロン

変性：筋萎縮性側索硬化症は，運動ニューロンが選択的に障害される神経難病であり，全身の運動麻痺と筋萎縮が起こる．ギラン-バレー症候群は自己免疫機序により，下位運動ニューロンのインパルス伝達障害が起こる．いずれも，症状が進行すると嚥下や呼吸運動も障害される．

感染：ポリオは脊髄前角細胞を侵すウイルス感染症であり，運動麻痺を生じる．

切断：外傷，骨折，手術により末梢神経が切断されると，インパルスの

伝達障害により運動麻痺が起こる．

④　伝達神経全体

代謝障害，感染，薬物，麻酔などの要因により，伝達神経全体がび漫性に障害され，運動麻痺が起こる．

(3) 運動調節の障害

① 大脳基底核

大脳基底核は，不随意な運動や筋の緊張を調節することによって随意運動に影響を及ぼしている．大脳基底核に障害が生じると，不必要な不随意運動が出現したり，必要な随意運動が出てこなくなったりする．これらの異常は錐体外路症状とよばれる．

虚血：大脳基底核部位で脳出血や脳梗塞が起こると，神経細胞の虚血により運動調節が障害され，不随意運動が起こる．脳血管疾患発症後に無動・安静時振戦などのパーキンソン病の症状を生じることがあり，脳血管性パーキンソン症候群という．

変性：パーキンソン病は黒質の変性により，無動，安静時振戦，固縮などの特有の症状をきたす．ハンチントン舞踏病では，線条体の変性によりアテトーゼといわれる舞踏様の不随意運動を生じる．

薬物：抗うつ薬や抗精神病薬などの副作用により不随意運動が出現する場合がある．

② 小　脳

小脳は，複数の筋群の協調運動の調節を行っており，小脳が障害されると円滑に動けない，運動の範囲を誤るなど正確な動きができなくなる（運動失調）．

虚血・圧迫：小脳出血や小脳梗塞による小脳実質の虚血，小脳腫瘍による圧迫などにより，運動調節障害が生じる．

変性：脊髄小脳変性症，オリーブ橋小脳萎縮症では小脳の変性が起こり，運動失調がみられる．

3 脳・神経機能障害がもたらす生命・生活への影響

A 障害の健康への影響 (図1-19)

1 生命維持活動を調節する機能への影響

生命維持活動を調節する機能が障害されると，外部環境の変化に対応し

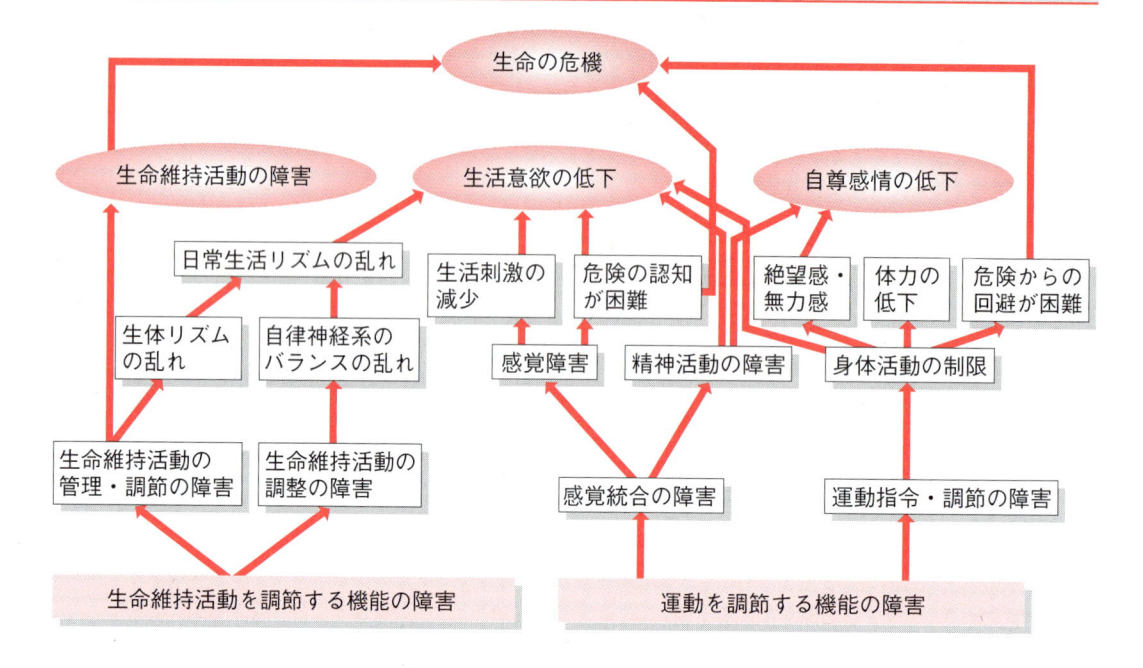

図1-19● 脳・神経機能障害のもたらす生命・生活への影響

て，生命体としての人間の内部環境を整えることができなくなる．生命維持活動を調整する機能の障害では，自律神経系のバランスの乱れから様々な症状が出現することにより，日常生活を同じリズムで過ごすことに困難をきたし，生活意欲も低下する．

生命維持活動を管理・調節する機能の障害では，刺激に適切に反応するための管理・調節が障害されるため，生体リズムの乱れや，生命維持のための諸活動に障害が生じる．障害が重篤になれば，生命の危険が生じる．

2 運動を調節する機能への影響

1）感覚統合の障害

人間が外界から取り入れる刺激には，絵画や音楽，食事の味わい，におい，衣服の肌触りといった生活を豊かにする刺激だけでなく，生命の危機を知らせる情報も含まれている．たとえば痛覚は，生命に危機感をもたらすことによって，痛覚刺激の原因を除去したり，回避するという行動につながり，自己を守っている．感覚統合が障害されると，熱，痛み，圧迫などの侵害刺激を認知することができなくなるため，適切な対処行動をとることが困難となる．そのため，身体に傷害を受けたり，生命に危険が及ぶこともある．加齢や疾病により感覚障害をきたすと，生活刺激が減少し，生活意欲は容易に低下する．

思考，意思，記憶，創造といった精神活動により，人間は社会のなかで役割をもち，自己実現していくことや，他者とのかかわりのなかで自己を理解し，成長を続けることが可能となる．精神活動が障害されることは，その人らしさを喪失することにつながり，本人だけでなく，家族や周囲にとっても大きな衝撃や悲しみ，苦痛となる．このことは自尊感情の低下に結びつく．

　また，人間の生活のなかで言語の果たす役割は大きく，自分の意思や考えを表出できないことや，相手に伝えられないことによる苦痛は計り知れないものがある．他者とコミュニケーションがとれなくなることにより，社会的交流が狭められたり，生活刺激が減少する．

2）運動指令・調節の障害

　人間の活動は様々な動作の組み合わせからなる．運動選手の華麗な動きや，音楽演奏家の手さばきはもとより，日常生活のごくありふれた動作であっても，その動きは多様で複雑精妙である．人間の指令機能はほぼ6歳までに完成される．日常生活活動を獲得し，その後も様々な運動を習得したり，動きの巧緻性を高め，活動をとおして生活を拡大させていく．

　これらの機能が障害されることによる影響は重大である．自分の身体が思うように動かないことに対する絶望感や，日常生活活動に他者の援助が必要になることによる無力感が考えられる．排泄や入浴など羞恥心を伴う行為では特に自尊感情が脅かされる．これらのことは，容易に生活意欲の低下に結びつく．

B 障害と影響の程度

　脳の神経細胞は胎生期につくられ，出生後も増えることはなく，壊死した神経細胞は再生しない．そのため，脳・神経機能障害の原因が，脳神経細胞の壊死や変性による場合は，治療によって原疾患が治癒した後も機能障害を残し，障害を抱えて生きていかなければならない．

　また，神経難病のように，徐々に障害が進行していくものや，寛解と増悪を繰り返しながら進行するものは，疾患の進行に伴い日常生活活動の能力が低下し，日常生活全般にわたって援助が必要となる．

第2章

脳・神経機能障害の把握と看護

A 意識障害

意識は,脳・神経機能である『生命維持活動を調節する機能』のなかの「生命維持活動の管理・調整」の役割を担っている脳幹網様体が関与しており,この機能が障害されると意識障害が起こる.

意識とは,精神活動全般のことをいい,その活動が障害されたものを意識障害という.意識障害には意識変容と意識混濁があり,意識変容は興奮を伴い,意識混濁は興奮を伴わないのが特徴である（図2-1）.障害が起こると対象の認知ができなくなり,周囲に対する注意が障害され,考えたり物事を理解することが困難となり,刺激に対して適切に反応できなくなる.

1 意識障害の要因

意識障害の原因は,脳実質の破壊・圧迫,全身の代謝障害,循環障害,呼吸障害,中毒による脳の障害,精神性の障害に分けられる.

脳実質の破壊・圧迫は,脳出血,脳梗塞,脳腫瘍,クモ膜下出血,脳炎,頭部外傷などによる.

代謝障害は,糖尿病,尿毒症,肝障害による.循環障害では,心筋梗塞,アダムス-ストークス症候群,心不全,ショックなどによる脳の循環血流

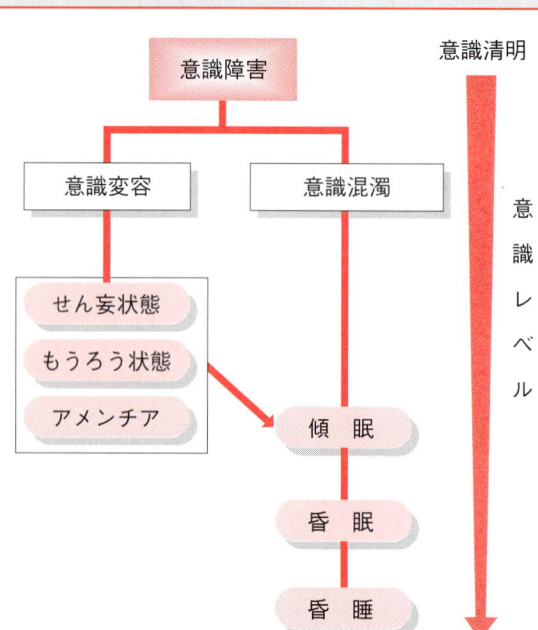

図2-1 ●意識変容と意識混濁

量の減少によって起こる．呼吸障害では，慢性閉塞性肺疾患（COPD），CO_2（二酸化炭素）ナルコーシスによる．中毒性ではアルコール，一酸化炭素，睡眠薬（バルビツール酸系），麻薬，農薬などが，精神性の障害では，てんかんやヒステリーなどがある．

　意識障害は，大きく分けて機械的に障害されるものと化学的に障害されるものがあると考えられる．

　機械的な障害である脳実質の破壊や圧迫では，脳実質における出血や浮腫によって頭蓋内圧が高くなり，脳幹部を圧迫して脳ヘルニアを起こす．脳幹網様体や視床下部の障害によって起こる意識障害で，重篤な状態となる．

　一方，代謝障害，循環障害，呼吸障害，中毒，精神障害による意識障害は，脳内のグルコース（ブドウ糖）不足やアンモニアなどの人体に有害な産物によるもの，脳の循環血流量の減少や血中の動脈血二酸化炭素分圧（$Paco_2$）が高いために，十分に酸素が脳細胞に供給されないために起こるもの，脳神経がアルコールや薬物によって麻痺したり障害されるために，大脳の皮質と皮質下の機能が障害されて発生するものなどがある（図2-2）．

2｜意識障害のある人のアセスメント

　意識障害が急激に生じた場合は，生命が危機的状況におかれることにな

図2-2 ●意識障害の原因

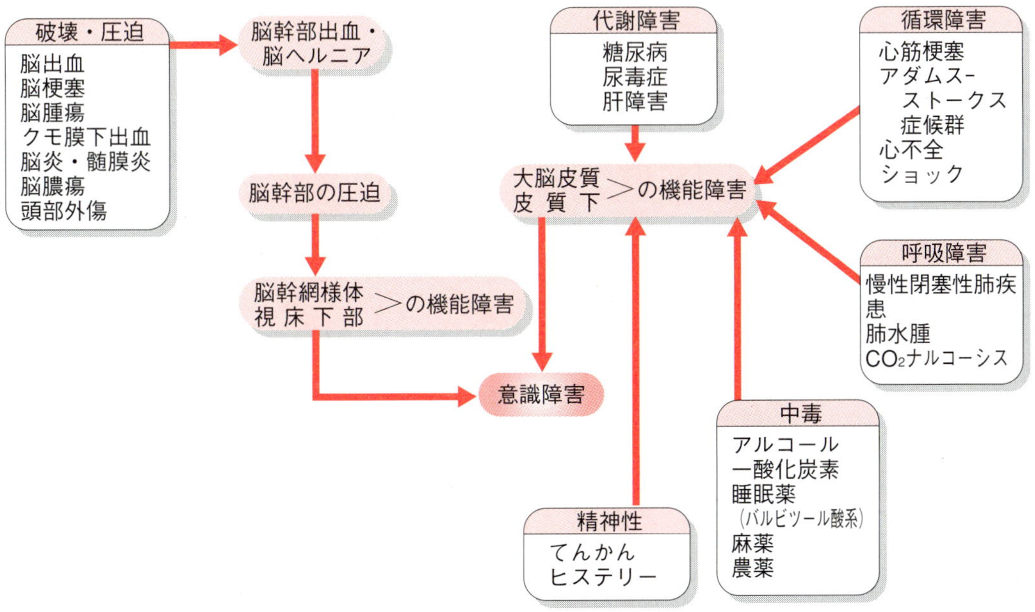

り，重篤な状況に陥りやすい．患者の状態は，脳幹網様体や大脳皮質という生命を維持する機能に障害が生じているため刻々と変化する．したがって，危険な異常状態を早期発見する必要がある．そのため呼吸，脈拍，血圧，体温，意識状態の変動に注意し，**眼球の位置の異常，瞳孔の障害，異常姿勢，髄膜刺激症状など，神経の働きが障害されて生じる症状（神経症状）**の観察が必要になる．また，運動麻痺，異常呼吸，発熱，頭痛，痙攣，振戦，悪心・嘔吐などを伴うので，この時期は全身状態を正しく把握し，変化の徴候を察知しなければならない（図2-3）．

1）意識障害の程度と性質の把握

急性期における意識障害患者の生命の危険な徴候は，意識障害のレベルである．特に意識障害のレベルは変動しやすいので，注意深く観察することが重要である．意識の変容や意識の混濁の把握，そして意識レベルの推移を観察することが重要である．意識の混濁を観察する場合には，コーマ・スケールを用いてできるだけ客観的に観察する．

(1) 意識の変容

意識の変容は，大脳皮質と脳幹の障害が基盤になって発生する．進行すると意識障害へ陥るため早期に発見し，意識障害へと進行することを予防する必要がある．

意識の変容は次の3つの水準に分けられる．

図2-3 ●意識障害のある人のアセスメント

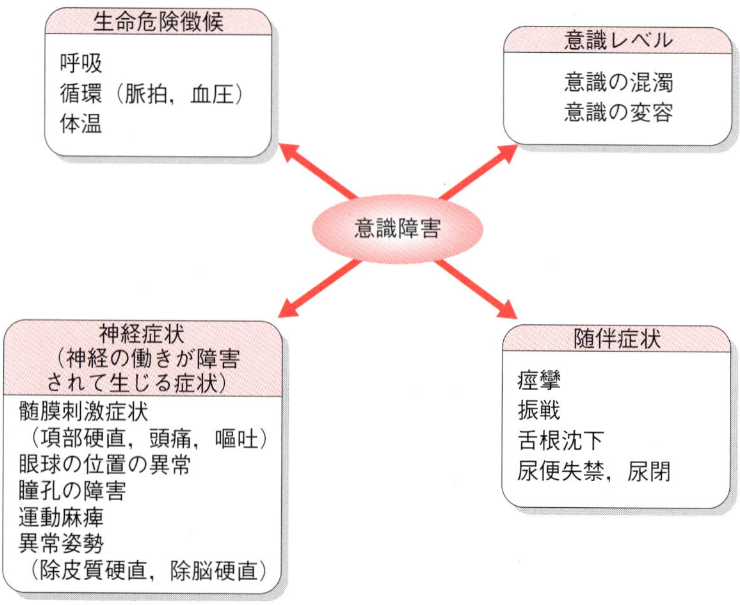

生命危険徴候
呼吸
循環（脈拍，血圧）
体温

意識レベル
意識の混濁
意識の変容

神経症状（神経の働きが障害されて生じる症状）
髄膜刺激症状（項部硬直，頭痛，嘔吐）
眼球の位置の異常
瞳孔の障害
運動麻痺
異常姿勢（除皮質硬直，除脳硬直）

随伴症状
痙攣
振戦
舌根沈下
尿便失禁，尿閉

→意識障害

① せん妄状態

軽度の意識混濁と活発な幻覚がある．幻覚による情動不安が起こるために，動き回ったり，意味のない行動をしているようにみえるが，本人は，本人なりの意味をもって行動している．

② もうろう状態

軽度の意識混濁と意識狭窄があるが，一応まとまった行動をする．ただし適切な注意と判断に欠ける．突然起こって，急速に回復するが，後に健忘が残る．

③ アメンチア

軽度の意識混濁と思考散乱が生じる，困惑が主体症状の精神障害に多い．説明できない，何がなんだかわからない状態を呈する．

(2) 意識混濁

意識混濁は，意識の水準が低下することを意味している．脳幹が障害されているために起こる．水準の低下の程度によって，傾眠，昏眠，昏睡に分けられる．

① 傾　眠

軽度の意識混濁で強く呼びかけると起きるが，放っておくと再び眠ってしまう．

② 昏　眠

中程度の意識混濁があり，かなり強い刺激を与えるとわずかに反応する．この段階では失禁が起こる．対光反射が消失する．

③ 昏　睡

高度の意識混濁があり，一般に精神活動の停止，筋緊張の低下が生じて自発運動，深部反射が消失する．

〈意識混濁の客観的評価〉

意識障害の程度を客観的に評価できる方法として，ジャパン・コーマ・スケールやグラスゴー・コーマ・スケールが考案されている．前者は，経時的変動や日中の変動をとらえることができる．後者は，呼びかけに対する反応のみではなく，運動機能，開眼状態を併せて観察することができる．

① ジャパン・コーマ・スケール

ジャパン・コーマ・スケール（Japan Coma Scale；JCS）は，意識障害の程度を決める因子として覚醒度を取り上げている．まず，意識障害を，①覚醒している，②刺激で覚醒する，③刺激しても覚醒しない，の覚醒状態の視点から3段階に分けている．それらのなかでさらに，患者の反応，意識内容の視点から3段階に分類する方式であるため，3-3-9度方式ともよばれている（表2-1）．

表2-1 ● ジャパン・コーマ・スケール

Ⅰ	刺激しなくても覚醒している状態
	1：大体意識清明だが，今ひとつはっきりしない．
	2：時・人・場所がわからない（見当識障害がある）．
	3：自分の名前・生年月日が言えない．
Ⅱ	刺激すると覚醒する状態―刺激をやめると眠り込む．
	10：普通の呼びかけで容易に開眼する．
	20：大きな声または体をゆさぶることにより開眼する．
	30：痛み刺激を加えつつ呼びかけを繰り返すとかろうじて開眼する．
Ⅲ	刺激をしても覚醒しない状態
	100：痛み刺激に対し，払いのけるような動作をする．
	200：痛み刺激で少し手足を動かしたり，顔をしかめる．
	300：痛み刺激にまったく反応しない．

遷延性意識障害を示す特殊な状態
R：restless（あばれているとき）
I：incontinence（尿もしくは便失禁があるとき）
A：akinetic mutism, apallic state（自発性がないとき）
20－R，100－Ｉのように表記する

② グラスゴー・コーマ・スケール

グラスゴー・コーマ・スケール（Glasgow Coma Scale；GCS）は，頭部外傷患者の意識レベルを把握するために作られた尺度である．観察項目として，①開眼状態，②言語反応，③運動反応，をあげている．さらに開眼状態を4段階，言語反応を5段階，運動反応を6段階に細分し，評点をつけるものである．最も重症で3点，最も軽症で15点に判定される（表2-2）．

2）意識障害に伴う生命の危険徴候の把握

意識障害と呼吸，脈拍，血圧，体温を経時的に観察し，その変化を把握することが重要となる．

(1) 呼吸状態の観察

呼吸中枢は，脳幹の延髄および橋に存在するため，頭蓋内の病変による脳幹機能の障害時には，意識障害とともに呼吸も障害される．したがって，呼吸の数・深さ・リズム，呼吸音，胸部の動きの異常，また，気道閉塞の有無などを観察する（図2-4）．

① チェーン-ストークス（Cheyne-Stokes）呼吸

チェーン-ストークス呼吸は，大脳半球深部，間脳の病変でみられる．脳血管障害以外でも，代謝性脳症，尿毒症，低酸素脳症を生じるような高度の心不全などの際にもみられる．過換気と無呼吸を交互に繰り返し，呼吸中枢が酸素に敏感に反応できない状態を示す．

表2-2 ● グラスゴー・コーマ・スケール

観察項目	反応	スコア
開　眼（E）	自発的に	4
	呼びかけにより	3
	痛みにより	2
	反応なし，開眼せず	1
言語反応（V）	見当識あり	5
	会話混乱	4
	言語混乱	3
	理解不能な発声	2
	反応なし	1
運動反応（M）	口頭指示に従う	6
	頭痛部位確認可能	5
	痛みに対して逃げる	4
	異常四肢屈曲反応（除皮質硬直）	3
	四肢伸展反応（除脳硬直）	2
	反応なし	1

T：tube（気管内挿管，気管切開）
A：aphasia（失語症）
E：edema（眼瞼浮腫）
E・V・Mの各成分のスコアと総和を表記する
　E：4　V：5　M：6　計15点

図2-4 ● 異常呼吸パターン

タイプ	呼吸パターン	障害部位
正常呼吸	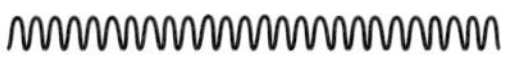	
チェーン-ストークス呼吸	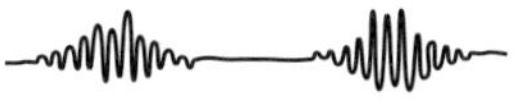	両側大脳半球，時に間脳
中枢神経性過換気	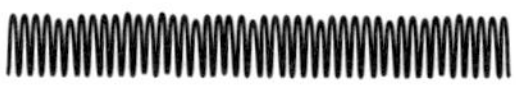	中脳下部，橋上部
持続性吸息呼吸	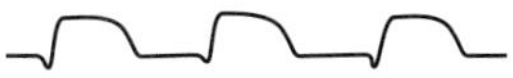	橋中部，橋下部
群発呼吸	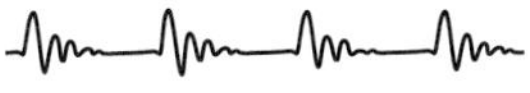	橋下部，延髄上部
失調性呼吸	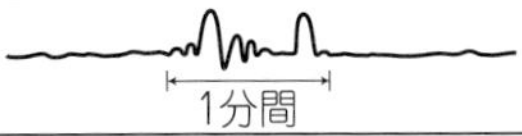 1分間	延髄

② 中枢神経原性過換気

　中枢神経原性過換気は，中脳下部から橋上部被蓋の障害でみられる．努力性で規則正しく，深くて速いリズムの呼吸である．

③ 持続性吸息呼吸

　持続性吸息呼吸は，橋中部から下部，背外側被蓋（三叉神経運動核の近

くにある傍腕核近傍）の障害で認められる．

④ 群発呼吸
群発呼吸は，橋下部～延髄上部被蓋の障害でみられる．

⑤ 失調性呼吸
失調性呼吸は，延髄背内側網様体の障害でみられる．

(2) 脈拍の観察
心臓は自発的に拍動しているが，自律神経系の支配によって調節されている．心臓血管運動の中枢は延髄にあり，大脳辺縁系，視床下部からの情報を統合し脊髄に指令を送り，心拍と血圧をコントロールしている．そのため頭蓋内の病変により脈拍は影響を受ける．

脈拍は数，緊張，リズムなどを把握する．脳内出血，脳腫瘍などでは頭蓋内圧亢進により迷走神経が刺激され徐脈となる．

(3) 血圧の観察
橋－延髄網様体とその下行路は血圧維持に重要である．この部位は，大脳辺縁系，視床下部および中脳網様体からの自律神経が通っている．そのためこの部位が障害されると，一過性の高血圧や心拍数および律動の異常が生じる．

急激な血圧の上昇は，高血圧性脳出血，脳動脈瘤の破裂など頭蓋内圧亢進を示唆する．急激な血圧の下降は，出血性ショック，脳ヘルニアの進行，糖尿病性昏睡を示唆する．

(4) 体温上昇の観察
体温の調節は，間脳の視床下部にある体温調節中枢で行われている．意識障害を伴う体温の上昇は，視床下部体温中枢の障害か，脳幹部出血を示唆する．特に脳炎，髄膜炎，脳膿瘍などの感染症やクモ膜下出血，脳幹出血，脳室内出血などによる中枢性過高熱は，体温が40℃以上になることもあるが，四肢には冷感があり，容易に解熱しない．

一方，髄膜炎や呼吸器系の感染，尿路感染などの感染が原因で発熱をきたすこともあり，38℃台の弛緩熱である．また，浸透圧利尿薬投与による脱水や電解質異常によっても体温上昇がみられるため，尿量の観察や水分出納バランスを把握する．

(5) 瞳孔・眼球異常の観察
瞳孔を支配しているのは，動眼神経（副交感神経）と交感神経である．瞳孔不同は，脳ヘルニアが起こっていることを示す徴候として重要である．瞳孔は正常では正円形であるが，中脳に病変がある場合には不正円形となる．

瞳孔の異常や眼球の位置の異常は，意識障害時の動眼神経麻痺，頭蓋内圧亢進などによって起こる．瞳孔の大きさ，形，左右差，対光反射の有無，

眼球の位置や動き，角膜反射の有無などを把握する．

(6) 神経症状の観察

痛み刺激を与えることで，意識障害の進行に伴って脳の障害レベルに応じた反応を示す．中脳から橋上部が部分的に両側性に障害された場合には，上下肢伸展（除脳硬直）といった異常運動を示す．一方，内包，大脳基底核，視床などの大脳半球が広範に障害された場合には，上肢屈曲，下肢伸展（除皮質硬直）といった異常運動を示す．そのほかに，頸部硬直，麻痺，痙攣などがみられる．

3）意識障害による生活への影響の把握（図2-5）

意識障害は，脳・神経障害で緊急入院してくるほとんどの人が伴っており，予後を左右する最も重要な症状である．軽度意識障害患者の場合は，不動による障害，発動性の障害，見当識障害，認知・記憶の障害が日常生活の自立に大きな影響を及ぼす．重度意識障害患者の場合では，日常生活をすべて他者に依存することになる．

話しかけに対する応答の鈍さやぼんやりした表情がみられ，他人との交流が行えないことで孤立することにつながる．全身あるいは部分に痙攣が伴うこともあるので，精神活動も停滞する．

意識障害患者は，覚醒レベルが低下しているため，からだの不調を訴えることも，自分でからだを動かすこともできない．そのため，褥瘡，誤嚥性肺炎，関節の拘縮などが起こりやすい．これらの合併症を起こすと，意識障害の回復が遅延する．さらにリハビリテーションの進行も遅れ，日常生活の自立を妨げることになる．合併症を予防する看護が重要である．

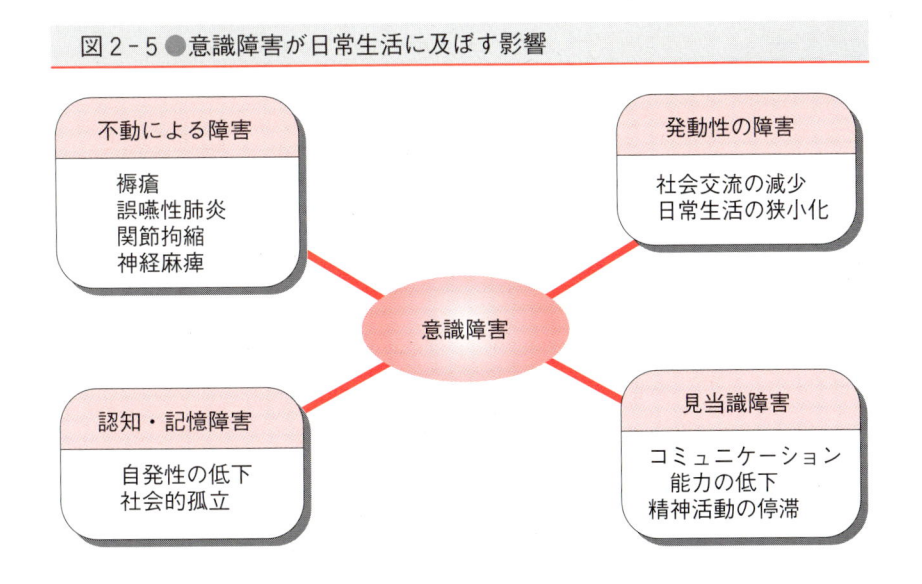

図2-5 ● 意識障害が日常生活に及ぼす影響

- 不動による障害
  - 褥瘡
  - 誤嚥性肺炎
  - 関節拘縮
  - 神経麻痺
- 発動性の障害
  - 社会交流の減少
  - 日常生活の狭小化
- 認知・記憶障害
  - 自発性の低下
  - 社会的孤立
- 見当識障害
  - コミュニケーション能力の低下
  - 精神活動の停滞

中央：意識障害

3 | 意識障害のある人の看護

1）呼吸機能障害を予防するための援助

　脳組織は，血行が遮断されて酸素の供給が数分間断たれると，不可逆的な破壊を起こし，壊死に陥る．低酸素状態は，脳の浮腫を増長させる．したがって，意識障害のある患者には気道を確保し，酸素を供給することが必要となる．

(1) 分泌物の除去と誤嚥防止

　意識障害のある患者は，咳嗽反射が抑制されているために分泌物や吐物を喀出できないので気道の機械的閉塞を起こしやすい．また，筋緊張の低下による舌根沈下も起こしやすい．

　体位は，側臥位またはシムス位にして，分泌物の排泄を促し，気管内の誤嚥を防ぐ．舌根沈下がある場合は，肩に小枕やバスタオルなどを巻いて入れ，下顎を挙上させて頸部後屈位とし，顔を横に向ける．高齢者は義歯を装着している場合があるので，義歯ははずしておく．口腔内や咽頭内分泌物はすぐに吸引して取り除く．適宜，呼吸音の聴取を行い，喘鳴や肺雑音を認めたら，吸引，体位ドレナージを行い痰を除去する．粘稠性(ねんちゅう)の痰で喀出困難な場合は，ネブライザーを使用する．

(2) 気管挿管中の呼吸状態を良好に保つための援助

　呼吸音の観察を定期的に行い，吸引，体位変換を行う．場合によってはネブライザーを使用して痰を気管支まで流出させ，痰を吸引する．人工呼吸器装着中は，圧が適切に調節されているか，酸素が確保されているか，ファイティングが起こっていないかどうかについて観察する．呼吸器を使用する際は故障がないか点検した後，安全な状態で用いる．

2）解　　熱

　体温の上昇時は酸素消費が著しい．脳細胞が酸素不足をきたすと意識レベルをさらに低下させるので，できるだけ短期間に熱を下げる．発熱の原因によって対応は異なるので，発熱の原因を慎重かつ早急に把握し解熱を図る．

　中枢性過高熱時は，太い動脈が体表面近くを走る腋窩部，鼠径部，頸部，膝窩を冷やす．体幹のアルコール清拭を行う．また，クーリングブランケットを利用する．感染が原因の場合には，抗生物質が投与され解熱薬を使用する（表2-3）．

表2-3 ●体温を下げる方法

1. 氷嚢, アイスノン®, 氷頸などを腋窩, 鼠径部, 頸部, 膝窩に当てる.
2. アルコール入り氷水に浸した濡れタオルで体幹部を覆う.
3. クーリングブランケットを使用する.
4. 解熱薬を使用する.

3）合併症を予防するための援助

 意識障害のため長期間仰臥位のままでいると, 誤嚥性肺炎を起こしたり, 体重による圧迫のために神経麻痺, 尿路感染, 関節拘縮, 褥瘡などを起こす危険がある. これらを予防するための援助を行う.

(1) **誤嚥性肺炎を予防するための援助**

 計画的な体位変換, 痰の喀出を行う. また, 口腔内を清潔にし, 口腔内の細菌の増殖を防ぐとともに, 唾液の誤嚥を防止するために, 体位変換後は顔面は横に向けておく.

(2) **圧迫による上下肢の神経麻痺を予防するための援助**

 体位変換後, 両上下肢が患者自身の身体やベッド柵, ベッド内に置かれた固いものに強く圧迫されていないことを確認する. 上肢では肩が抜けているように, 下肢では下側下肢の腓骨神経の圧迫を避けるために, 膝に圧力が加わらないようにする. 仰臥位時には, 下肢の外転に注意する必要がある.

(3) **関節拘縮を予防するための援助**

 関節拘縮は, 数日間の安静臥床で生じる. 一度拘縮が生じると, その回復を図るには多くの時間と労力が必要となる. したがって, 早期から良肢位をとり, 関節可動域運動を開始することが重要である.

(4) **排泄に関連する障害を予防するための援助**

 意識障害患者は, 中枢および反射が侵され排泄機能の障害が起こり, 尿や便の失禁, 尿閉, 便秘などを起こす. 尿や便の失禁は, 殿部の皮膚のびらんを伴いやすいので, その都度, 殿部と陰部の清拭や洗浄を行う. 急性期の重篤な患者, 尿失禁が頻回で陰部にびらんのある患者, 褥瘡の悪化が考えられるときなどは, 留置カテーテルを挿入して排尿の管理を行う. 留置カテーテル挿入中は, 尿路感染を起こしやすいので, 毎日陰部清拭を行い, 陰部の清潔に努める.

 患者は, 臥床しているため, 排便困難を生じる可能性が高いので計画的に便を出す必要がある. 排便がないときには緩下薬を使用し, 直腸内に便があるときには摘便をする.

(5) **褥瘡を予防するための援助**

 意識障害患者は, 自分でからだを動かすことができないため, 計画的に

体位変換を行い，褥瘡や呼吸器合併症を予防する必要がある．体位変換後は，上下肢の神経の圧迫障害が起こらない状態であることを確認する．

　①体位変換は，原則的として2時間ごとに行う．仰臥位（顔を横に向ける）→側臥位またはシムス位を交互に行う．圧迫部位に発赤がみられたら体位を変えて，発赤がとれたことを確認する．

　②体圧の分散を図るため，ビーズクッション，エアマットなどの除圧用具を活用する．

　③麻痺がある場合は，麻痺側を下にしないのが原則であるが，下にする場合は，麻痺側の肩関節の脱臼を予防するため，肩を突き出すようにする．また，循環不全を予防するため，健側より短時間とする．

(6) 水分・栄養の補給および電解質調整のための援助

　意識障害のある患者は，経口摂取が困難なため，輸液や中心静脈栄養（IVH）を実施することが多い．したがって，指示された輸液の量が正確に補給されるよう調節する．また，脱水は循環障害を起こしやすく，電解質異常は，意識障害を助長するので，水分・栄養補給に努める．

　一方，脳浮腫がある場合には，高浸透圧利尿薬を用いるため脱水や電解質のバランスがくずれやすいので，輸液量と尿量のバランス，血液検査（血清電解質，血清尿素窒素（BUN）），皮膚や口腔の乾燥状態の観察によって早期発見と予防をする．心疾患や頭蓋内圧亢進があるときは，心不全や脳浮腫を助長することのないよう，輸液量と尿量のバランスをとるように調節する．

　指示された輸液の量が正確に補給されるよう調節する．また，患者が無意識のうちに点滴チューブを抜いてしまわないよう，観察をし予防する．

4）意識回復過程への援助

(1) 意識レベルを高めるための援助

　健康時の生活リズムに近づくように，時間を決めて援助を行っていくことが大切である．

　援助を行うときには必ず名前を呼び，これから何をするのかを説明し，ケアを行うことが必要である．頻回に声かけを行ったり，快い刺激は意識の回復に役立つので，患者が好きだった音楽を流したりする．また，マッサージ，タッチング，会話をすることなど，親しみのある刺激のなかで生活できるよう，時間をとることが必要である．

　なお，意識の回復がみられたら，視覚からより多くの刺激が得られるよう座位訓練を行い，座位が保持できるようになったら，車椅子での散歩を行い，生活のなかにある様々な刺激を与えることにより意識レベルの改善に向けて援助する．

(2) 危険を防止するための援助

意識障害がある場合は，不穏や痙攣，興奮状態などの症状を呈することがあるので，患者を危険から守るために環境の調整が必要となる．ベッドからの転落を防止するために，看護や処置の後にはベッド柵を忘れずに取り付ける．チューブ類の抜去，冷罨法，温罨法に際しては，凍傷，熱傷などの事故が起こらないように十分な観察を行う．

(3) 家族の不安を緩和するための援助

脳神経機能障害は突然に発症し，急激な意識障害を伴うことが多い．家族は突然の出来事にとまどったり，不安を抱くことが多いので，日々の援助をとおして不安を軽減できるように援助する．家族が，積極的に患者を支えることができるように，家族の抱える不安の軽減を図ることが重要である．

B 運動麻痺

運動機能を司っているのは，錐体路系と錐体外路系の2つの伝導路である．錐体路系は，大脳皮質の運動野の運動ニューロンからの命令が脳幹を経由し，脊髄前角細胞へ接続し，神経から筋肉に命令を伝え（神経筋接合部），筋が収縮し運動が起こる．錐体外路系は，前頭葉や頭頂葉からの命令が，大脳基底核から視床を経由して，大脳皮質と相互作用しながら姿勢や運動の調整を行っている．

運動野の神経細胞が障害されると，運動指令の発動が障害され，随意運動ができなくなる．また，運動野から骨格筋にインパルスを伝達する経路で，伝達神経の異常や損傷などが生じると，インパルスの伝達が障害され，運動麻痺が起こる．つまり，大脳の運動野から筋線維までの運動神経伝導路のどこかに障害が生じると，随意運動が円滑に行えなくなる．これを運動麻痺という．

1 運動麻痺の要因

運動麻痺は，運動指令発動の障害とインパルスの伝達の障害によって発生する．

運動指令発動の障害では，大脳の破壊，圧迫・虚血，変性，感染があげられる．破壊には，脳出血，クモ膜下出血，外傷性脳損傷があり，虚血・圧迫には，脳梗塞，脳腫瘍，脳膿瘍があげられる．変性には，アルツハイマー病や脳への放射線照射があげられる．感染には，細菌性およびウイルス性脳炎があげられる．

運動野から骨格筋にインパルスを伝達する経路の障害では，虚血・圧

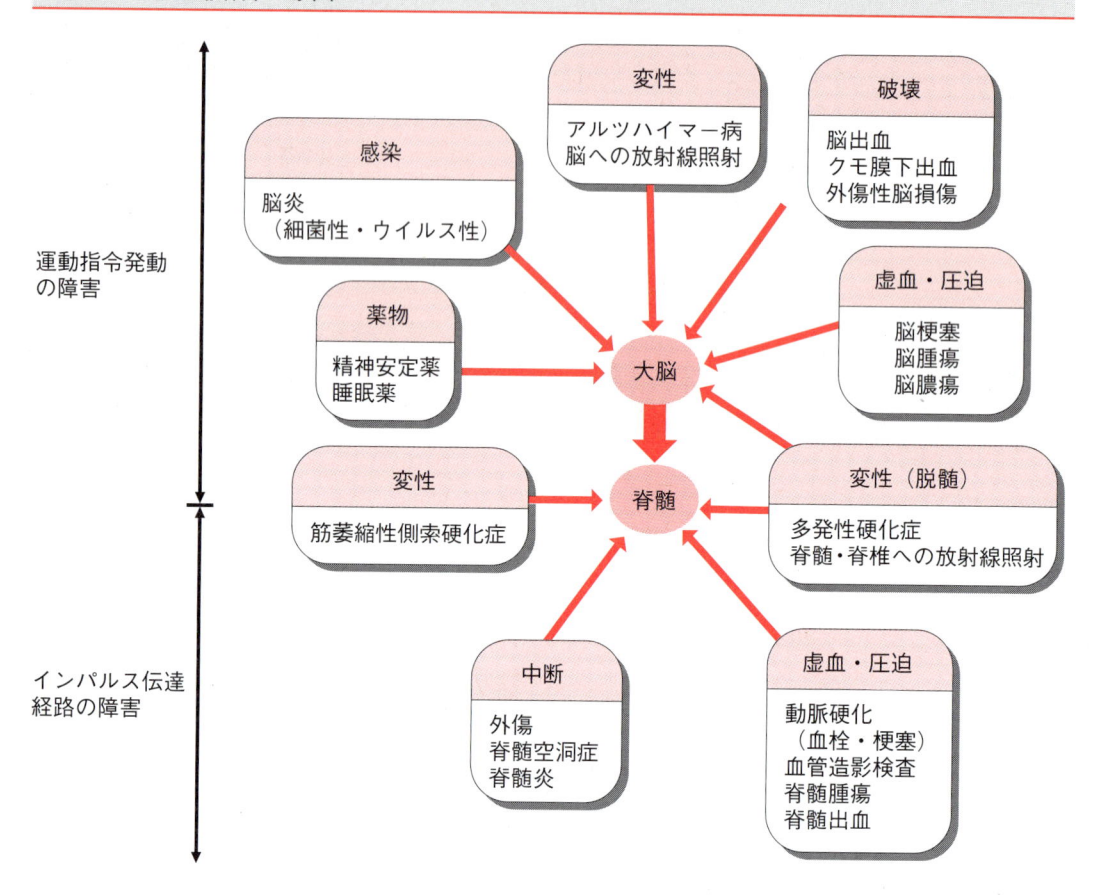

図2-6 ● 運動麻痺の原因

運動指令発動の障害

感染
脳炎
(細菌性・ウイルス性)

変性
アルツハイマー病
脳への放射線照射

破壊
脳出血
クモ膜下出血
外傷性脳損傷

薬物
精神安定薬
睡眠薬

大脳

虚血・圧迫
脳梗塞
脳腫瘍
脳膿瘍

インパルス伝達経路の障害

変性
筋萎縮性側索硬化症

脊髄

変性（脱髄）
多発性硬化症
脊髄・脊椎への放射線照射

中断
外傷
脊髄空洞症
脊髄炎

虚血・圧迫
動脈硬化
（血栓・梗塞）
血管造影検査
脊髄腫瘍
脊髄出血

迫, 中断, 変性, 感染などがある. 虚血・圧迫には, 脊髄を栄養する血管の動脈硬化による閉塞, 血管造影検査中の血栓, 脊髄腫瘍, 脊髄出血による圧迫などがある.

中断には, 外傷や脊髄空洞症, 脊髄炎がある. 変性には, 筋萎縮性側索硬化症, 多発性硬化症, 脊髄・脊椎の放射線照射があり, 運動を支配する神経の障害によって運動麻痺が発生する. 感染には脊髄前角細胞を侵すウイルス感染症であるポリオがある（図2-6）.

2 運動麻痺のある人のアセスメント

1）運動麻痺の種類と程度の把握

運動麻痺は, 日常生活動作に不自由をきたすばかりでなく, 社会復帰に際しても障害となり, 患者のQOLに大きな影響を及ぼす. 麻痺の種類と程度の把握は看護を決定するために重要である.

(1) 麻痺の種類と特徴

患者の姿勢や上下肢の観察をとおして，麻痺の発症の仕方，麻痺の型，弛緩性麻痺か痙性麻痺かなどを把握する．

中枢性運動麻痺には，単麻痺，片麻痺，対麻痺，四肢麻痺がある．

① 単麻痺

大脳皮質の部分的な障害で出現する．運動野の比較的限局した脳血管障害であれば，対側の上肢または下肢の単麻痺を生じる．しかし，意識障害や失語，半側空間無視などの皮質症状を合併していることが多いので，麻痺の程度とともに失語・失認を確認することが看護上重要である．

② 片麻痺

大脳皮質から脳幹までの**錐体路の障害**で出現する．皮質脊椎路の障害では，通常対側の片麻痺を呈する．麻痺の程度は，上肢に強いことが多いが，前大脳動脈領域の梗塞では，対側下肢の麻痺が強いことが特徴である．

皮質核路が併走している放線冠・内包の障害では，運動麻痺と同側の顔面神経麻痺を伴うが，前頭筋の麻痺は伴わない．

中脳の障害では，動眼神経麻痺，橋の障害では，外転・顔面神経麻痺，延髄の障害では，舌咽・舌下神経麻痺，中脳以下の脳幹の障害では，運動麻痺とは反対側の脳神経症状を呈することが多い．

③ 四肢麻痺

脳血管障害の再発あるいは両側性病変によって，両側性の上下肢麻痺を呈することがある．この場合は，構音障害や嚥下障害が新たに出現することが多い（仮性球麻痺）．脳底動脈血栓症や橋出血などの大きな脳血管障害の場合は，一度に四肢麻痺を呈する．中脳から橋の病変では，四肢麻痺，球麻痺を呈し，外眼筋の運動のみでしか意思表示ができなくなるロック・イン症候群をきたすことがある．

(2) 上肢，下肢全体の筋力の低下および筋緊張（筋トーヌス）

片麻痺の場合は，発症初期の段階では筋緊張は低下し，弛緩した状態を呈する．その後，徐々に筋緊張が亢進し，痙性を認める．痙性とは，関節を他動的に動かした際の硬さであり，特に速く動かした際に，その抵抗を強く感じる．これらを放置したり，適切な運動が行われないと，関節の拘縮や変形をきたす．

また，ある運動を随意的に行う場合に，その運動に必要な筋だけを動かすことができず，複数の筋が一緒に動いてしまう．上肢および下肢それぞれに屈筋共同運動と伸筋共同運動が認められる．

患者の多くは健側上肢に強く力を入れると，患側上肢の筋緊張が高まり，上肢が屈曲してしまう．このように，身体の一部を動かした場合や立ち上がりなどの動作の際に，患側の筋緊張が亢進することを連合反応という．

非麻痺側上下肢や体幹の筋力低下は，日常生活活動の獲得に支障をきたす．上肢挙上運動，指屈伸運動，下肢屈伸運動などにより，筋力低下を評価し，筋力の低下を予防するように努めることが重要である．

2）運動麻痺による生活への影響の把握

運動麻痺によって活動できなくなった筋肉は萎縮する．それに伴い関節は拘縮または変形し，関節を他動的に動かそうとすると疼痛が生じる．

日常生活は，下肢の麻痺では，歩行障害によって移動が困難となり，トイレへ行く，入浴する，食事をするために食堂へ行くなどの行為が障害される．上肢の麻痺では食事動作，整容動作，更衣，トイレでの後始末やズボンの上げ下ろしの動作などが困難になる．それらがどの程度困難となっているかを観察することが重要である．

また，歩行が困難になると外出の機会が減少するために社会的な交流が減少し，孤立しがちとなる．様々な不自由さが生きがいの喪失につながり，やがて自発性の低下，意欲の減退を招く可能性がある．意欲の低下は，日常生活の不自由さから，セルフケア不足による体力の低下に結びつくこともある（図2-7）．

生活の障害の程度や社会への参加，そして意欲との関係について情報収集し，運動麻痺による障害を軽減するための援助を考える．

3 | 運動麻痺のある人の看護

運動機能の障害のある人は，意識障害，知覚障害，排尿障害，言語障害

図2-7 ●運動麻痺の日常生活への影響

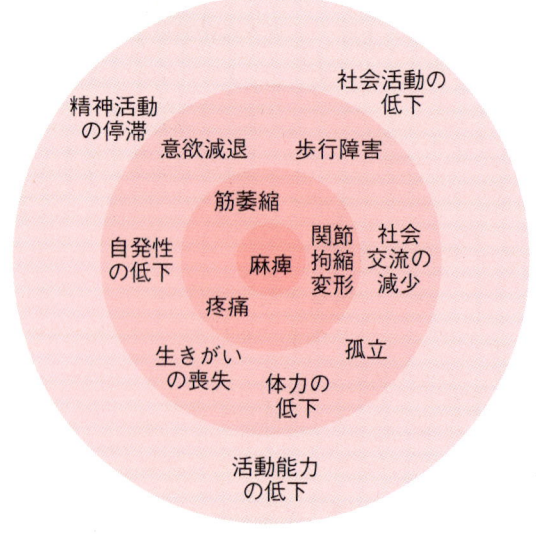

を合併していることが多い．そのままからだを動かさないでいると，関節の変形・拘縮，筋肉の萎縮，褥瘡，誤嚥性肺炎，尿路感染などの廃用症候群を起こしやすい．その予防のためには，良肢位の保持，体位変換，自動・他動運動を行う必要がある．

運動麻痺によるボディイメージの変容は悲しみを伴い，そのことが意欲を低下させる原因にもなるので，患者や家族を含め，ほかの専門職種の人と連携を図り，自立へ向けて援助していくことも大切である．

1）運動機能低下を予防するための援助

(1) 循環障害，褥瘡を予防するための援助

運動麻痺があると自力で体位変換が行うことができないため，循環障害や褥瘡が発生するおそれがある．上肢の麻痺肢は，静脈還流の改善を図るためにも心臓よりやや高い位置に保持する．

褥瘡予防のために，背臥位，半側臥位，側臥位に体位変換を行う．良肢位を保持する際には，バスタオル，枕，砂嚢などを用いて，上下肢の位置を固定するとよい．

(2) 関節の拘縮，脱臼，変形および疼痛を予防するための援助

体位変換，良肢位の保持と並行して，関節の拘縮，筋の萎縮を予防するために，発症直後から他動的関節可動域運動を行う．筋の伸張を十分に行うことが大切であり，ゆっくりと十分な範囲の運動を行う．このような他動運動の場合には，疼痛を起こさせないように注意する．意識障害や言語障害などのために疼痛の訴えがない場合にも，患者の表情から苦痛の表情がないか否かを確認しながら行う必要がある．

拘縮予防は，他動運動のみによって予防するのではなく，体位変換や良肢位の保持を心がける．麻痺側の肩関節は腕の重さで脱臼しやすいので，起座位をとるときには三角巾やアームサポーターで吊って肩関節を保護する．

2）基本動作を再獲得するための援助

人間の基本動作は，寝返り，起き上がり，座位保持，立ち上がり，立位保持などである．発生直後からリハビリテーション訓練が開始されるまでの間にかかわる看護師は，ベッド上での寝返りや起き上がり動作の獲得，座位保持，立位保持，車椅子への移乗動作の獲得ができるように，また，これらの動作の自立度を高めることに主眼をおきながら援助を行う．

特に座位や立位保持，車椅子への移乗動作が安全に行われるためには，動作を細かく分けて，その動作を一段階ずつ獲得できるよう計画を立てる．専門的リハビリテーションのみに頼らず，日々の生活のなかで基本動

作を練習する計画が必要である．

また，座位や立位の保持は，その持続性が大切であり，保持できる時間を延長するよう，病棟での生活のなかで，これらの姿勢を保持する場面を積極的に設定することが必要である．

3）日常生活動作を再獲得するための援助

麻痺のある患者が，その人らしい生活を営んでいくためには，起居・移動動作，食事動作，排泄動作，更衣・整容，入浴動作が行えるように訓練することが必要である．一方，退院後の生活を視野に入れ，現実的な ADL の遂行方法を検討していくことも必要である．

(1) **起座動作（寝返り，起き上がり）を獲得するための援助**（図2-8,9）

起座動作は，片麻痺患者では比較的早期に獲得できる．この動作は体幹の回旋運動が重要である．

麻痺状態となってから日が浅い時期には，患者は自分が麻痺状態になったことを理解できず，麻痺側を無視する傾向にあるので，麻痺側を意識するように働きかける必要がある．

まず，寝返りの練習から始める．初めは，麻痺側を下にした側臥位をとりがちであるが，練習によって健側が下になる側臥位をとれるようになる

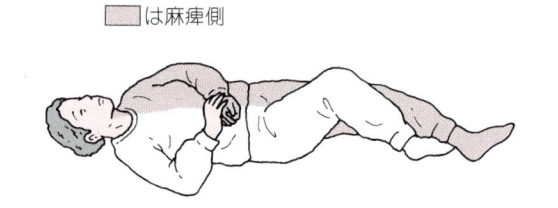

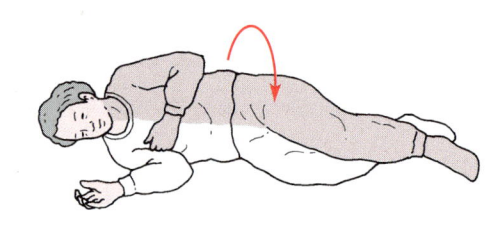

図2-8 ●寝返り

　　　　は麻痺側

図2-9 ●ベッド上での起き上がり

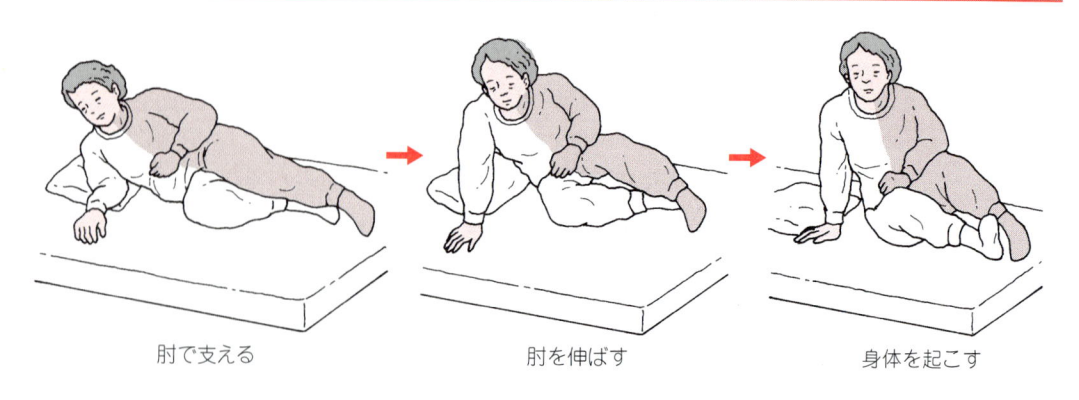

肘で支える　　　　肘を伸ばす　　　　身体を起こす

と，健側上肢を利用して起き上がることができるようになる．その頃になると座位も安定するようになる．臥位時間を少なくし，座位で一日の大半を過ごせるように，日常リハビリテーションを拡大していく．

(2) **更衣動作を獲得するための援助**（図2-10, 11）

衣服を着替えることは，生活にメリハリやけじめをつけるために大切である．更衣動作は，座位保持と高度な体幹のバランスが必要である．そのためには，体幹・四肢の筋力，体重移動と前屈姿勢保持が要求される．高度の運動麻痺患者では，座位保持と体重移動などバランスが保持できないため，自立は難しい．また，衣服の裏表，上下左右が認識できない着衣失行がある患者や，半側無視などの失認・失行のある患者では，介助が必要

図2-10●片麻痺の前開きシャツの着脱

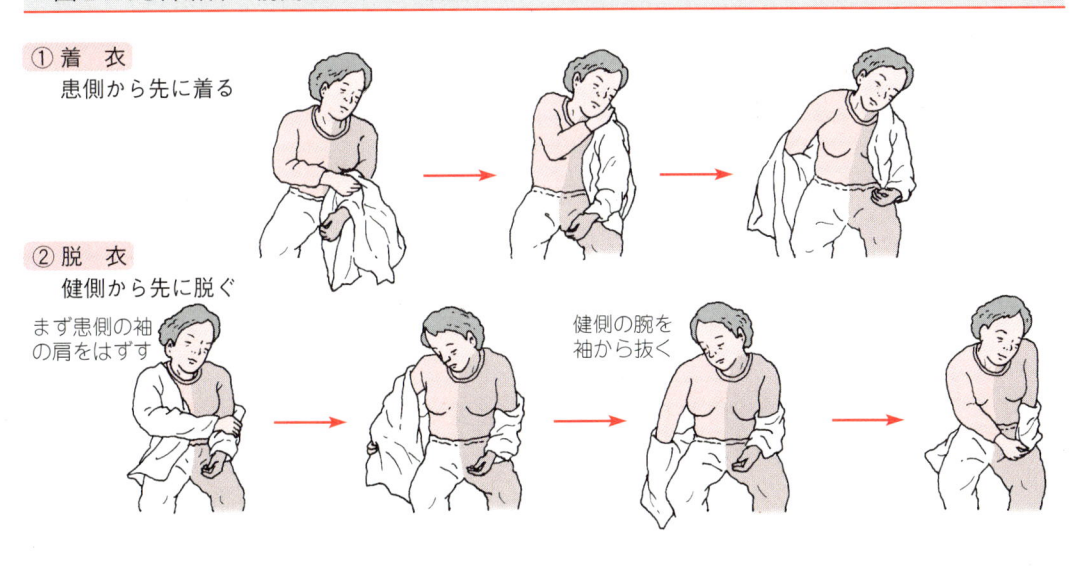

① 着　衣
患側から先に着る

② 脱　衣
健側から先に脱ぐ

まず患側の袖の肩をはずす

健側の腕を袖から抜く

図2-11●片麻痺の丸首シャツの着脱

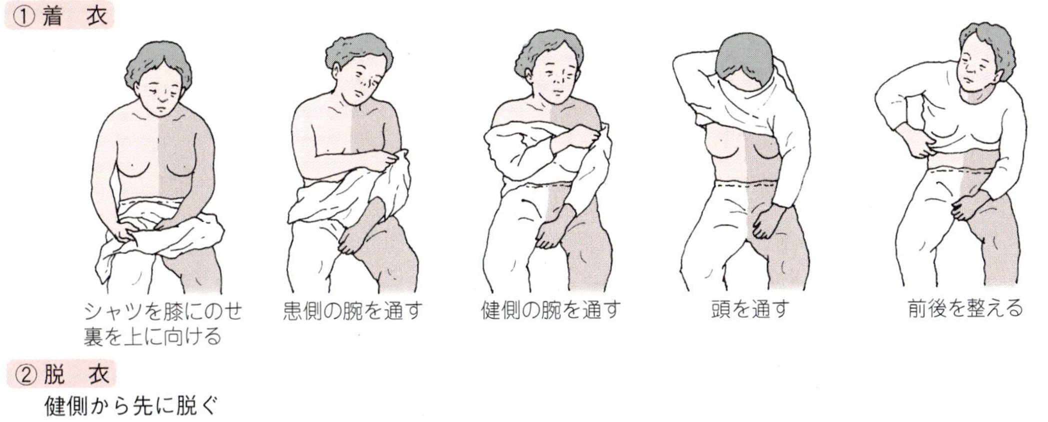

① 着　衣

シャツを膝にのせ裏を上に向ける　　患側の腕を通す　　健側の腕を通す　　頭を通す　　前後を整える

② 脱　衣
健側から先に脱ぐ

である．

衣服の選択では，着脱がしやすい，ゆったりとした楽なデザインのものを選ぶ．上着はボタンやファスナーのないものがよい．ボタンかけが困難なときは，マジックテープやボタンフックを利用するとよい．

半側無視患者や失認が高度な患者は，下着がズボンや上着からはみだしていても気づかないので，着脱後は必ず鏡で確認する習慣が身につくよう指導する．

(3) 排泄動作を獲得するための援助

排泄動作は，できるならば他人の世話になりたくない動作であり，排泄動作が自立することは，自尊心を保つうえで重要である．

排泄動作は，座位・立位バランス，移乗能力，体幹・四肢の筋力，上肢運動機能，関節運動機能などの動作の複合によって行われる．患者の移動能力，移乗能力，バランス能力などに応じて，排泄する場所（ベッド上，ベッドサイド，トイレ）や排泄道具（尿器，便器，ポータブルトイレ）を選択する．衣服は上げ下ろしが簡単なものを選ぶ．病室や居室をトイレに近い部屋にする，ベッド柵を取り付けるなど，排泄環境を整備する．

(4) 移乗動作を獲得するための援助

移乗動作は，日常生活活動における空間を広げるだけではなく，生活の質を向上させるためにも重要である．移乗は，基本動作をもとにして行われる．立ち上がり，立位保持，体重移動，方向変換などの動作に加え，バランスや筋力が求められる．移乗は重心が高いところでの方向転換を伴うので，転倒予防に対して配慮が必要である．

移乗時の座面の高さは，できるだけ同じ高さになるようにすると移乗がしやすくなる．移乗先の位置は，健側斜め前方20〜30°程度が移乗しやすい．また，移乗元と移乗先の距離ができるだけ短く，重心移動の軌跡が直線に近いと移乗しやすい（図2-12）．

(5) 整容動作を獲得するための援助

整容動作は，身だしなみを整え，清潔に保ち，生活にリズムをつくる動作である．また，周囲に対する関心や社会性を取り戻す動作でもある．片麻痺患者では，比較的早期に自立できる動作である．

座位保持が可能な場合は，車椅子に移乗し，洗面所で行う．今までの習慣を尊重しながら，やりやすい方法を指導する．爪切りは自助具を使用するとよい．

4）否認・抑うつ・悲嘆感情への理解

運動障害は，患者にとって自覚しやすい症状である．患者は運動障害を負ったことに対してショックを受け，否認し，怒り，うらみを覚える．ま

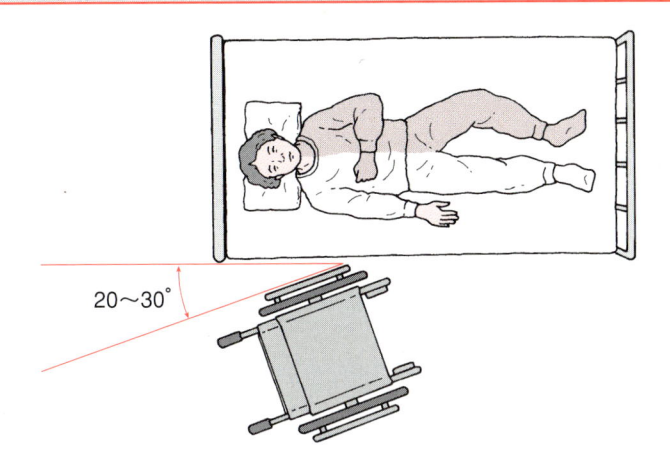

図2-12●ベッドから車椅子への移乗

た，心の奥底で，自分は役立たずの足手まといの人間になったという喪失感に悩む．

看護師はこのような状況にある患者の気持ちを理解し，困難な日常生活への援助を巧みに行い，患者の失敗体験を防ぐ．加えて新しい行為獲得を促すためにも，不安や緊張の少ない環境づくりを行うことで，患者を支えることができる．

5）家族への指導

家族および周囲の人々が患者の気持ちに共感し，患者の人間的価値を認めて尊重することで，患者は障害を受容できる．したがって，患者の自尊心を守ることを目的として家族に障害の説明を行う．

患者家族関係の調整や，患者の人生の継続性を守るために働きかけを行うことが重要である．

C 言語機能の障害

言語には，話す，書くなどの表出的機能と，相手の言葉を聞いて理解する，文字を読んで理解するといった受容的機能とがある．言語機能は，感覚野から情報を受け取って処理する大脳皮質連合野で営まれる．言葉を聴くのは聴覚野であるが，その意味を理解するのは**ウェルニッケ中枢**であり，ここが障害されると感覚性失語となる．前頭連合野の**ブローカ中枢**が障害されると，声は出せるが意味ある言葉を話せない．つまり，言語機能の障害とは，大脳の言語領域中枢が障害され，いったん獲得した言語機能が失われた状態をいう．

1 言語機能障害の要因

　言語機能の障害は，運動障害によって現れる構音障害と感覚障害によって現れる失語に大別される．

　構音障害は，発音や発声にかかわる口，舌，咽頭，喉頭の働きが障害されるために呂律が回らないという現象が起こる．しかし，言語を理解することはできる．

　失語は，言語の理解にかかわる中枢が障害されるために言語が理解できなくなる．しかし，運動障害はないので言葉を発することはできる．

　構音障害，失語は，脳神経の破壊，虚血，圧迫・変性によって発生する．破壊には脳内出血，クモ膜下出血，頭部外傷が含まれる．虚血には脳梗塞，一過性虚血があり，圧迫・変性には脳腫瘍，脳膿瘍，髄膜炎などがある（図2-13）．

2 言語機能障害のある人のアセスメント

　社会生活において他者との重要なコミュニケーション能力を失うことは，社会生活への不安や孤独感を生みやすい．それゆえ看護師は，まずは日常生活に必要なコミュニケーションを成立させ，患者の生活の不安，不満を解消することが必要である．そのため，失語症患者の生活場面でのコミュニケーション能力を適切に把握して，文字盤を使用したり，非言語的コミュニケーションといった様々な手段の活用の可能性をアセスメントすることが求められている（図2-14）．

図2-13 ● 言語障害の原因

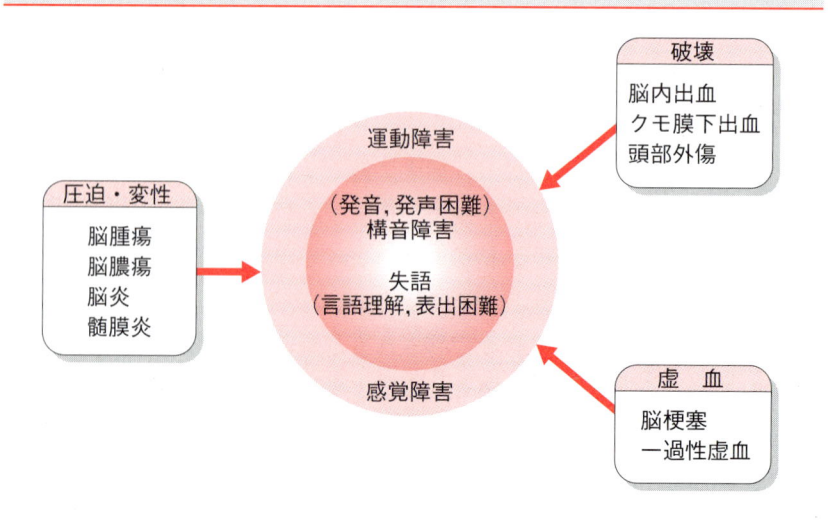

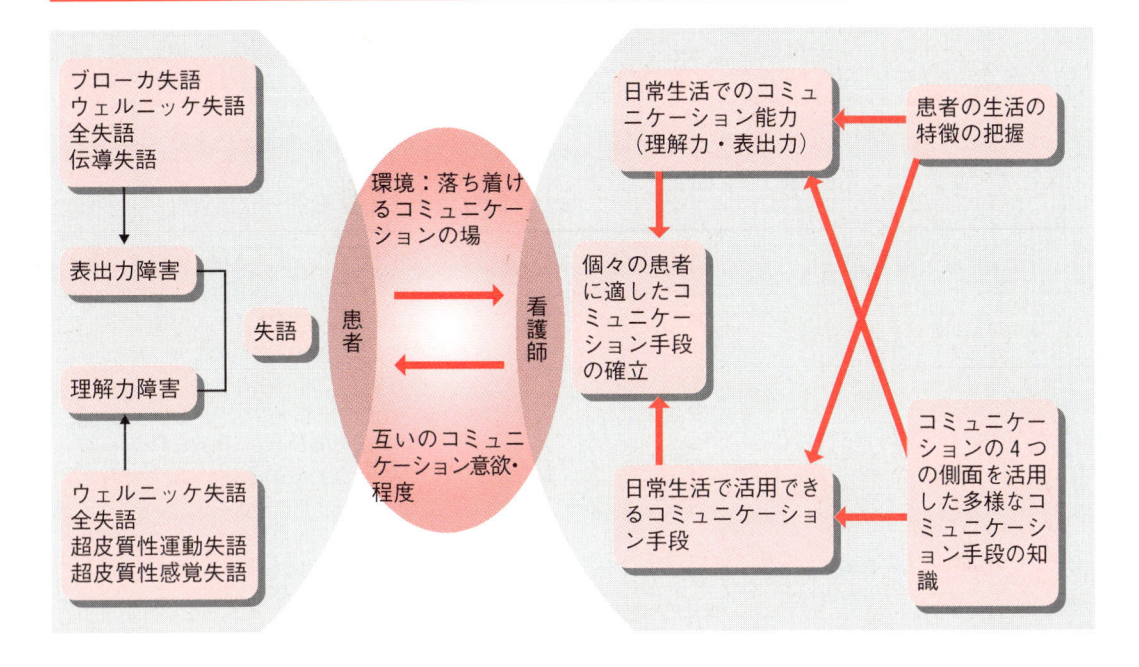

図2-14 ● 失語症患者と看護師のコミュニケーション

1）言語機能障害の程度と性質

(1) 言語機能障害の種類と程度

　言語機能障害の症状は多岐にわたり，特に失語症は症状が複雑なので，理解が難しい．看護師はまず，失語症患者の言語機能障害の特徴を理解することが必要である．

　患者が看護師の質問をきちんと理解し，それに対して適切な内容の答えをするが，発音がおかしいため聞き取りにくいという場合は，**構音障害**を示唆する．一方，言語の理解障害があったり，発話に苦労し，途切れ途切れになったり，言い間違い（錯語）が多い場合には，**失語症**を示唆する．

(2) 言語症状の評価（表2-4）

　失語症患者の言語症状を評価し，失語のタイプ，病巣の推定およびほかの随伴症状との関連を検討する．評価項目は，自発言語，言語理解，復唱，呼名，読字，書字である．さらに，「聞く」，「話す」，「読む」，「書く」の言語能力のうち，どの側面の障害が大きく，どの側面の能力が残されているかを評価する．これは患者の残存能力を生かして早期にコミュニケーション手段を確立するために活用される．

(3) 言語の理解力の評価

　患者とのコミュニケーションを成立させるために，言語の理解力を評価する．

表2-4 ●失語症の類型と言語症状

失語類型	障害の種類	言語障害の程度と言語症状
運動性失語（ブローカ失語，構音失行）	表出障害 理解障害軽度	発音がしづらくなり流暢に話せない．言葉も思い出しづらい．理解障害はウェルニッケ失語に比べれば軽度である．右片麻痺を伴っている．
伝導失語	復唱能力困難 理解力は正常	ウェルニッケ失語と同様の流暢型失語で，自発話に錯語が多い． 復唱能力がきわめて困難になるが，理解力はほぼ正常に保たれている．
感覚性失語（ウェルニッケ失語）	理解力障害 発話はあるが錯語が多く内容が伝わらない．	流暢型の失語で，発話は容易で多弁であるが，錯語が多く，内容が伝わらない．理解障害が著しく，復唱，書き取り，音読も障害されている．脳血栓より脳梗塞で起こることが多い．片麻痺を伴わない．
全失語	理解力障害 表出障害	ブローカ失語とウェルニッケ失語が合併した状態になり，「うん」程度の発語はあるが，理解や表出面など，すべての言語機能が重度に障害される．
超皮質性運動失語	理解力障害 復唱能力が保持されている	運動性失語だが，復唱能力は良好である．自発話は少なく，短い応答が多少可能である． 相手の言った言葉をそのまま真似することが多い．
超皮質性感覚失語		全体的に重度なウェルニッケ失語の症状と同じだが，復唱能力のみが際立って保たれている．

患者と看護師の関係において，双方の態度がコミュニケーション成立に重要な影響を及ぼす．患者の障害の程度や理解度を十分考慮したうえで，日常生活のなかでリラックスして会話ができるような雰囲気をつくり，相手のペースに適した内容や方法でコミュニケーションを図ることが必要である（表2-5，6）．患者は自分で理解できない場合に，①話の繰り返しを相手に求める，②聞き返す，③復唱して相手に確認を求める，などの聞き返しを行っているかどうかを把握する．

(4) 言語の表出力の評価

患者とのコミュニケーションを維持するために，言語の表出力を評価する．言語の表出力を評価する場合は，患者が質問に集中しやすいよう，静かな環境を設定する．また，患者の目を見て，ゆっくりと簡単な表現方法で話しかけ，患者の表出を促し，評価する．

また，代償行動として，①話し言葉の代わりに，声の調子や抑揚など声に表情を込めているか，②指差しや身振りを使っているか，③相手に筆談を求めたり，挿し絵を使おうとしているか，④相手を伝えたい場所に連れて行くなどをしているか，を把握する．

2）言語機能障害による生活への影響の把握

失語症の患者は，コミュニケーションが十分にできないうえに，運動麻痺でからだが自由に動かせないことが多いので，精神的に不安定になりが

表2-5 ●失語症の言語理解力の把握方法

項目		把握方法
聴覚的理解 （音声言語を理解する能力の把握）	絵・物品の指示	絵や物品を示し，「～はどれか」と口頭で質問し，該当するものを指差してもらう．
	長文の理解	物語を聞いて，その後に質問に「はい・いいえ」で答えてもらう．
	指示の理解	口頭で動作を指示し，正しく遂行できるか否かを把握する．
発話能力の把握	復唱	単語や文を言って聞かせた直後に復唱させる．
	呼称	絵や物品を見て，その名前を言ってもらう．
	表現力の評価，発話，流暢性の評価	動作絵や情景絵を見て，文章で表現してもらう．
視覚的理解 （文字で書かれたものを読んで文字言語を理解する）	平仮名，片仮名の理解	口頭で言った音節と対応する仮名を指差してもらう．
	長文の理解	物語を読んで，その後に質問に「はい・いいえ」で答えてもらう．
	指示の理解	カードに書かれた動作を正しく遂行できるかを把握する．
書字能力の把握	単語の書字（平仮名，片仮名，漢字）	絵や物品を示し，その名称を書いてもらう．
	作文	動作絵や情景絵を見て，説明文を書いてもらう．

表2-6 ●文字言語機能の評価

段階	書く	読む
1	有意味な書字なし．	まったく理解できない．
2	ごく限られた単語を書ける．	ごく限られた数の単語が理解できる．
3	単語のみ書ける．少し実用性がある．	単語の理解はできる．
4	文による表現が少しできる．	文の理解が少しできる．
5	文による表現はどうにかできる．ただし，錯語が頻回にみられ，複雑な内容の表現は難しい．	短い文の理解はほぼ正しい． 複雑な内容の文の理解は難しい．

出典／前原澄子，野口美和子監：環境刺激感覚機能の障害と看護／言語機能の障害と看護〈図説新臨床看護学全書12〉，同朋舎，1992，p.241．

ちである．また，失語症では話したいことがあっても話せないことで，精神的ストレスを感じやすく，意欲を阻害することにつながりやすい．また，言語の理解ができないために運動訓練にも障害が波及する可能性がある．

　失語症では，言語機能障害が完全に回復することは困難な場合が多い．障害の影響は，家庭生活や職場における人間関係にも及ぶため，患者は職場や家庭において，病前と同じ能力を発揮することは困難となり，それぞれの場で果たす役割も変化してくる．社会生活に変化が起こることで，孤独感に陥ることも考えられる．

　日々の生活のなかで患者が感じる不自由なことや，それに対する生活の

図2-15●言語機能障害が日常生活に及ぼす影響

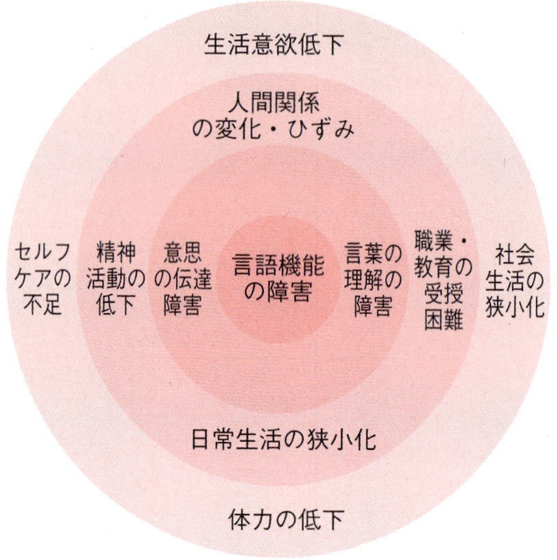

生活意欲低下
人間関係の変化・ひずみ
セルフケアの不足　精神活動の低下　意思の伝達障害　言語機能の障害　言葉の理解の障害　職業・教育の受授困難　社会生活の狭小化
日常生活の狭小化
体力の低下

苛立ちなど，患者の体験をじっくり聴き，そのなかから言語機能障害による生活への影響を把握する．また，家族の観察，病前の生活からみた変化を参考にすることも必要である（図2-15）．

3　言語機能障害のある人の看護

1）コミュニケーション確立に向けた援助

(1) 言語の理解力を高めるための援助

　説明したことに対して，患者がうなずいたり，あいづちをうったりすると，看護師は患者が理解したと錯覚してしまう．そのため，看護師は患者に説明した内容を実際に実践してもらうようにする．患者行動をよく観察し，患者が理解していたかどうかを把握する．説明は何回でも繰り返して行うなど，患者が理解できるまで根気強く援助する．
　同時に患者が理解しやすいように，実物を見せたり，ジェスチャーなどの非言語的コミュニケーション方法を用いて説明を行う．また，患者が集中しやすいように静かな環境をつくり，患者の正面を向いて，はっきりとゆっくり話す．単語や短い文で話したり，一度で通じない場合は繰り返したり，言い方を変えてみるなどの工夫をしながら，その患者にとって有効な方法を見出すことが大切である．

(2) 言語の表出力を高めるための援助

　言語がある程度理解でき，言語の表出力のみが障害されている場合，患者はうまく話せないと自覚しているので，言葉を表出する場面では緊張し

やすい．患者にとって話しやすい雰囲気をつくり，時間をゆっくりとって，ていねいに応対する．また，言い間違いをすぐに指摘したり，人前で話すことを強制しないように配慮することが大切である．

看護師は，患者が理解しやすい表現方法を用いて話しかけ，患者が話すペースに合わせて，忍耐強く聴く姿勢が必要である．また，患者の表情やその場の状況をよく観察し，勘を働かせて話の意味を理解することも不可欠である．

2）言語機能障害を受容するための援助

人は他人と交流することによって自分が存在することの意義を感じ，他人に自分の存在を認めてもらうことに喜びを感じて生活している．言語機能の障害を受けた患者が，その障害を受容できないままに人との交流が障害されると，生活意欲を失うことにつながる．そのため，患者がより豊かな生活を保ち続けられるように援護することが必要である．

(1) 混乱，抑うつ，悲嘆感情を理解するための援助

患者は自分がどうして言葉を話せないのか，また，相手が何を言っているのかがわからず混乱した状況にある．自分の訴えや要求が通らないため欲求不満を募らせていく．周囲の人に誤解されたり，理解されない孤独を感じる．次第に，わかってくれないことに対して怒りを感じ，不十分なコミュニケーションによるあきらめや悲しみをもつようになりかねない．そのため患者は言語能力だけでなく，自分のすべての能力に対して自信を喪失してしまう．

このような状況にある患者の状態を理解することが援助の基本となる．また，言語能力以外の価値を患者自身が発見できるように援助する．

(2) 自信を獲得するための援助

患者が自分自身の状態を正しく評価し，言語能力以外の価値を再発見し自信を取り戻し，前向きに人生を歩めるよう援助する必要がある．言語を障害された患者にとって，それまでなかなか通じ合えなかったのが通じ合えたときの喜びは大きい．このような喜びの体験を繰り返すことによって，生活意欲を高めることがその中心となる．そのために患者の望みなどを参考に，患者が楽しめる場所，感動できる体験を積極的につくる努力が重要である．言語の回復には2〜3年を要する場合もあるので，希望を失わないように援助し続ける．

(3) 患者と家族間でのコミュニケーションがうまく行えるための援助

言語機能障害によるコミュニケーションの障害は，患者と家族の間でも起こる．患者と家族間のコミュニケーションの障害は，患者の闘病意欲を失わせる．家族が失語症に対して正しい認識をもち，患者を援助できるよ

うに指導することが必要である．失語症患者の家族は，今まで培ってきたコミュニケーションが断たれたことで混乱や不安を抱えている．家族が不安を表出し，新しいコミュニケーションの方法を探したり，用いたりできるように援助する．

D 失認・失行

失認・失行は，運動を調節する機能の障害であり，感覚統合障害発生のプロセスである分析・統合の障害によって起こる．感覚野から情報を受け取って処理する大脳皮質連合野に障害が起こると，発生した感覚と，これにかかわる感情や記憶を結びつけ，統合する働きが障害される．つまり，人間は，感覚を統合し，蓄積された記憶と照らし合わせ，その意味づけをして，順序立った高等で微細な運動を行うが，これが障害されることによって失認や失行が起こる．

失認とは，視力，視野，聴力，触覚などの感覚機能が正常に保たれているにもかかわらず，感覚路をとおして種々の対象を認知することができないため，正しく認識できない状態をいう．

失行とは，麻痺，運動失調，不随意運動，無動，意識や知能の障害はなく，命じられたことは十分に理解しているにもかかわらず，それに従った動作や行為が適切にできない状態をいう．

1 失認・失行の要因

失認は，高次脳機能の障害によって起こり，失行は，行為の障害として発生する（図2-16）．

失認は，頭頂葉と後頭葉の障害によって現れる．その原因には脳血管障害，変性，栄養障害，感染，圧迫と脱髄，腫瘍によるものがある．脳血管障害には，脳出血，脳梗塞があり，このなかにはび漫性の多発性梗塞と局在性の梗塞の両方によるものが含まれる．変性はまれな病気であるがピック病やハンチントン病がある．栄養障害ではビタミンB_1欠乏（コルサコフ精神病），ビタミンB_{12}欠乏によって起こる．感染には第4期梅毒，クロイツフェルト-ヤコブ病，HIV脳症，脳膿瘍がある．圧迫と脱髄には，正常圧水頭症，脱髄として多発性硬化症があり，腫瘍では脳腫瘍があげられる．

2 失認・失行のある人のアセスメント

失認・失行は，ふだん日常生活のなかでスムーズに行っていた行為ができなくなったり，視力には問題がないのに左側を無視したり，住み慣れた

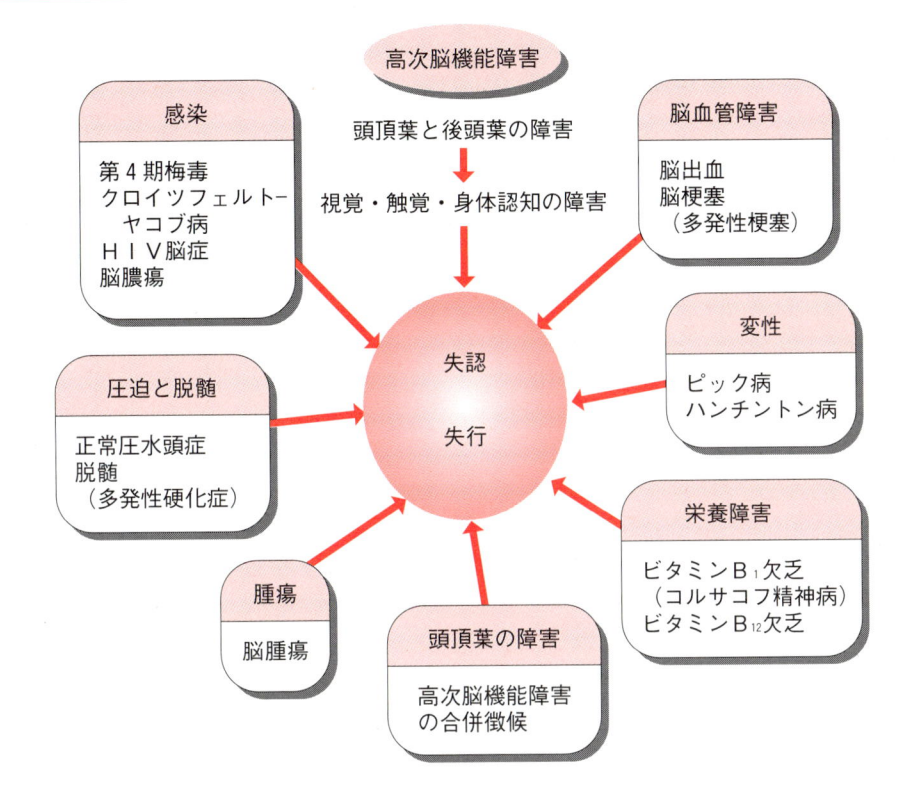

図2-16●失認・失行の原因

高次脳機能障害

頭頂葉と後頭葉の障害
視覚・触覚・身体認知の障害

失認 失行

- **感染**：第4期梅毒、クロイツフェルト-ヤコブ病、HIV脳症、脳膿瘍
- **脳血管障害**：脳出血、脳梗塞（多発性梗塞）
- **変性**：ピック病、ハンチントン病
- **栄養障害**：ビタミンB_1欠乏（コルサコフ精神病）、ビタミンB_{12}欠乏
- **頭頂葉の障害**：高次脳機能障害の合併徴候
- **腫瘍**：脳腫瘍
- **圧迫と脱髄**：正常圧水頭症、脱髄（多発性硬化症）

家のトイレや台所がわからなくなったり，道に迷ったりするなどの行動が起こる．こうした行動は，日常生活を著しく阻害し，自立した生活の障害となる．また，事故を起こしやすくなる．失認や失行は，その種類によって日常生活の困難さが異なるので，障害の種類や程度を把握し，患者が安全な日常生活を送るための援助に生かす必要がある（図2-17）．

1）失認・失行の種類と障害の程度の把握

(1) 失認の種類と障害の程度の把握

失認には，視覚，聴覚，身体認知，触覚の障害がある（表2-7）ため，日常生活上の障害を起こす．また，患者自身が障害に気づいていないために，身体を危険にさらすことがあるので，注意する必要がある．

視覚失認には，新しい人の顔，だれもが知っている天皇や首相の顔を見せてもだれであるかがわからない相貌失認，色の違いや色の名前がわからない色彩失認，見ている物が何であるかがわからない物体失認，よく知っている道がわからなくなる地誌的記憶障害がある．これらの障害は後頭葉や両側頭葉，頭頂葉右側の障害で起こる．

図2-17 ● 失認・失行の観察の視点

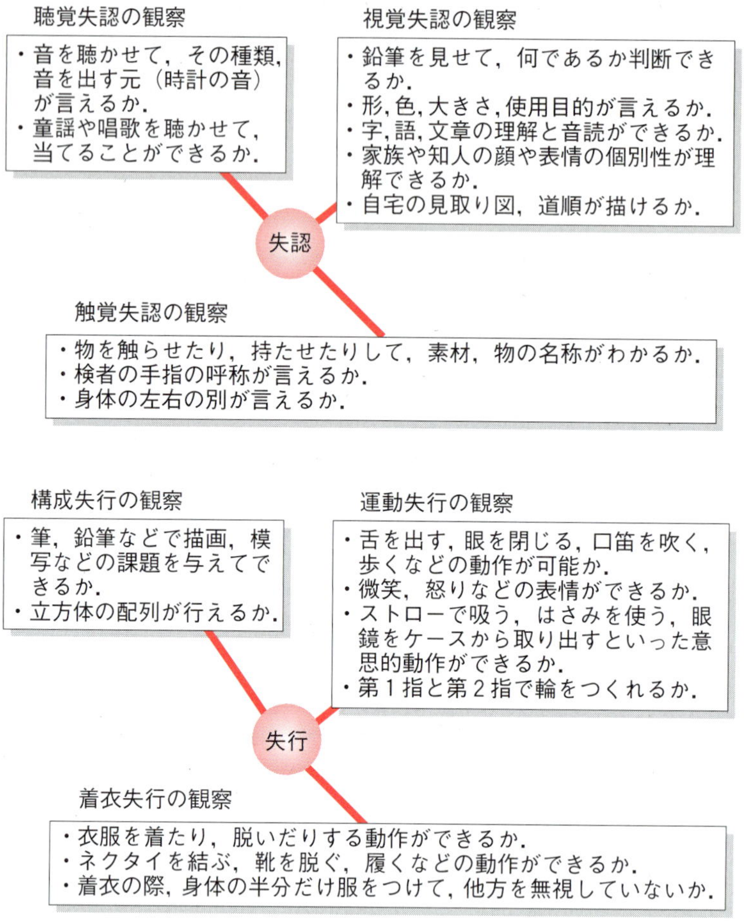

聴覚失認の観察
- 音を聴かせて，その種類，音を出す元（時計の音）が言えるか．
- 童謡や唱歌を聴かせて，当てることができるか．

視覚失認の観察
- 鉛筆を見せて，何であるか判断できるか．
- 形，色，大きさ，使用目的が言えるか．
- 字，語，文章の理解と音読ができるか．
- 家族や知人の顔や表情の個別性が理解できるか．
- 自宅の見取り図，道順が描けるか．

触覚失認の観察
- 物を触らせたり，持たせたりして，素材，物の名称がわかるか．
- 検者の手指の呼称が言えるか．
- 身体の左右の別が言えるか．

（失認）

構成失行の観察
- 筆，鉛筆などで描画，模写などの課題を与えてできるか．
- 立方体の配列が行えるか．

運動失行の観察
- 舌を出す，眼を閉じる，口笛を吹く，歩くなどの動作が可能か．
- 微笑，怒りなどの表情ができるか．
- ストローで吸う，はさみを使う，眼鏡をケースから取り出すといった意思的動作ができるか．
- 第1指と第2指で輪をつくれるか．

着衣失行の観察
- 衣服を着たり，脱いだりする動作ができるか．
- ネクタイを結ぶ，靴を脱ぐ，履くなどの動作ができるか．
- 着衣の際，身体の半分だけ服をつけて，他方を無視していないか．

（失行）

　視空間失認の一つである**半側空間無視**は，右頭頂葉後部の障害で発生し，発生率も高い．左側に注意が向かないために，図形を描くと左半分を描けない，食事時には食膳の左側半分を残してしまう．左側の障害した四肢を無視するなど，日常生活上，大きな障害が現れる．**視空間失認**は，距離の目測が障害されるために自宅の見取り図や道順を描くことができない．そのために，ベッドから車椅子へ移動するときに距離を誤って尻もちをついて，骨折などの事故を起こしやすい．

　聴覚失認は，音は聞こえるが，それが何の音だかわからない状態である．話し言葉がわからない言語音の障害と電話の鳴る音や動物の鳴き声などの環境音の障害がある．

　触覚失認は，触った物の形はわかるが，それが何だかわからない状態である．目隠しをしたり，ポケットの中の物品を患側の手で触って何であるかわからない．

表2-7 ● 失認の種類

種類			障害の部位	症状	
視覚失認	相貌失認	a	両側の側頭葉内側下面の障害	家族や親しい知人などよく知っている人でも、顔を見ただけでは、だれかわからない状態である。しかし、声を聞けばすぐにわかる。	
	色彩失認	b	後頭葉障害	色の違いはわかるが、示された色の名前が言えない。また、いくつかの色の中から示された色を選択できない。	
	物体失認	c	両側の後頭葉障害	物は見えても、それが何であるのかがわからないが、それを触ったり、音を聞くなど視覚以外の情報があれば何だかわかる状態である。	
	地誌的記憶障害	d	右半球海馬回、頭頂葉	よく知っている道路や場所がわからなくなる。	
視空間失認	半側視空間失認	e	右頭頂葉後部	左に注意が向かないため、左側の障害物に衝突したり、食事のときに左側にあるものに手をつけない。	
	視空間失認	f	右半球頭頂後頭葉	距離に関する目測の障害。自宅の見取り図や道順が描けない。	
聴覚失認	皮質聾	g	側頭葉	電話の鳴る音や動物の鳴き声、自動車の音などが何の音なのかわからない状態である。	
	純粋語聾	h	両側の第1次聴覚野の障害	話し言葉のみがわからない状態である。	
身体失認	身体部位失認	i	両側半球、頭頂-後頭移行部	自分の身体部分を指名したり、名前を言うことができない。	
触覚失認	触覚失認	j	頭頂葉	目隠しをしたり、ポケットの中の物品を患側の手で触って何であるかがわからない。	

（図：中心溝・前頭葉・頭頂葉・側頭葉・後頭葉、運動性言語中枢（ブローカ）、聴覚性言語中枢（ウェルニッケ）に a〜j の位置を示した脳図が4つ並ぶ）

(2) 失行の種類と障害の程度の把握（表2-8）

失行には，観念運動失行，肢節運動失行，着衣失行，構成失行，観念失行がある．

観念運動失行は，敬礼や金槌を使う動作が検査場面では行えないが，日常生活上では困ることがない．それに比べ肢節運動失行は，慣れているはずのボタンをはめたりはずしたりする運動ができなくなるので，生活への影響が大きい．

着衣失行では，衣服を正しく着ることができなくなり，上衣を逆に着たりズボンを腕に通すなどの行動がみられる．

構成失行は，図形を模写したり，マッチ棒を配列したり，積み木など2次元・3次元のものを手本どおりに構成することができない．

観念失行では，指示は理解していても動作を始めることができない．マッチをすってたばこに火をつける，茶道具を用いてお茶を入れる，などができない．失行には，日常生活上それほど支障がない観念運動失行もあるが，そのほかの失行は日常生活に不便が生じるので，何に不便が生じているのか患者の行動を観察することによって，失行の特徴を把握する必要がある．

2）失認・失行による生活への影響の把握

失認・失行は，麻痺などと異なり外見的にはわかりにくい．また，患者自身も障害に気づいていないことが多く，事故につながりやすい．特に右大脳半球障害患者の失認としてよくみられる視空間失認や左半側空間失認では，空間を正しく認識できないために，空間全体または半側を無視することから，日常生活の自立と安全に大きな影響を及ぼす．病棟内や家の中で迷ったり，トイレがわからなくなったり，ベッドから転落したりするので危険な状態である．

表2-8 ● 失行の種類と症状

種類	障害の部位	症状
観念運動失行	対側の中心前回の障害	比較的単純な敬礼や金槌を使う動作が，検査場面では障害されるが，日常生活では困らない．
構成失行	右または左の頭頂葉	図形を模写したり，マッチ棒の配列，積み木など2次元，3次元のものを手本どおりに構成することができない．
着衣失行	右頭頂葉	着衣の選択障害で，ズボンを腕に通したりする．
肢節運動失行	前頭葉運動前野	慣れている動作や運動ができなくなる．ボタンをはめたりはずしたりできなくなる．
観念失行	右または左半球の縁上回，角回と側頭・後頭葉	マッチでたばこに火をつけること，ポット・急須・茶筒の茶葉・茶碗を使ってお茶を入れることができない．

図2-18 ● 失認・失行が日常生活に及ぼす影響

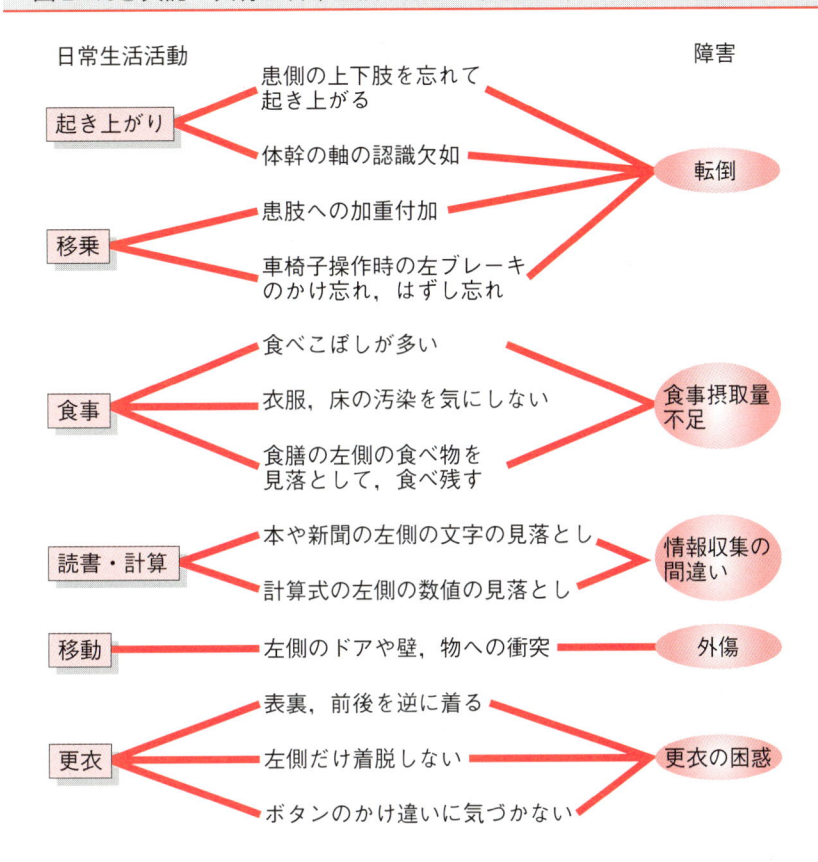

日常生活活動		障害
起き上がり	患側の上下肢を忘れて起き上がる 体幹の軸の認識欠如	転倒
移乗	患肢への加重付加 車椅子操作時の左ブレーキのかけ忘れ，はずし忘れ	
食事	食べこぼしが多い 衣服，床の汚染を気にしない 食膳の左側の食べ物を見落として，食べ残す	食事摂取量不足
読書・計算	本や新聞の左側の文字の見落とし 計算式の左側の数値の見落とし	情報収集の間違い
移動	左側のドアや壁，物への衝突	外傷
更衣	表裏，前後を逆に着る 左側だけ着脱しない ボタンのかけ違いに気づかない	更衣の困惑

　また，起き上がるとき，患側の上下肢を忘れて，起き上がろうとする．ベッドから手足が落ちていても自分では気づかない．座位では体幹の軸の認識に欠け，左側に身体が傾いても気づかず，バランスを崩して左後方へ転倒してしまう．車椅子操作の際も，左側のブレーキをかけ忘れて立ち上がろうとする．左側の壁や物に衝突し，けがをするなど危険に直面することが多い．

　失行では，衣服の着脱が困難となり，日常生活に必要な道具を使う行為が思うようにできなくなる．

　このように生活をするうえで常に危険や困難な状態を潜在的に抱えている失認・失行のある患者の生活への影響について把握する必要がある（図2-18）．

3 失認・失行のある人の看護

1）危険を防止するための援助

　視空間失認のある人は病棟内で迷子になったり，トイレがわからなくな

ったり，ベッドから下りようとして転落したりというように，事故を起こしやすいので，観察の目を離さないようにすることが重要である．

半側空間無視があると，無視側を壁や物にぶつけてけがをしたり，転倒し骨折を起こす．また，車椅子移乗時，転倒を起こしたり，麻痺側を無視し，車輪に手を巻き込まれる可能性がある．患者の積極性を尊重しながらも，無視側を意識するように導き，援助するときには無視側に立って，物に当たらないように保護する．

2）自分の状況に気づく訓練をするための援助

失認・失行障害に対する援助は，実際の日常生活場面で，生活行為の反復による学習の積み重ねを行うことである．その学習の効果を左右するのは，患者自身がよくなりたいと願い，熱心に生活訓練を行うかどうかにかかっている．そのためには，患者が自分の障害について理解し，生活訓練に取り組むことが重要になる．

失認のある患者は，対象が占める空間の認知障害，視空間失認，自分自身の身体についての認知障害や身体失認などが起こっている．そのため相貌失認では，いつも見慣れている人を見ても，人の顔だとは認識できるものの，だれの顔か特定できない．しかし，服装や髪の長さ，身振りなどで判断が可能となるので，認識できない部分を無視するのではなく，記憶をたどりながら刺激を加え，精神活動を活発にしていくように援助する必要がある．

患者は視覚空間や身体の無視があることを自覚していないので，危険回避の行動がとれない．患者は自分では普通に行動していると思っているため，転倒や打撲を起こしている場合もある．看護師は，患者が日常生活動作のなかで，無視が起きている事実に気づかせるような手がかりを与える．認知できるように繰り返し，「左を見なさい」と忠告をすると同時に，看護師は，その方向を患者自身の指で指し示すよう促す．また，失認を改善することも併せて行うために，障害があることを自覚できるように働きかける．

目標を障害された側とは反対側の視野でとらえるために，頭ごと向けるように働きかける．つまり左に障害がある場合には，右視野で目標をとらえるために頭を左に向ける．目標を左側において左を向けるようにするなど，積極的に働きかける．麻痺側に運動能力がある場合には積極的に使用を促す．

また，車椅子を積極的に使用したり，ベッドからの移乗をいくつかの動作に分けて，入院生活のなかで訓練するなど，看護師は具体的な刺激と注意する機会を設けることが重要である．

危険防止のために，行動するときには必ず付き添ったり，廊下の進行方向の右側にテープを貼り，道順を間違えないようにするなど，右側に印をつけて環境を整えることも大切である．

3）日常生活動作を再学習するための援助

半側無視がある場合，無視側に好きな絵や家族の写真，あるいは時計を置くなど，無視側に顔を向けるように物品を配置する．手紙や日記を書くことを促したり，簡単な文章の模写を勧めるなど，現実的で反復して行えるものを選ぶ．

運動失行や着衣失行などがある場合は，衣服の着脱やボタンかけ，ネクタイの結び方，箸の使い方などがわからず間違ってしまう．患者は理解力は正常であるため，思いどおりにできないことや達成できないことに対していら立つことが多い．

更衣に関しては，衣服の左右の位置を認識しやすいように，大きく広げ，衣服の左右前後に目印をつけたり，衣服のたたみ方や置き方を一定にして，着衣の順序を定めて習慣化し，反復指導を行う．

食事に関しては，配膳の際に膳を少し右側にずらして置く．また，膳が一つの手がかりになるので，膳を手で触れて探っていき，全体を確認するよう指導する．湯飲みや薬なども膳の中に入っているようにする．箸がうまく使えないときは，スプーンやフォークにする．

患者が行動しやすいように環境を整えて，忍耐強く働きかけると同時に，障害を受けて悲しいという気持ちを抱えながら生活しているということも理解し，いたわりつつ励ましていくことが重要である．

4）家族が患者を理解し，介助できるための援助

失認・失行は，麻痺などと異なり，外見から見てわかりにくいうえに，患者自身が障害に気づいていないため，何でも自分でやろうとして事故につながることが多い．看護師は，家族に対して患者の失認を理解できるように説明し，事故を防止する．また，家族がその人のペースを尊重してかかわることができるように指導するとともに，せかしたりすぐ手出しをせず見守ることができるように援助する．そのためには，家族の介助の大変さを理解し，その苦労に耳を傾けることも重要である．

E 排尿障害

運動を調節する機能は，大脳皮質運動野で生じた運動の意志により，運動野から運動指令が発動される．排尿は，排尿筋の収縮と尿道括約筋の弛

緩運動により起こる．膀胱と尿道括約筋には，骨盤自律神経と陰部神経の支配があり，それぞれには排尿筋反射，括約筋反射を起こす回路がある．

仙髄を中枢とする排尿筋反射は，脳幹部にある排尿中枢にコントロールされている．排尿中枢には，排尿の抑制と促進を司る部分がある．しかし，骨盤自律神経終末から排尿に関する大脳の中枢に至るまでの神経経路に異常が起こると，尿意がない，尿意があるのに排尿できない尿閉，尿失禁，頻尿など，神経因性膀胱が発現し，排尿障害が起こる．

排尿障害には，排出障害と蓄尿障害がある．両障害は独立して起こることもあれば同時に起こることもある．

1 排尿障害の要因（図2-19）

排尿障害には，自分の意思とかかわりなく排尿してしまう尿失禁と，尿意を感じているにもかかわらず排尿できない尿閉がある．尿閉は尿意がな

図2-19● 排尿障害の原因

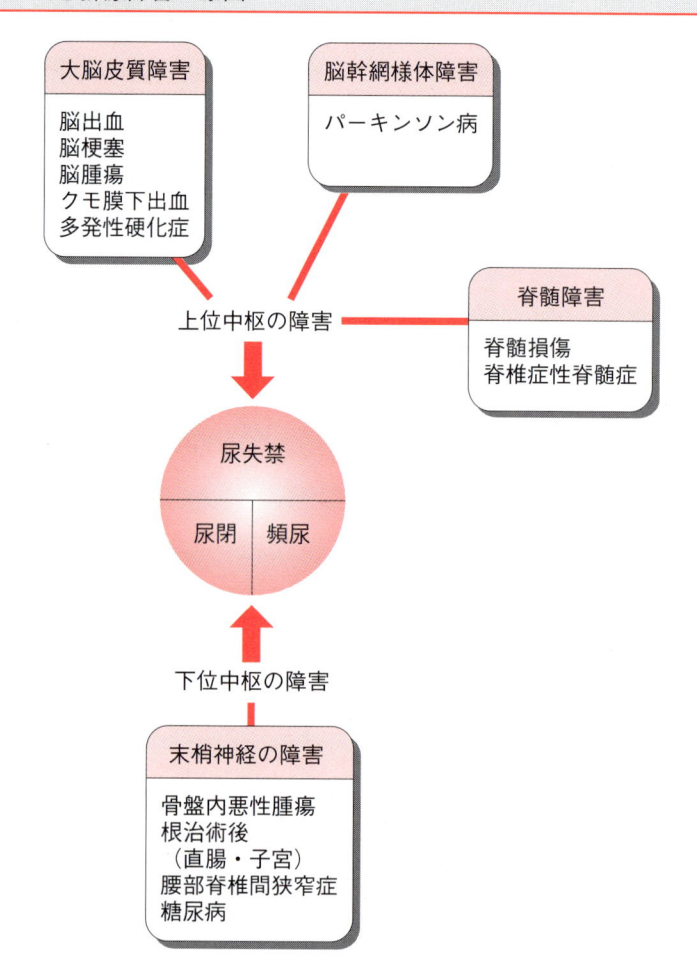

大脳皮質障害
- 脳出血
- 脳梗塞
- 脳腫瘍
- クモ膜下出血
- 多発性硬化症

脳幹網様体障害
- パーキンソン病

脊髄障害
- 脊髄損傷
- 脊椎症性脊髄症

上位中枢の障害 → 尿失禁／尿閉／頻尿

下位中枢の障害

末梢神経の障害
- 骨盤内悪性腫瘍根治術後（直腸・子宮）
- 腰部脊椎間狭窄症
- 糖尿病

い場合にも起こる．また，排尿反射が誘発されて頻回に尿意が発生する頻尿がある．

(1) 尿失禁の原因

尿失禁は，排尿の上位中枢が存在する大脳の障害と下位中枢の仙髄との間に障害が発生した場合に発生する．

大脳皮質は，脳幹部にある排尿中枢を抑制しているが，この部位が障害されると抑制がきかなくなり排尿反射が過剰に亢進する．このため膀胱に少量の尿貯留がみられても無抑制収縮が誘発され，頻尿や尿失禁が起こる．大脳の障害には，脳出血，脳梗塞という脳血管障害によるものと脳腫瘍や頭部外傷などがある．脳幹網様体の障害には，パーキンソン病がある．脊髄の障害には，脊髄損傷，脊椎症性脊髄症などがある．

(2) 尿閉の原因

尿閉は上位中枢や仙髄にある下位中枢のいずれかが障害されると起こる．したがって，大脳や上位の脊髄の障害では，尿失禁，尿閉ともに発生する可能性がある．

下位中枢の障害の原因には，骨盤内悪性腫瘍根治術後（直腸，子宮）や腰部脊椎間狭窄症，糖尿病などがある．

(3) 頻尿の原因

頻尿は，両側の前頭葉から出ている排尿反射を抑制する神経が障害されるために，排尿反射が刺激され尿意が頻繁に起こる．クモ膜下出血や脳梗塞などの脳血管障害では，発症から数週間経過し，排尿反射が回復すると，尿意とともに不随意排尿が始まり，尿意が切迫して排尿を我慢することができにくい．このときの排尿反射は不完全で，残尿が多い場合は頻尿も強くなる．

2 排尿障害のある人のアセスメント

排尿障害のある人では，排尿障害，排尿行動にかかわる身体運動能力や認知能力，言語能力の把握などについてアセスメントを行う（図2-20）．

1）排尿障害の種類と程度の把握

尿失禁，頻尿，尿閉のいずれが起こっているのか，また，それらがどのように組み合わさって起こっているのかについて把握する．溢流性尿失禁などは尿路感染症や腎機能障害を起こす場合があるので，排尿障害の把握は大切である．

(1) 尿失禁の種類と程度の把握

脳・神経疾患による尿失禁には，切迫性尿失禁，反射性尿失禁，溢流性尿失禁がある．

図2-20 ● 排尿障害のアセスメント

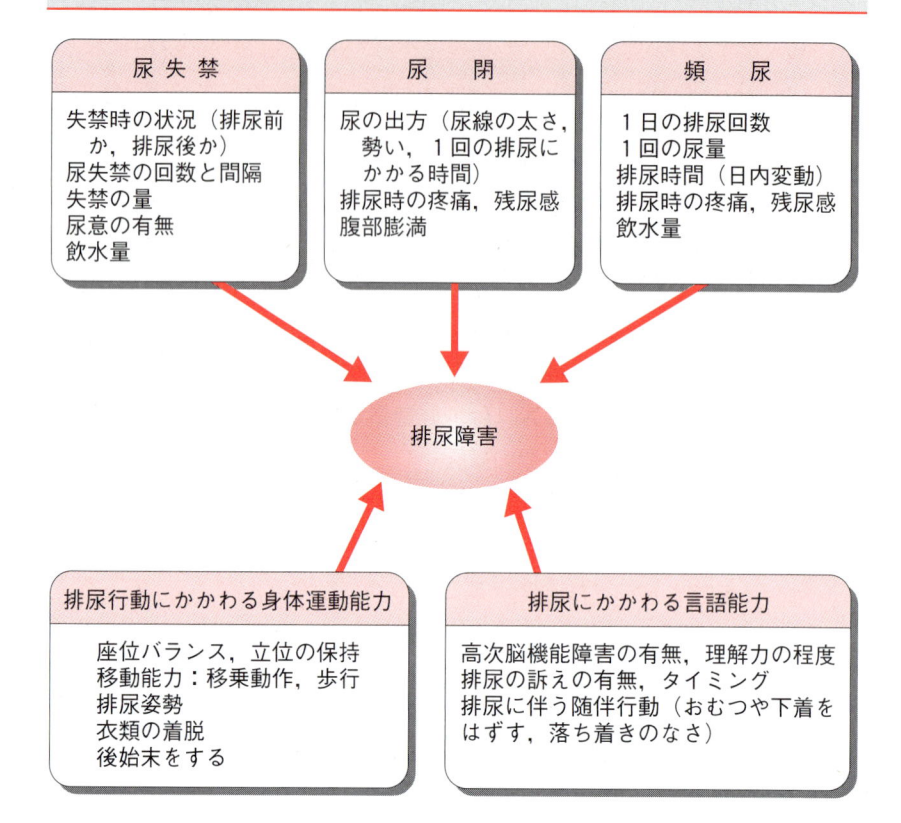

尿失禁
- 失禁時の状況（排尿前か，排尿後か）
- 尿失禁の回数と間隔
- 失禁の量
- 尿意の有無
- 飲水量

尿閉
- 尿の出方（尿線の太さ，勢い，1回の排尿にかかる時間）
- 排尿時の疼痛，残尿感
- 腹部膨満

頻尿
- 1日の排尿回数
- 1回の尿量
- 排尿時間（日内変動）
- 排尿時の疼痛，残尿感
- 飲水量

↓ ↓ ↓

排尿障害

↑ ↑

排尿行動にかかわる身体運動能力
- 座位バランス，立位の保持
- 移動能力：移乗動作，歩行
- 排尿姿勢
- 衣類の着脱
- 後始末をする

排尿にかかわる言語能力
- 高次脳機能障害の有無，理解力の程度
- 排尿の訴えの有無，タイミング
- 排尿に伴う随伴行動（おむつや下着をはずす，落ち着きのなさ）

---

① **切迫性尿失禁**

　切迫性尿失禁とは，強い尿意に伴って不随意に尿が漏れる状態をいい，尿意を感じてトイレに行くまで我慢できずに漏らしてしまう．蓄尿期に膀胱排尿筋が急激に収縮することで，膀胱内圧が尿道内圧を上回って起こる．図2-21のように，運動性切迫性尿失禁と知覚性切迫性尿失禁とに区別できる．

② **反射性尿失禁**

　反射性尿失禁とは，少量の尿がたまると，意思とは無関係に，排尿反射弓を通じた刺激によって利尿筋の収縮が起こり，失禁する状態をいう．脊髄の排尿中枢よりも上位の神経が障害されることによって起こる．

③ **溢流性尿失禁（奇異性）**

　溢流性尿失禁とは，排尿できないために尿が膀胱に過度に充満し，腹圧や体動などが加わることで漏出する状態をいう．

(2) **尿閉の程度の把握**

　尿意を感じていながら排尿を試みても排尿できない場合や，まったく尿意を訴えず，12時間以上排尿がなければ尿閉を疑い導尿を試み，乏尿や無

図2-21 ● 切迫性尿失禁

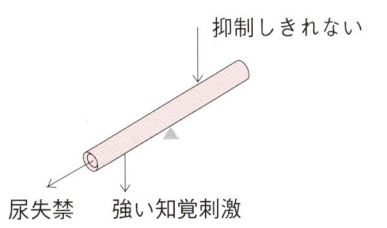

〈運動性切迫性尿失禁〉　〈知覚性切迫性尿失禁〉

抑制の低下　　　　　　抑制しきれない

尿失禁　わずかな知覚　　尿失禁　強い知覚刺激

橋部排尿中枢への抑制が低下するのでわずかな知覚（尿貯留）でも排尿反射が起こる

強い知覚刺激で生じた尿意を大脳皮質排尿中枢が抑制しきれず，排尿反射が起こる

出典／仁藤博，他編：泌尿器科エキスパートナーシング，南江堂，1993，p.2.

尿との区別をしなければならない．

　尿閉時に疑われる障害として，骨盤内悪性腫瘍根治術後（直腸，子宮）や腰部脊椎間狭窄症，脊髄損傷が考えられるので，その原因を明らかにする必要がある．また，尿閉と頻尿が同時に現れていたり，四肢の麻痺が同時に現れているかどうかについても観察することが重要である．

(3) 頻尿の程度の把握

　頻尿は，大脳皮質の障害，脳幹網様体の障害，脊髄の障害のいずれの場合にも起こる．また，残尿が多い場合は頻尿となるため，排尿回数，排尿間隔，1回の尿量，残尿感の有無など排尿機能の観察をすることが必要となる．

2）排尿障害による日常生活への影響の把握（図2-22）

(1) 尿失禁が生活に及ぼす影響の把握

① 身体面への影響の把握

　尿漏れにより陰部，殿部の皮膚や粘膜が長時間汚染されることにより，発赤やびらんを起こす．また，陰部，殿部が不潔になると，尿路感染を誘発しやすい．寝たきりの患者では褥瘡の形成につながる．

　さらに，尿失禁を起こす不安から，睡眠が十分に取れずに，生活のリズムが乱れることがある．睡眠不足は体力の消耗をきたし，全身状態の低下につながる場合がある．

　一方，尿失禁をおそれて，水分制限をする場合もある．水分摂取を制限すると脱水を起こしたり，尿路感染が起こりやすくなる．水分摂取量を把握する必要もある．

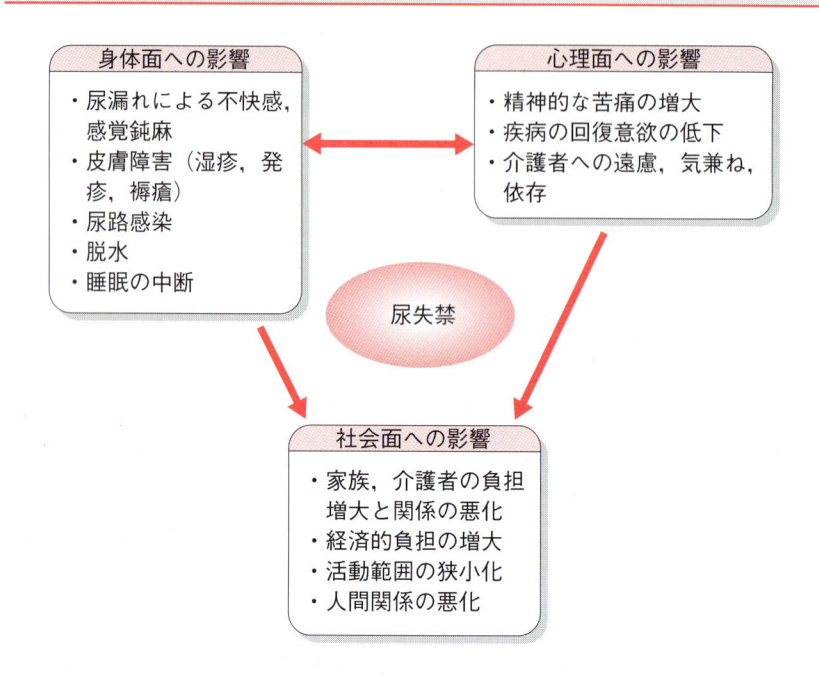

図2-22●尿失禁が生活に及ぼす影響

身体面への影響
- 尿漏れによる不快感，感覚鈍麻
- 皮膚障害（湿疹，発疹，褥瘡）
- 尿路感染
- 脱水
- 睡眠の中断

心理面への影響
- 精神的な苦痛の増大
- 疾病の回復意欲の低下
- 介護者への遠慮，気兼ね，依存

尿失禁

社会面への影響
- 家族，介護者の負担増大と関係の悪化
- 経済的負担の増大
- 活動範囲の狭小化
- 人間関係の悪化

② **心理面への影響の把握**

排尿に関する失敗は，劣等感を深め，自尊感情を低下させる．また，失禁したことに対する羞恥心や困惑，再び失禁するのではないかという恐怖や不安をもちやすい．

尿失禁の後始末を他者に依存しなければならない場合，介護者に対する遠慮，気兼ね，屈辱感などの精神的苦痛が伴う．

③ **社会面への影響の把握**

精神的ショックから，生きる意欲や自信を喪失させてしまい，社会活動から身を引いたり，人との交流を避けてしまうことがある．

(2) **尿閉が生活に与える影響の把握**

尿閉があると自然排尿が困難であるために，用手圧迫法や導尿によって排尿を行うので，残尿やカテーテル手技による感染を起こしやすい．したがって発熱の観察も必要である．また，導尿は外出先では行いにくいなどの欠点もあり，長い外出がしにくくなる．

多量の尿の貯留による切迫性失禁も起こりやすく，生活に対する影響が大きいことが予測される．そのため患者自身がどのように受け止めているのか，不便に感じていることがあるのかなどを明らかにすることが重要である．

(3) **頻尿が生活に与える影響の把握**

頻尿は生活に多くの影響を及ぼす．夜間にまで頻尿が続くと睡眠不足と

なって昼間の活動に支障をきたす．また，しばしば排尿しなければならないために，外出がおっくうになったり飲水を控えたりすることも考えられるので，患者の生活スタイルと，それが障害されている点を明らかにすることが必要である．

また，頻尿による苦痛をどのように受け止めているかについても情報収集する必要がある．

3 排尿障害のある人の看護

排泄は，人間の基本的欲求の一つであり，それが障害されることは，肉体的にも精神的にも非常に大きなストレスとなる．排泄動作が自立することは，その人の自尊心を保つうえで重要となる．

1) 自然排尿を促進するための援助

意識障害のある患者の場合は，排尿反射が不十分となるため尿閉や尿失禁を生じることが多い．脳血管障害の急性期においては，尿失禁の改善よりも生命維持が優先されるために，留置カテーテルが挿入される．また，排尿困難や尿閉により身体的・精神的苦痛を生じ，血圧上昇につながる場合などにも留置カテーテルが挿入される．

しかし，留置カテーテルの長期留置は，膀胱容量の低下や尿意の知覚鈍麻など，排尿機能に障害を及ぼす．そのため，留置カテーテルは早期に抜去する．抜去後，失禁の有無，排尿感覚の有無，残尿感覚の有無，1日の排尿量と残尿量の測定，1日の排尿回数などを観察する．

記憶障害や認知障害，意識障害のある患者の場合は，排尿リズムと飲水リズムを把握し，患者の排尿リズムに合わせて，時間がきたらトイレに誘導し，排尿を促す．

弛緩性膀胱で溢流性尿失禁がある場合は，一定時間ごとに排尿誘導を行い，自然排尿の量を増やす．また，タッピングなどの引き金帯の確認や恥骨上部を下方に向かって強く圧迫し，膀胱壁の筋の収縮を起こす用手排尿方法を指導し，完全排尿を励行する．

無抑制膀胱で尿意があるとすぐ排尿してしまい，間に合わない患者の場合は，病室をトイレの近くにするなどの環境調節や，着脱が容易な衣服を着用し，尿失禁を予防する．

尿意を訴えることができない失語症のある患者では，トイレの前でうろうろしている，落ち着きなくキョロキョロしているなど，尿意のサインを示している場合がある．患者が発しているサインを敏感に感じ取って適切な対応をすることが，患者の心理的安楽を支えたり，コミュニケーションを確立するうえで重要である．

2）排尿の自立のための援助

　排尿障害の予後を規定する因子の一つとして，四肢の運動障害があるが，起居移動動作レベルは，排尿自立群のほうが非排尿自立群よりも高いといわれる．

　排泄動作は，座位・立位バランス，移乗能力，体幹・四肢の筋力，上肢運動機能，関節運動機能などの動作の複合によって行われる．患者の移動能力，移乗能力，バランス能力などに応じて，排泄する場所（ベッド上，ベッドサイド，トイレ）や排泄道具（尿器，便器，ポータブルトイレ）を選択する．衣服は上げ下ろしが簡単なものを選ぶ．病室や居室をトイレに近い部屋にする，ベッド柵を取り付けるなど，排泄環境を整備することで，排尿自立を促していく．

　排泄を失敗すると屈辱感や罪悪感が高まるので，精神的な支えと励ましが必要になる．介助を行う際は，患者のプライバシーに配慮し，自尊心を傷つけないよう注意する．

3）尿閉に対処するための援助

(1) 導尿による援助

　自然排尿が望めないときには，何らかの方法によって排尿しなければならない．障害発生初期には導尿による排尿を行う．その場合時間を決めて，導尿カテーテルで排尿する場合と，カテーテルを留置する場合がある．カテーテルを留置し，それを尿収器に貯めることもある．感染を予防するために無菌的に行う必要がある．

(2) 自律型排尿訓練の援助

　仙髄の排尿中枢の障害はなく，上位中枢の障害による尿閉の場合には，尿意を感じることはできるので，皮膚-膀胱反射を利用し，排尿を試みる．皮膚-膀胱反射は，下肢部〜大腿内側までの範囲にあるが，個人差があるので一人ひとりに合った部位を探し出す努力が必要である．また，刺激にも個人差があり，叩く，マッサージをするなど様々な方法を積み重ねて根気よく探すことが必要である．探し出せたらその刺激を利用し，それに膀胱部の圧迫を加えて排尿する．

　下位中枢の障害では，膀胱壁内の神経を刺激することによって排尿を試みる．膀胱部を叩いて直接膀胱を刺激し，その後，用手圧迫を加えて排尿する．

　これらの方法は，訓練開始後すぐに成功するわけではないので，患者を励ましながら，患者があきらめることなく実施を継続できるように援助する．

残尿がなくなり，自律型排尿で完全に排尿できるようになるまで，排尿を試みた後に，導尿によって残尿の排出と測定が必要である．

(3) 尿路感染を予防するための援助

排尿後に残尿があると感染を起こしやすいので，陰部を洗浄し，清潔に留意する．

導尿は無菌的に実施することが重要である．

(4) 自己導尿を行うための援助

自律型排尿に至らない場合には，自己導尿が自立して行えるように指導する．

必要な物品，カテーテルの消毒方法，導尿時の消毒，挿入の仕方について，患者が自信をもって実行できるようになるまで段階を決めて指導する．

体位は，女性の場合，ベッド上で下肢を外転し十分屈曲して，尿道口が見やすい体位をする．男性の場合は，椅子または洋式便器で背部をやや反り気味にし，下肢を外転屈曲させ，筋の緊張をとる体位とする．導尿時間は患者の生活時間に合わせて，膀胱に尿が300mlくらいたまる時間を決定する．

4）頻尿の緩和と対処をするための援助

排尿にかかわる上・下中枢の障害によって起こる頻尿では，対応が困難な場合が多い．しかし，麻痺の回復の可能性を信じ，可能性のある方法を実行する．

頻尿によって，トイレから出られなくなったり，外出が困難になる人もいるので，そのつらい気持ちを理解し，共に緩和対策を探すことも必要である．

5）患者および家族を支えるための援助

排尿障害がどのような種類であっても，それに対処する困難さを理解し，患者，家族と共に，その人に合った最もよい方法を探すことが重要である．

患者は，病気によって障害をもったために，今まで一人でできた排泄ができなくなったことで悲しみやとまどいを感じている．患者は家族に対してでさえも排泄のことを相談することを恥ずかしいと感じる．さらには排泄は汚い，臭いといったイメージがあるため，他人から援助を受けることに対し，やるせなさや不安を感じている．援助する側は患者のそのような気持ちを理解して，患者個人を尊重し，患者の気持ちが和らぐような援助を心がけて，援助していく．

第3章

脳・神経機能障害の検査・治療に伴う看護

第1章でも述べたように，人間の身体は，運動や呼吸，循環，栄養代謝といった様々な機能を，各器官が独立分化して担っている．このような各器官がうまく働いて，一つの生命体として活動していくためには，それらを全体として統括する機能が必要である．この統括する機能が脳・神経機能にあたる．すなわち，脳・神経機能は，身体内部や外界からあらゆる情報を入手し，統合して，状況にどう対処するかを決定し，身体各部がバランスよく動くように適切な指令を送る機能である．

　このような脳・神経機能の検査は，脳・神経機能の器質的・機能的な変化をみるものである．そして，臨床においてそれらが単独で行われることは少なく，器質的変化をみるCT検査と機能的変化をみる脳波検査というように，各々の検査が組み合わされて行われる．

　また，患者の意識が悪い，あるいは意識がない状態であっても，その状況に合わせて，検査の説明や検査中の声かけは必要である．

1 脳・神経機能の検査に伴う看護

1 CT（コンピュータ断層撮影）検査

　頭部外傷，脳腫瘍，脳血管障害，頭蓋内感染症など，ほとんどすべての神経疾患に対して適応可能であるCT（computed tomography）検査は，生体の断層面のX線透過量をコンピュータ処理して白黒の濃淡画像として表す（表3-1）ものである．現在最も一般的なCT撮影装置は，機械本体はドーナツ型をしており，中央部に配置されたスライドする台に検査対象の人や物体を乗せる（図3-1）．

　頭部CTでは，線源から放出された細いX線束が患者の眼窩と外耳道を結ぶ線を基準とした線に平行な横断面を透過し，対象に一部吸収されて減衰した後，線源の反対側に配置されている検出器に到達し，記録される．つまり，CT検査では，検査対象はX線を全方位から受け，照射されたX

表3-1 ●CT所見

所見	種類	内容
白く見える	高吸収域；high density	石灰化や急性期の出血，骨など
黒く見える	低吸収域；low density	慢性期の梗塞や脳浮腫，髄液，空気など ※発症直後の梗塞巣は異常所見を示さない場合がある
	等吸収域；iso density （診断の際に基準となる）	単純CTでは，脳実質のうち白室部分と血管の中を流れている血液

図3-1 ●CT撮影装置

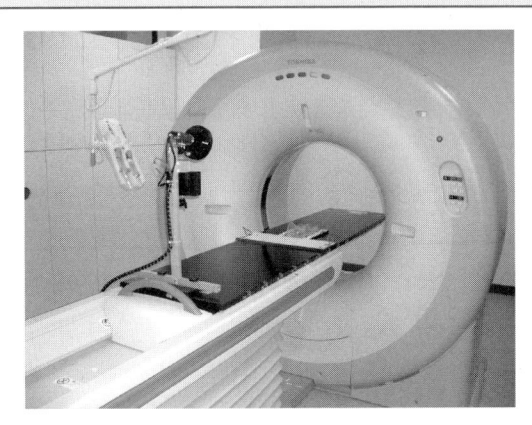

線がそれぞれの方向でどの程度吸収されたかが記録され，そのデータをもとにコンピュータで画像が再構成されるのである．

(1) 検査への協力を得るための援助

患者が検査の必要性を理解して検査が受けられるよう，検査の目的や方法について事前に説明しておく．

CT検査は，非侵襲的で検査時間も短いため，患者の負担は少なく，かつ容易に施行できるといわれているが，閉塞感や機械内部の音への訴えを耳にすることもある．ゆえに，あらかじめ閉鎖的な空間に圧迫感を覚えることがあるかどうかを患者に確認しておくとよい．また，初めての患者にはどのような機械装置，検査室で行うのかを事前に見学しておいてもらうのもよいであろう．

造影剤を使用する場合は，造影剤を点滴しながら放射線撮影を行うことを伝え，アレルギーがあるかどうかを確認する必要がある．また，検査当日の朝は食事や飲水を摂らないよう（検査が終了するまでは食事をしないよう）説明しておく．

(2) 検査が安全，安楽に施行されるための援助

検査の目的，検査の具体的な実施方法，痛みがないこと，検査前に排尿を済ませておくことを説明する．また，検査中は正確な画像を得るため，動かないでいることを説明し，検査に協力が得られるようにする．

CT検査は，緊急時における検査としての頻度も高い．看護師は，患者の呼吸や血圧の管理を含め，全身状態の観察と，急変時の対応が速やかにできるようにしておくことが重要である．

造影剤を使用する場合は，造影剤を使用した体験の有無，その際のアレルギー症状，腎機能障害の有無を確認し，副作用の発現に注意する．検査に使用される造影剤は水溶性ヨード剤がほとんどである．造影剤使用中に

痙攣発作を起こす場合もあり，特に頭蓋内疾患やてんかんの患者の場合には注意深い観察が必要である．そのほかにも，造影剤の副作用として，軽度の悪心・嘔吐，発疹，疼痛発作，血圧低下，場合によっては重症ショックが起こることもある．検査を受ける患者には，ショック時にすぐ対応できるように，また検査前から絶食であることからも，必要に応じて水分，栄養の補給がすぐに行えるように，ルート確保がなされる．そのルート管理も看護師の大切な役割である．

(3) 検査後の安全確保のための援助

造影直後から悪心・嘔吐がなければ，造影剤の排泄を促進するため飲水は許可される．造影剤の副作用は約48時間以内に回復することが多いが，できるだけ造影剤の排泄を促すために検査終了後は水分を十分に摂取してもらう．撮影後2〜3時間が経過し，悪心・嘔吐がなければ経口摂取が許可されるので食事は可能である．

検査後の不安を緩和するための援助も看護師にとって重要な役割である．脳の異常を説明されることは患者と家族にとって不安である．検査前も検査後も患者と家族の不安について傾聴する必要がある．患者や家族は，検査の結果が悪いのではないかという大きな不安を抱えている場合も多い．結果を説明するときには，看護師が同席し，患者と家族の反応を把握しながら，不安の軽減に努めるとともに，説明内容が正しく理解でき，受け止められるように援助することが必要である．看護師は検査が無事終了するための援助だけではなく，患者と家族の疾病や予後に対する不安についても常に関心を向け援助をしていく必要がある．

2 MRI（磁気共鳴画像法）検査

MRI（magnetic resonance imaging）は，強い磁場の中でラジオ波を照射し，生体組織内の原子核からの反響信号の強さをコンピュータで処理し，画像表示したものである．断層画像という点ではCTと一見よく似た画像が得られる．しかし，CTでは撮影しにくい下垂体，後頭蓋窩の良好な画像や，脊髄を造影剤の注入なしで描出することができるなどのいろいろな画像を得ることができ，脳梗塞超急性期では拡散強調画像が有用であるという利点がある．その反面，撮像に時間がかかる（1回平均4分前後×数回施行で約40分かかる）．また，MRI装置はかなり狭い空間である（ガントリーが狭い，図3-2）ため，閉鎖的な圧迫感が生じやすく，検査中の観察も困難である．

MRI検査はCT検査同様，適応範囲は広いが，生命維持装置やモニタ類は強磁場の検査室内には持ち込めないため，頭部外傷や脳内出血などによる重症例では施行が不可能であり，体内に金属がある患者はほとんど行

図3-2 ●MRI装置

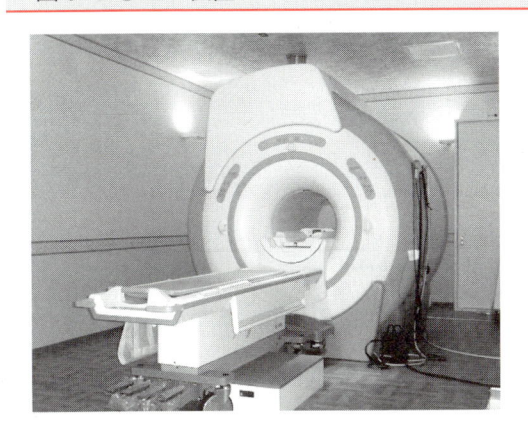

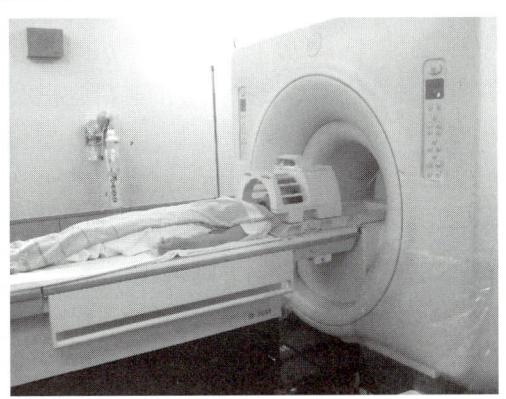

えない．X線などの電離放射線を使用しないため，放射線被曝はないが，強磁場の胎児への影響は不明であり，妊娠初期の患者は避けるべきである．表3-2にMRI所見を示す．

(1) 検査への協力を得るための援助

患者が検査の必要性を理解して検査が受けられるよう，検査の目的や方法について事前に説明しておく．

MRI装置の撮像部は円筒状の狭い空間であり，患者によっては圧迫感を覚え，恐怖感を抱くことがある．そのため，事前に閉鎖恐怖症がないかどうかをあらかじめ確認しておく必要がある．検査中は機械内部の音が大きくてうるさい（60～80ホンくらい，工事現場のような感じとの感想もある）ことも伝えておく．耳栓を希望する患者もいるが，近年，ヘッドホンを利用し音楽を流すことで，ある程度リラックスした状態で検査が受けられる施設もある．

MRI装置に金属や磁気を持っているものを近づけると，機械の故障や不鮮明な画像の原因となるほか，ペースメーカー装着者，人工内耳を入れている患者ではその機能が失われたり，脳動脈瘤クリッピング（金属製のクリップ）の手術を受けた患者はクリップが動脈瘤からはずれたりといっ

表3-2 ●MRI所見

	所 見	種 類	内 容
T1強調画像	白く見える	高信号；high intensity	脂肪，亜急性期の出血，銅や鉄の沈着物，メラニンなど
	黒く見える	低信号；low intensity	水，血液など
T2強調画像	白く見える	高信号；high intensity	水，血液，脂肪など
	黒く見える	低信号；low intensity	出血，石灰化，線維組織，メラニンなど

1 脳・神経機能の検査に伴う看護

た危険性があるため検査ができない．このほかにも，体内に金属があると検査ができないことが多いので，体内に埋め込まれた金属があるかどうか確認しておく必要がある．

(2) 検査が安全，安楽に施行されるための援助

MRI装置内には金属や磁気を持っているものを持ち込めないので，検査前にはすべてはずすよう説明する（表3-3）．

MRIは体動に弱いため，検査中はできるだけ頭を動かさないようにすることなどを伝えるとともに，検査時間が長いので，安楽な体位をとることや，検査架台にマットなどを敷いて苦痛を軽減する工夫が必要である．必要であれば，薬剤によって体動を抑制する場合もあり，不安の強い患者に鎮静薬を用いることもある．

検査室の患者の声は操作室には聞こえない．そのため，患者が苦しいときや何かを伝えたい場合には，緊急用のブザーを患者に握らせておくか，合図をあらかじめ決めておき，医療者とのコミュニケーションが可能であることを説明する．

(3) 検査後の安全確保のための援助

V-Pシャントなどを行っている患者では施行可能なことが多いが，検査後に圧設定を改めて行う必要がある．

表3-3 ● MRI検査に持ち込めないもの

体内埋め込み装置・器具	心臓ペースメーカー，人工内耳（埋め込み型），体内自動除細動器，体内神経刺激装置，骨成長刺激装置，強磁性体の脳動脈瘤クリップ，強磁性体の眼窩内，頭蓋内，脊椎管内の異物，留置直後（3か月以内）のステントや血管内フィルターなどの体内に存在しはずせない金属装具 永久的な刺青 〈安全かどうかの形式確認が必要なもの〉 非磁性体との確認がとれない体内の金属，強磁性体でない脳動脈瘤クリップ，心臓人工弁，外科用クリップ，整形外科用クリップ（人工関節，プレート，髄内針など），中耳の埋め込み装置 金属製顔料を使用した化粧品による化粧は落とす
医療器具	〈人体やMRI装置に危険が生じるもの〉 酸素ボンベ，輸液ポンプ，点滴台，血圧計などの各種生体モニター，聴診器，ハサミ，カッター，車椅子，ストレッチャー，掃除機など （ただし，非磁性体の材質のものであればMRI室内での使用が可能）
持ち物	カラーコンタクトレンズ，マスカラやアイシャドウ，アイラインなどの金属製顔料を使用した化粧品 〈MRI装置の磁場により故障ないし破損をきたすもの〉 磁気カード（キャッシュカード，テレホンカード，定期券など）や磁気記録メディア，時計，補聴器，その他の電子機器 〈MRIの画像劣化（アーチファクト）の原因となるもの〉 クリップ，ヘアピン，ペン類，鍵，金属アクセサリー（イヤリングや指輪，ネックレスなど），着衣の金属，入れ歯，エレキバン®，使い捨てカイロ，水，油

3 | 脳血流量の測定と分布の検査（核医学検査）

　核医学（nuclear medicine）検査は，ごく微量の放射性物質（ラジオアイソトープ：RI）を含む薬を用いて行う（ゆえに，RI検査やアイソトープ検査ともよばれている）．この放射性薬剤が注射などにより体内に入ると，特定の臓器（骨や腫瘍など）に集まりそこから放射線を発する．この放射線をガンマカメラ（シンチカメラ）とよばれる特別なカメラで体外から測定し，その分布を画像にする（これをシンチグラフィーという）．X線検査やCT検査などは主に臓器の形の異常をとらえるのに対して，核医学検査は臓器の働き（機能）を示す．脳の血流量や血液量（SPECT*，PET*），脳代謝（PET），腫瘍の悪性度（脳シンチグラフィー），髄液の循環動態（脳槽シンチグラフィー）をとらえる．また，PETは脳の血流状態や神経伝達物質の働きをみることができるため，アルツハイマー型認知症や脳虚血性認知症の診断が可能である．

> SPECT：単一光子放射断層撮影（single photon emission CT）は脳血流分布の測定と変化をみることができる．
>
> PET：ポジトロン断層法（positron emission tomography）は局所の脳血流量の測定と，脳の酸素やブドウ糖の消費量を測定することによって，脳の代謝機能を調べることができる．

(1) 検査への協力を得るための援助

　患者が検査の必要性を理解して心身の準備ができるように，理解力や意識状態に合わせて検査の目的や方法について事前に説明しておく．放射性物質の体内投与は，静脈内への注射だけではなく吸入によって行う方法もあること，撮影の開始も静脈内注射をしてから吸収を待って開始するものや注射をしながら開始するものなど様々であるため，患者へ説明する際に看護師は検査方法について確認し，理解しておくことが大切である．

　放射性物質を静脈内注射することに不安を感じたり緊張をすることも予測される．それに対しては，極微量の放射性同位元素であり人体にはほとんど影響がないこと，半減期が短く，PETで用いるものについては長くても約3日で消滅することを伝えるとよい．また，以前に核医学検査の薬剤を注射してアレルギー反応を起こしたことがあるか確認しておく．

　基本的に被爆量は少ないが，妊娠中および妊娠の可能性のある患者には検査を行わない場合があるので，これも確認しておく．

(2) 検査が安全，安楽に施行されるための援助

　注射後吸収を待つ時間もあり，40〜60分程度の検査時間を要するため，検査前には排尿を済ませてもらう．

　検査部位に大きな金属製のもの（ヘアピン，眼鏡，ピアス，イヤリング，ネックレス，補聴器，エレキバンなど）があるときははずしてもらう．

　検査中はできるだけ頭を動かさないよう，体動しないように伝える．意識レベルの低い患者や，認知能力の低い患者については検査中に動くことや，検査台からの転落を予防するために，抑制を行うこともある．

(3) 検査後の安全確保のための援助

検査のために微量の放射性物質を体内へ投与しているので，検査後3日間は水分摂取を促し，できるだけ早期に体外へ排泄させることが必要となる．また，授乳中の患者においては，授乳を一定時間避けてもらうことが必要となる（脳血流シンチグラフィーにおいては6時間以上）．

4 脳血管造影

脳血管造影（cerebral angiography）は，脳血管に造影剤を注入し，連続的に頭部X線撮影を行うことにより，脳血管そのものの疾患や，病的血行動態，異常血管を伴う病巣を直接的に診断する，あるいは正常脳血管の偏位を生じる病巣，病態の間接的所見を診断するために行われる．また，治療方針を決定するために頸動脈の閉塞状況を調べたり，血管内治療として行われることもある．検査方法には，直接穿刺する方法（総頸動脈や上腕動脈）と鼠径部を経皮的に穿刺（大腿動脈）してカテーテルを挿入する方法（セルディンガー法）がある．

(1) 検査への協力を得るための援助

患者が検査の必要性を理解して心身の準備ができるように，検査の目的や必要性，方法，検査に要する時間，検査後の安静の必要性，合併症について事前に説明しておく．

造影剤によるアレルギー反応の予測のため，患者または家族から喘息やアレルギーの有無について聞いておく．また，造影剤を使用するため，排泄機能を把握するために腎機能の検査データを確認しておく．さらに，検査後の出血を予測するために出血傾向の検査データの確認と，出血傾向を増長する内服薬（ワーファリン®など）の確認をしておく．

検査後，最低12時間はベッド上での安静臥床となるため，あらかじめベッド上での排尿訓練をしておく．

(2) 検査が安全，安楽に施行されるための援助

検査に用いる造影剤の副作用から起こる悪心・嘔吐を予防するために，検査前1食（最低6時間以上）は絶飲食とする．検査室へ行く前に必ず排尿を済ませ，輸液ルートを確保しておく．そして，検査前にバイタルサインを測定し，前投薬として疼痛の緩和，血管収縮の予防，鎮静の目的で硫酸アトロピンとペンタジン，塩酸ヒドロキシン（アタラックスP®）の注射を行う．また，検査直前にもバイタルサインを測定し，循環障害を確かめるために足背動脈触知のチェックをしておく（特にセルディンガー法における塞栓の有無を知るためにも重要）．

撮影時には動かないように，何かあったら口頭で伝えてもらうように説明しておく．

検査中は，声をかけ，検査の進行を伝える．また，刺入部の痛みがないかどうかを確認し，造影剤注入後は，造影剤の副作用が出現していないか観察する．副作用の軽度のものは，くしゃみ，悪心，発疹（蕁麻疹），熱感等であり，重症な場合は顔面蒼白，呼吸困難，血圧低下，チアノーゼ，さらに重篤なときは虚脱，心臓停止を起こすこともある．造影剤の副作用だけではなく，カテーテル操作時や造影剤注入時などに脳塞栓を起こすことがあるので，検査中声かけをし，患者の意識状態および麻痺症状の確認を行うことは重要である．

　検査終了後は，穿刺部位の圧迫止血を行い，止血が確認されたら，弾性包帯で圧迫固定する．

(3) 検査後の安全確保のための援助

　検査後の合併症として，出血，血管閉塞，皮下血腫，感染症があり，定期的に患者の状態を観察していかなければならない．検査後は特に意識レベルおよび神経症状の変化に注意して観察することが重要である．

　検査終了2時間後に穿刺部の出血の有無を確認したうえで弾性包帯による圧迫を解除するが，その後も，12時間は出血予防をするために穿刺部の屈曲（セルディンガー法においては穿刺側の股関節・膝関節の屈曲）を禁止し，安静臥床とする．体動により穿刺部が屈曲することもあるので，なるべく自力で動かないように説明し，患者の行動を観察する．

　検査側の血管に血栓が生じていないか，両足の足背動脈を触知し，皮膚の色や温度を確認し，循環障害がないことを確かめる．また，血栓による肺動脈血栓症から起こる呼吸困難がないかどうかも，他のバイタルサインの測定とともに観察する．感染徴候の一つである発熱の有無にも注意する．

　造影剤の副作用による悪心・嘔吐の出現がなければ，造影剤を早期に体外へ排泄させるため，検査終了後より水分補給を開始する．また，仰臥位のまま食事を摂取してもよいことを伝える．患者のなかには，ベッド上の排泄を避けるために水分摂取を控える患者もいる．そのような場合は，造影剤を早期に体外へ排泄させる必要性を再度説明し，水分摂取を促す．水分摂取をしていても長時間尿意を訴えない患者には，我慢している可能性があるので，排尿を促し，どうしても排尿できないときには，導尿を行う．

　長時間にわたって仰臥位をとっていることで腰痛が生じ安静が守られないこともあるので，体位交換用の枕などを用いて腰痛の予防や軽減を図る．

　翌日，穿刺部のドレッシング材を除去し，穿刺部に血腫が生じていないか，感染の徴候がないかを確認する．なければ，バンドエイド®などの軽い保護に変える．

5 脳波検査

脳波検査（electroencephalogram；EEG）は，頭皮上に電極をつけて，大脳皮質にある神経細胞の電気的活動を限られた時間で記録したもので，脳のその時の機能的な変化をみる検査である．適応範囲は，頭部外傷，脳血管障害や脳腫瘍，てんかん，中枢神経感染症など幅広い．特に，痙攣発作や意識障害，睡眠異常のある患者に有用な検査であり，わが国では，脳死の判定基準にも組み込まれている．しかし，これだけで障害の程度を判断することはなく，脳の器質的な変化をみる画像検査（CTやMRI）などと組み合わせて施行されることがほとんどである．

脳波検査は，通常，頭皮上に電極（皿電極）をつけ，安静閉眼時の安静時脳波と，睡眠，開閉眼，過呼吸，閃光，音などによる刺激を加えた賦活脳波を経時的に記録する．

(1) 検査への協力を得るための援助

脳波の記録は，安静に閉眼している状態で行うのが原則であるため，患者の協力が重要である．そのため，検査前には患者に十分な説明を行う必要がある．

検査手順として，頭皮にペーストを塗り細いコードのついた電極を装着すること，そしてベッド上で安静にした状態で，その波形を記録することを伝える．また，痛みは伴わないが，賦活時脳波を記録する場合には，深呼吸や光，音などの刺激を加えること，必要に応じて軽い鎮静薬や睡眠薬を使用することを説明する．

(2) 検査が安全，安楽に施行されるための援助

頭皮につけた電極から得る電気的活動を記録するため，前日には洗髪をすること，検査当日は整髪料をつけないで来院することを事前に説明しておく．また，当日，頭部の数か所に塗ったペーストは，検査後，拭き取りになる旨を伝えておく（洗髪を行うことが可能であれば，そのように伝える）．さらに，電極の装着位置から，検査時はピアスやイヤリングをはずしてもらう旨も伝えておく．当日の検査中は眠れる状態であることが望ましいので，いつもより睡眠時間を短くするなど，来院前の過剰な睡眠は避けるように伝える．

検査を行う場所は，音や光，温度などの刺激の少ない，静かな環境をつくり，検査が円滑に行われるよう援助する．

検査時間は約45〜60分程度かかるので，検査前にトイレは済ませておくように伝え，検査直前にも確認する．また，傷などを含め，検査の間ベッド上で安静を保つことに不都合がないかを確認し，患者の安楽を保てるよう援助する．

(3) 検査後の安全確保のための援助

鎮静薬や睡眠薬を使用した場合，検査の後に少しふらつくことがあるので，階段で転んだりしないように，また，検査終了後の自動車の運転は控えてもらうことを説明する．

検査終了後，洗髪が行えない場合は，頭部にペーストが付着しているので，不快感を除くために，温かいタオルなどを用いてペーストを落とす．

6 大脳誘発電位検査

大脳誘発電位検査（evoked potential；EP）は，自然に発する電気的活動を記録する脳波とは異なり，手足の神経や目や耳の神経に一定の刺激を反復して加えたことで大脳皮質にある神経細胞から発生した電気的活動を記録したものである．適応範囲には，脱髄性疾患（多発性硬化症やギラン－バレー症候群など），脳血管障害や脳腫瘍などの中枢内感覚伝導路の障害をきたすような疾患がある．また，事象関連電位は，認知症性疾患，精神障害などにおける高次の大脳機能の評価に用いられる．大脳誘発電位検査もまた，これだけで障害の程度を判断することはなく，脳の器質的な変化をみる画像検査（CTやMRI）などと組み合わせて施行される．

大脳誘発電位検査は，視覚刺激（光）や聴覚刺激（音），体性感覚刺激（皮膚刺激など）などの刺激の種類や刺激の仕方により分けることができる（表3-4）．

① 体性感覚誘発電位

体性感覚とは皮膚感覚や筋感覚，関節の感覚，痛覚などを含む感覚であり，運動の発現，遂行，制御にとって非常に重要である．体性感覚誘発電位（somatosensory evoked potentials；SEP）は，体性感覚刺激によって感覚神経に電気的あるいは機械的な刺激を与え，誘発される誘発電位で，末梢神経から脊髄，脳幹，視床，大脳皮質に至る長い知覚系の伝導路の状態の評価などに用いられる．ゆえに，種々の末梢神経疾患，脊髄を侵す種々

表3-4 ●大脳誘発電位の種類と目的，所要時間

種類	目的	時間	刺激の種類
体性感覚誘発電位（SEP）	末梢神経から脊髄，脳幹，視床，大脳皮質に至る感覚神経路の機能障害の評価	1～2時間	手足に電気刺激
視覚誘発電位（VEP）	視神経の機能，視交叉部ならびに視交叉後伝導路の機能障害の評価	15～30分	目に映像または光刺激
聴性脳幹反応（ABR）	聴神経や脳幹の機能障害の評価	1～2時間	耳に音刺激
事象関連電位（ERP）	高次大脳機能の評価	1～2時間	種類の異なった音／画像など

の疾患，脳幹や大脳を侵す種々の疾患に適応可能である．

刺激部位は，主に，上肢では手首部の正中神経，下肢では足首部の後脛骨神経である．

② 視覚誘発電位

角膜から入った光やパターンなどの視覚刺激は，眼球の奥の網膜で受け取られ，網膜から出ている視神経を伝わって大脳後頭葉に達する．よって，後頭部につけた電極から，視覚刺激によって大脳皮質視覚野に発生された視覚誘発電位（visual evoked potentials；VEP）を記録することで，視覚神経路の状態をみることができる．この検査は，視神経の機能，視神経交叉部（視交叉）ならびに視交叉後伝導路の機能を把握するときに行われる．適応範囲は，視神経病変（脱髄，中毒，圧迫，虚血など），視交叉部病変（下垂体腫瘍など），視交叉後病変（脳梗塞など），パーキンソン病，ヒステリーの鑑別などである．特に，視神経炎や多発性硬化症（multiple sclerosis；MS）などでは必須の検査となる．

一般的なものは，パターン視覚誘発電位 PVEP であり，椅子に座り，テレビの画面に映る白黒の格子縞模様が反転するのを見てもらう．一方，協力が得られにくい患者（意識障害，認知症）や視力障害が強くパターンを認識できない患者（高度の白内障など）の視機能検査には，フラッシュ視覚誘発電位 FVEP がある．これは，ベッドで仰向けになり，強い白色光のフラッシュを見てもらう検査である．

③ 聴性脳幹反応／脳幹聴覚誘発電位

聴性脳幹反応（auditory brain-stem response；ABR）とは，外部からの音刺激（クリック音）によって，蝸牛神経から脳幹，大脳皮質の聴覚野に至るまでの聴覚性伝導路のうち，脳幹部での聴覚神経系の興奮により得られる電位（脳幹聴覚誘発電位，brainstem auditory evoked potential；BAEP）を頭皮上から記録したものである．この反応は，睡眠や意識状態，薬物などの影響を受けにくいため，適応範囲は，聴神経腫瘍などの末梢性の疾患，多発性硬化症や脳腫瘍などの脳幹を侵す種々の疾患，意識障害，脳死の判定など幅広い．乳幼児の聴覚障害のスクリーニングにも使われている．

④ 事象関連電位

これまで述べてきた脳誘発電位は末梢の感覚受容器または直接神経を刺激することによって，それに対応する末梢神経系または中枢神経系に誘発される電位変化をみるものであった．これに対し，事象関連電位（event related potentials；ERP）は様々な感覚刺激を受けた大脳が，その感覚情報を認知・情報処理し，次の運動へ移行するための精神活動の過程を反映する反応である．したがって，認知機能の一部を反映する電位とされてお

り，高次大脳機能の評価に用いられる．
　たとえば，異なる2種類の感覚刺激を2：8の提示確率でランダムに反復提示し，低確率で提示される刺激にのみボタン押し反応を求めるというものがある．

(1) 検査への協力を得るための援助

　大脳誘発電位検査は，安静にしている状態で行うのが原則であるため，患者の協力が重要である．そのため，検査前には患者に十分な説明を行う必要がある．どの検査も，頭皮にペーストを塗り細いコードのついた電極を装着すること，そしてベッド上で（視覚誘発電位検査は椅子に座って行うものある）安静にした状態で，その波形を記録することを伝える．また，軽い電気刺激，光や音などの刺激を加えることも説明する．
　体性感覚誘発電位は，末梢神経を電気刺激するので，多少の違和感，不快感を伴う場合もあるが，慣れると検査中に眠れる人もあることを伝える．
　視覚誘発電位のパターン刺激では，画面が見えなければ意味がないので，眼鏡やコンタクトレンズを装着したまま検査するため，ふだん使っているものを持参してもらう．

(2) 検査が安全，安楽に施行されるための援助

　頭皮につけた電極から得る電気的活動を記録するため，前日には洗髪をしてもらうこと，検査当日は整髪料をつけないで来てもらうことを事前に説明しておく．また，当日，頭部の数か所に塗ったペーストは，検査後，拭き取りになることを伝えておく（洗髪を行うことが可能であれば，そのように伝える）．さらに，電極の装着位置や音刺激を用いる際のヘッドホンの装着から，検査時はピアスやイヤリングをはずしてもらうことも伝えておく．
　検査を行う場所は，音や光，温度などの刺激の少ない，静かな環境をつくり，刺激における反応がスムーズに反映されるように援助する．また，体に力が入っていると反応が明瞭にとれないので，リラックスすることが必要であることも伝える．
　検査時間が長いので，検査前にトイレは済ませておくように伝え，検査直前にも確認する．また，傷などを含め，検査の間ベッド上あるいは座った姿勢で安静を保つことに不都合がないかを確認し，患者の安楽を保てるよう援助する．
　視覚誘発電位のパターン刺激では，よそ見や眠気などがあると正しく検査できないので患者の協力が必要となることを伝え，眼鏡やコンタクトレンズ使用者は，眼鏡やコンタクトレンズは装着したまま片眼ずつ検査する（非検査眼は目隠しする）．また，画面中央のマークを凝視し，できるだけ

視線は動かさないよう指示し，検査中は凝視できているか確認する．検査中はできるだけリラックスできるように，安楽椅子に座らせ，頸の力を抜いてもらう．

聴覚誘発電位は，ベッドに仰向けになってもらい，ヘッドホンを装着し「カチカチ」という音を聞いてもらう（左耳，右耳は別々に刺激し測定する）だけである．したがって，聴力検査などのようなボタンを押す必要はなく，安静にしていてもらうよう伝える．眠くなったらそのまま休んでもよいことも伝えておく．

(3) 検査後の安全確保のための援助

検査終了後，洗髪が行えない場合は，頭部にペーストが付着しているので，不快感を除くために，温かいタオルなどを用いてペーストを落とす．

7 髄液検査

髄液検査は，髄膜炎や脳炎などの中枢神経系の感染疾患や多発性硬化症やギラン-バレー症候群といった脱髄疾患，脳腫瘍やクモ膜下出血などの脳血管障害など髄液に何らかの変化が疑われる場合に行われる検査である．主に，髄液内の圧力の測定と検査用の脳脊髄液（CSF）を採集する目的で行うこの検査の実施方法はいくつかあるが，以下は，最も普通に行われる腰椎穿刺（lumbar puncture）法による採液についての内容である．表 3-5 に髄液検査の鑑別を示す．

(1) 検査への協力を得るための援助

腰椎穿刺が安全かつ確実に行われるためには患者の協力が必要である．また，患者の背後で行う処置であり，穿刺という侵襲を伴う検査のため，不安や恐怖心を軽減するために事前の説明は重要である．検査の目的，手

表 3-5 ●髄液検査の鑑別

検査項目	正常値と判定	異常値と判定
髄液圧	側臥位で 70〜180mmH$_2$O	上昇：脳炎，髄膜炎，腫瘍，クモ膜下出血 低下：脱水，外傷性髄液漏
外観	水様無色透明	血性：クモ膜下出血 白濁：髄膜炎による細胞数の増加
細胞成分	白血球（単核球）5個/mm^{3}以下	細胞数の増多：急性化膿性髄膜炎
たんぱく	15〜45mg/dl	増加：感染症 IgG の増加：多発性硬化症
糖	45〜75mg/dl 血糖値の約 2/3 の値．異常を確認するためには，血糖値を確認する	血糖との比率において判断する
クロール	120〜128mEq/l	減少：髄膜炎，（たんぱく増加時に減少する）

順，特殊体位（側臥位になり臍をみるように頸部を前屈させ，膝は曲げて両手で抱えるような姿勢）の必要性，所要時間はもちろんのこと，看護師の位置およびいつでもサポートできることを伝え，理解しておいてもらう必要がある．

検査によって悪心が誘発されることもあるため検査前1時間以上は絶飲食であること，検査中・検査後1～2時間は臥床安静となるため検査前に排泄を済ませておくことも説明しておく．

(2) 検査が安全，安楽に施行されるための援助

検査前は，排尿を済ませたことを確認し，バイタルサイン，自覚症状，神経症状の観察を行う．その後，確実に穿刺できるよう，穿刺部位（通常第3，第4腰椎間）を後方に突き出すような体位をとること，危険なので動かないように説明する．このとき看護師は，説明しながら，患者の頸部と膝下部を支え，患者の姿勢保持を支援する（図3-3）．また，患者の背面とベッドの面が垂直になるように注意することも重要である．

穿刺時は，穿刺によって脊椎や馬尾神経を損傷する危険性があるため，下肢のしびれや気分不快の有無を確認する．髄液の流出確認後は，頭部の屈曲や緊張は圧の上昇を招くため，頭部と下肢の力を抜くよう声をかける．

検査全般にわたり，医師の検査の介助（穿刺部位からの感染，髄腔内の感染を防ぐために無菌的に行うことが必須）だけではなく，患者の意識レベルを含めた全身状態の観察を行い，適宜患者に声をかける．

検査終了時は，消毒したイソジン®が残っているようであれば，ハイポエタノールできれいに拭き取る．そして密閉式のガーゼつき絆創膏を貼る．

(3) 検査後の安全確保のための援助

髄液の漏出，あるいは採取による髄液圧の低下によって頭痛や悪心など

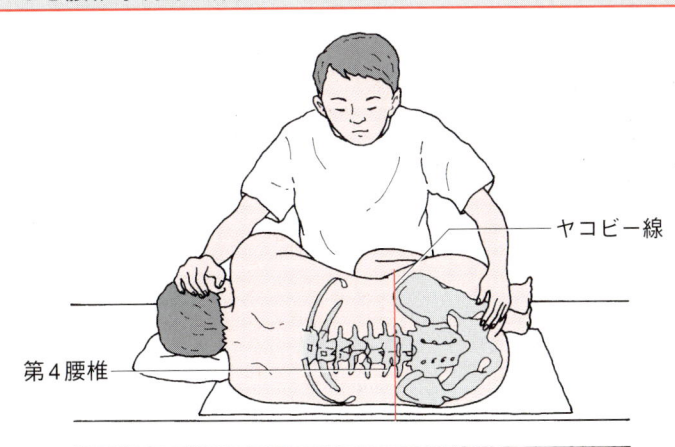

図3-3 ●腰椎穿刺時の体位

1 脳・神経機能の検査に伴う看護

の合併症を起こす危険性があるため，検査終了後約2時間は，頭部を低位に保ち，安静臥床とする．食事摂取は安静介助後に開始する．また，安静臥床中はバイタルサインの変動や顔色，自覚症状の有無のチェックを行う．

穿刺部のガーゼは24時間後に除去し，穿刺部の感染徴候（発赤，腫脹，熱感，疼痛など）の有無を確認する．異常がなければ入浴も可となる．

2 脳・神経機能障害の治療に伴う看護

脳・神経機能障害は，担い手の直接の損傷あるいは担い手に酸素や栄養を送っている血管の狭窄・閉塞によりその還流領域にある神経細胞が虚血・壊死に陥ることによって生じる．脳の神経細胞は一度死滅すると再生しないため，失われた機能が元どおり回復することは難しく，患者は機能障害を抱えて生きていくこととなる．そのため，機能障害を最小限にとどめるための治療（障害の進行防止，再発の防止）が焦点となる（図3-4）．

また，機能障害を最小限にとどめるために，早期に脳・神経機能障害の原因となっている状況を回避するための治療（原因の除去）も行われる．さらに，脳・神経機能障害を引き起こす主な原因である脳血管疾患は生活習慣病の典型でもあるため，生活習慣病への治療（再発の防止）も必要となってくる．それ以外にも，日常生活の中で機能障害の影響が最小となるよう（障害悪化の防止および症状緩和）にリハビリテーションも重要な治療の一つである．

図3-4 ●脳・神経機能障害の治療

障害の進行防止，再発防止のための治療

薬物療法
・血栓形成を予防するための薬物治療
・脳浮腫緩和のための薬物治療
・脳循環を改善するための薬物治療
・脳代謝を改善するための薬物治療
・動脈硬化を予防するための薬物治療

原因を除去するための治療

手術療法

放射線療法

薬物療法
・感染を予防・治療するための薬物治療
・悪性腫瘍細胞に対する薬物治療

リハビリテーション訓練

症状緩和のための治療

薬物療法
・てんかん発作に対する薬物治療
・パーキンソン病治療薬

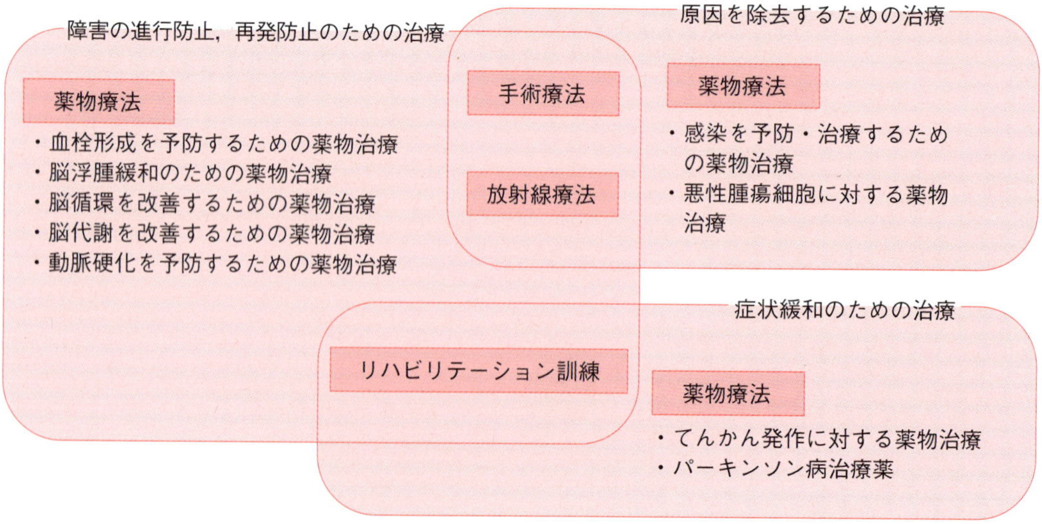

1 障害の進行防止，再発防止のための治療

機能障害を最小限にとどめるための治療（障害の進行防止，再発防止のための治療）は，薬物療法（脳浮腫緩和のための薬物治療，血栓形成を予防するための薬物治療，脳循環を改善するための薬物治療，脳代謝を改善するための薬物治療，動脈硬化を予防するための薬物治療など），放射線療法*，手術療法*などに分けられる．

放射線療法，手術療法：再発の防止という働きも担うが，主な目的は脳・神経機能障害を引き起こしている原因を制御することであるため，「2　原因を除去するための治療」で取り上げる．

1）脳浮腫緩和のための薬物治療に伴う看護

脳・神経機能の担い手である大脳や脳幹，視床下部は頭蓋骨で包まれた一定した容積をもつ閉鎖腔にある．脳の血管がつまったり，出血や外傷などの原因によって脳が損傷されると脳浮腫が生じ，脳浮腫の進行に伴い頭蓋内圧が亢進する．そして，頭蓋内圧亢進が進行することで，脳・神経機能の働きが阻害され，生命の危機をもたらしたり，日常生活活動を阻害したりする．特に，頭蓋内圧亢進から脳ヘルニアをきたすと，生命維持活動を調節する機能が著しく障害される．ゆえに，脳・神経機能障害では，脳の浮腫を予防するための治療が重要となる．

脳浮腫の治療薬として使用される浸透圧利尿薬にはD-マンニトール（マンニットール®），濃グリセリン（グリセオール®），イソソルビド（イソバイド®）などがある．これらの薬剤は，血液の浸透圧を上昇させ，脳組織から血管内へ浮腫液を引き込む．高浸透圧で作用も急速であり，急激に循環血液量が増し心臓に負担をかけるので，循環機能に障害のある患者には慎重に投与しなければならない．また，水分量の増加により低ナトリウム血症を引き起こすこともあるので注意が必要である．急性期など急速投与が必要な時期には，腎障害などの副作用も発現しやすくなるので注意が必要である．グリセオール®においては，10％ナトリウム溶液となっており，高ナトリウム血症に注意することも必要である．これらの薬剤使用時は，副作用（表3-6）の発現に注意し，正確な輸液管理と水分出納のチェック，血圧・脈拍・呼吸・血液データをチェックしながら，脳浮腫状態の改善を観察していくことが必要となる．さらに，急性頭蓋内血腫がある場合には，頭蓋内圧を下げることにより，再出血をきたすことがあるので使用時には十分に注意し，頭蓋内圧亢進症状の観察も重要となる．

脳腫瘍や脳膿瘍などによる脳浮腫の治療薬として，血液脳関門の修復・安定を行い，細胞膜透過性の亢進を安定させるために副腎皮質ステロイド薬（表3-7）が用いられることもある．ステロイドの副作用は多様であるが，脳・神経機能の障害で用いる場合には長期的に用いることはほとんどなく，比較的短期間に出現する副作用（消化性潰瘍，精神症状）に対す

表3-6 ● 浸透圧利尿薬の投与法と副作用

薬剤名	投与法	副作用
濃グリセリン（グリセオール®）	1回200〜500mLを1日2回，500mLを2〜3時間かけて静脈内注入．脳容積縮小には500mLを30分かけて，1日4〜6回	乳酸アシドーシス*1が現われることがある．高ナトリウム血症，心不全の増悪，溶血，尿潜血．長期連用で脱水，電解質異常を起こすことがある．※リバウンド現象*2が少ない．
D-マンニトール（マンニトール®）	1回1〜3g（5〜15mL）/kg，15〜20%高浸透圧液として100mL/3〜10分かけて静脈内注入	大量投与により急性腎不全が現れることがある．長期連用で脱水，電解質異常を起こすことがある．※リバウンド現象*2に注意
イソソルビド（イソバイド®）	1日量約50〜100g（イソソルビド重量換算値）を2〜3回に分けて経口投与	悪心・嘔吐，下痢．長期連用で電解質異常を起こすことがある．

*1　乳酸アシドーシス：軽い場合は症状がないこともあるが，普通は，悪心・嘔吐，疲労感が生じる．多くの二酸化炭素を放出し，アシドーシスの状態を補正しようとするため，呼吸が深くわずかに速くなる．アシドーシスの悪化に伴って，極度の脱力感と眠気を感じはじめ，意識がもうろうとして悪心が強くなり，やがて，血圧低下，ショック，昏睡，死に至る．

*2　リバウンド現象（反跳現象）：跳ね返り現象ともいい，与薬を中止したとき，病状が急に悪化したりして元に戻ってしまう現象をいう．

表3-7 ● 脳浮腫治療に用いられる主な薬物

コハク酸ヒドロコルチゾンナトリウム	ソル・コーテフ®
コハク酸メチルプレドニゾロンナトリウム	ソル・メドロール®
プレドニゾロン	プレドニン®
デキサメタゾン	デカドロン®
ベタメタゾン	リンデロン®

る注意が必要である．また，頭痛や悪心などの苦痛症状や治療上の安静，生命の危機に対する不安などによるストレスが強い患者は，消化性潰瘍の悪化によって出血をきたしたり，潰瘍の穿孔をきたすこともあり，生命の危機的状態となりやすい．潰瘍阻止薬（H_2受容体拮抗薬［H_2ブロッカー］）の投与とともに，これらの徴候に注意し，患者のストレスを軽減することも重要な看護の一つである．さらに，副腎皮質ステロイド薬は高血圧や糖尿病，脂質異常症（高脂血症）を引き起こすこともあるので，もともとそれらの症状がある患者には注意すべきである．副腎皮質ステロイド薬の副作用には，感染に対する抵抗力の低下もあり，手術によって頭部に創がある場合やドレナージをしている患者の感染の予防も重要である．

2）血栓形成を予防するための薬物治療に伴う看護

脳血栓*や脳塞栓*は，脳に酸素や栄養を送る血管の内腔の狭窄・閉塞を引き起こし，脳実質への血流の供給を不十分にし，その領域の脳細胞を壊死させる．そのため，脳神経機能障害を引き起こす誘因として予防が重要となる．これらに対して，発症した症状を改善させるために使用する抗血栓薬や，症状の悪化や再発を防ぐために使用される抗血小板薬，抗凝固

脳血栓：動脈硬化などによって，脳の血管そのものに異常が起こり，血管が徐々に細く狭くなり，閉塞に至るもの（誘因ともなる動脈硬化に関しては，本項-4「動脈硬化を予防するための薬物治療に伴う看護」を参照）．

脳塞栓：脳以外の部位（たとえば心臓など）から血栓や血管壁などが栓子となって流れてきて血管を閉塞させるもの（原則，閉塞部位の血管そのものの異常はない）．

表3-8 ●血栓の溶解や血栓の発育の防止目的に用いられる主な薬物

目　的	主　な　薬　剤
血栓の溶解	抗血栓薬；組織プラスミノーゲンアクチベーター t-PA
血栓の発育の防止	抗血小板薬；アスピリン，塩酸チクロピジン（パナルジン®），オザグレルナトリウム（キサンボン®，カタクロット®）
	抗凝固薬；ワルファリンカリウム（ワーファリン®），ヘパリン，アルガトロバン（スロンノン®，ノバスタン®） ※急性期にはヘパリンや，より出血の副作用が少ない低分子ヘパリン，慢性期にはワルファリンが用いられる．

薬などによる治療が行われる．これらの主な薬剤を表3-8にあげる．

　これらの治療薬は，脳梗塞の血管だけでなく全身に作用するため，ほかに出血しやすい場所があると，そこから出血する危険がある．また，治療が遅れて，脳や血管が傷んでしまった後に血液が流れ出すと，効果がないだけではなく，出血してしまい（脳内出血となって）逆に悪くなってしまう危険がある．ゆえに，看護師は，出血傾向のある患者には，与薬に際して，出血に注意し，患者の凝固機能の把握とともに，全身の出血状態の観察を行い，以上の早期発見に努めることが大切である．また，日常生活を送りながら内服を継続していく患者には，薬剤の作用を阻害するビタミンK剤や納豆（納豆キナーゼ），ホウレン草やブロッコリーなどの緑黄色野菜，海藻類の大量摂取，葉緑素を大量に含むクロレラ，青汁（原料のケール）を避けるように指導する必要もある．抹茶や煎茶にもビタミンKが含まれているが，お茶として飲む場合にはビタミンKの含量はわずかであるため問題はない．しかし，健康のためにそのまま料理に入れて食べることは避けてもらうほうがよい．日常生活活動においては，けがをする危険性のある運動や仕事は避けるとともに，歯科を含むほかの科の受診の際には，医師に抗血栓薬を服用中であることを告げるよう指導する．

3）脳循環，脳代謝を改善するための薬物治療に伴う看護

　脳循環改善薬は，脳の細動脈を拡張させ，血液循環の障害を改善し，脳血流を増加させる目的で，脳代謝改善薬は，脳のエネルギー代謝を高め，酸素消費量を増加させる目的で使用される（表3-9）．これらの薬は，すぐに効果が出るものではなく，長期的に内服を続ける必要がある．患者にはそのことを伝え，自分の判断で薬の増減をしたり，中止したりしないように説明し，理解してもらうことが必要である．また，内服継続の判断にも必要な内服中の患者の副作用の出現状況の把握も大切である．

表3-9 ●脳循環・脳代謝改善薬

薬剤	作用	副作用
ニセルゴリン（ケタス®）	脳の血液の循環をよくして，脳の機能を改善する．脳梗塞の後遺症，脳の動脈硬化による頭痛，意欲低下などの症状に用いる．	むかつき・下痢などの胃腸症状，動悸，立ちくらみ，発疹，血小板減少や肝機能障害など
イブジラスト（サアミオン®）	脳の血流量を増すなどして，脳細胞の代謝を改善し，脳の働きが低下している状態を改善する．また脳の末梢血管内で，血液が凝固するのを防いで，血液の流れを確保する作用もある．脳梗塞後遺症に伴う慢性脳循環障害による意欲低下の改善に用いる．	食欲不振，下痢，便秘などの胃腸症状や，めまい，立ちくらみなど
酒石酸イフェンプロジル（セロクラール®）	脳の血液の循環をよくして，脳細胞の代謝を改善し，脳の働きが低下している状態を改善する．また脳の末梢血管内で，血液が凝固するのを防いで，血液の流れを確保する．脳出血や脳梗塞の後遺症としてのめまい，頭痛，抑うつ，不安，いらだちなどの症状の改善に用いる．	口やのどの渇き，悪心，発疹などの過敏症状 頭痛，ねむ気，動悸，のぼせなど

図3-5 ●動脈硬化の進行によるリスク

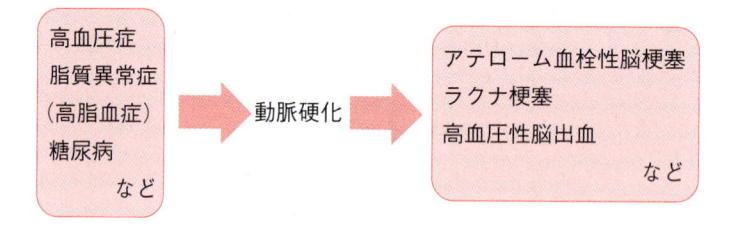

高血圧症
脂質異常症
（高脂血症）
糖尿病
など
→ 動脈硬化 →
アテローム血栓性脳梗塞
ラクナ梗塞
高血圧性脳出血
など

4）動脈硬化を予防するための薬物治療に伴う看護

動脈硬化が進むと出血や梗塞のリスクが増すため，動脈硬化を促進する高血圧症，脂質異常症*（高脂血症），糖尿病に対する薬物治療が重要となる（図3-5）．

(1) 高血圧症に対する降圧薬服用時の看護

降圧薬には作用機序の異なる多くの薬剤がある．主な降圧薬の作用・副作用および看護のポイントについて表3-10に示す．降圧薬は生涯にわたり飲み続ける必要がある薬剤でもあるため，それぞれの薬剤の副作用を理解し，血圧の変化とともに副作用の有無・程度について把握していくことが必要である．また，副作用の出現や自覚症状が乏しく血圧の値が低下したことで治ったと自己判断して内服を中止する場合もある．このような場合には，継続の必要性を説明し，内服状況や受診状況の確認をしていくことが大切である．

(2) 脂質異常症（高脂血症）に対する治療薬服用時の看護

脂質異常症（高脂血症）は3～6か月間生活習慣の改善（主なものは食

脂質異常症：日本動脈硬化学会による動脈硬化性疾患予防ガイドライン2007年版から，「高脂血症」という記載では脂質異常である低HDLコレステロール血症を含む表現として適切ではないため「脂質異常症」に記載が変更となったのに合わせ，本章での記載を「脂質異常症（高脂血症）」とした．

表3-10 ● 主な降圧薬の作用と副作用，看護のポイント

分類		作用	主な副作用	看護のポイント
交感神経抑制薬	中枢性交感神経抑制薬	血管運動中枢のα₂-受容体を刺激し，交感神経活動を抑制する	突然の中止による離脱症状（血圧上昇，頻脈，精神不穏）眠気，めまい，倦怠感，脱力感	・離脱症状に注意しながら服薬量を減量する．また，患者が勝手に服薬を止めないように説明しておく． ・中枢神経系の抑制による鎮静作用に注意する．（反射が弱いことを念頭に置き，動作や環境など危険を回避できるように支援する）
	末梢性交感神経抑制薬	交感神経末梢に貯蔵されているノルエピネフリンを枯渇させる	抑うつ症状，パーキンソン症候群 徐脈，起立性低血圧，めまい，倦怠感，鼻閉，性機能低下	・精神症状に留意する． ・動作時はゆっくり動くように，めまいや浮遊感のある時は動作を止めるよう説明する．
	α遮断薬	アドレナリンのα-受容体に拮抗してアドレナリン作動性神経の影響を遮断し，血管を拡張する	〈血管拡張による〉起立性低血圧，頭痛，眩暈	・動作時はゆっくり動くように，めまいや浮遊感のあるときは動作を止めるよう説明する．（特に，起立時は注意） ・臥位，座位，立位での血圧の値を把握する．
	β遮断薬	主にβ₁-受容体を遮断して心臓の機能を抑制する（心拍数，心拍出量を低下）	〈心機能低下による〉心臓抑制機能（心不全や徐脈），四肢の冷感や易疲労感，（交感神経の働きの抑制による）気管支喘息	・心機能低下の症状に注意する． ・自己検脈を指導し，徐脈傾向がみられたら直ちに受診するように指導する． ・喘息発作が生じた場合は，医療者に伝えるように指導する．
血管拡張薬	血管拡張薬	直接血管平滑筋に作用して血管を拡張させる	狭心症の誘発，頭痛，動悸，頻脈，浮腫	・投与開始時に血管拡張による症状が出やすいので，自覚症状に注意する． ・動作時はゆっくり動くように，めまいや浮遊感のあるときは動作を止めるよう説明する． ・カルシウム拮抗薬では，グレープフルーツ，ザボン，夏みかんなどに含まれるナリジンという成分は，肝臓での薬物代謝酵素CYP3A4の作用を阻害するので，これらのもので内服しないように説明する．また，グレープフルーツジュースなどを飲用する場合は内服と3時間以上はあけるように伝える．
	カルシウム拮抗薬	血管を収縮させるカルシウムの筋肉への流入を抑制し，血管を拡張させる	顔面紅潮，頭痛，動悸，めまい，下腿浮腫悪心・嘔吐，便秘，歯肉肥厚	
レニン・アンギオテンシン系抑制薬	アンギオテンシン変換酵素（ACE）阻害薬	アンギオテンシン転換酵素（ACE＝キニナーゼⅡ）を阻害することで血圧上昇に関与するアンギオテンシンⅡの生成を抑制	空咳（痰は絡まない），腎機能悪化，血管浮腫，亜鉛欠乏による味覚障害	・腎機能低下のある患者は体内に蓄積されやすく，副作用が生じやすいため，腎機能に注意する． ・妊婦には使用不可． ・血管浮腫が舌や喉頭部に生じると気道閉塞を起こし危険であるため，呼吸状態に気をつける． ・投与開始時，増量時にめまいや立ちくらみ，起立性低血圧が生じることがあるので注意する．
	ARB（アンギオテンシンⅡ受容体拮抗薬）	アンギオテンシンⅡが受容体と結合するのを阻害して血管の収縮を抑え，血圧上昇を防ぐ	腎機能悪化，血管浮腫，めまい，頭痛	
利尿薬	ループ利尿薬	ヘンレのループ（係蹄）上行脚において，Na，Clの受動的再吸収を抑制	急性の脱水，低カリウム血症，低ナトリウム血症，高血糖，高尿酸血症，難聴	・脱水や電解質バランス，腎機能に注意する． ・薬剤の作用により利尿が生じるので，夜間の睡眠を妨げないために，投薬方法を検討する． ・多くの薬剤は低カリウム血症をきたしやすいので，カリウムが低い場合には，カリウムを含む食品の摂取を促したり，必要時カリウム製剤を使用する．
	サイアザイド系利尿薬（K排泄型）	遠位尿細管において，Na，Clの再吸収を抑制	低カリウム血症→インスリン分泌障害→高血糖，高カルシウム血症，光線過敏症，高尿酸血症（尿酸の再吸収が促進されるため）	
	K保持性利尿薬（抗アルドステロン薬）	遠位尿細管，集合管でのNa再吸収を抑制し，Kの排泄を抑制	高カリウム血症，女性化乳房	

事療法，運動療法）を行っても改善しない場合に薬物療法が行われる．家族性高コレステロール血症の場合には薬物療法からはじめる．また，脂質異常症（高脂血症）も生活習慣病であるため，薬剤だけで治療できるという考えを持たず，基本的な生活習慣を見直す必要性を説明し，生活習慣の改善が必要であること，その継続が大切であることを理解してもらうことも看護のポイントである．脂質異常症（高脂血症）の主な治療薬を表3-11に示す．

(3) **糖尿病に対する経口血糖降下薬服用時の看護，インスリン療法時の看護**（詳細は「内部環境調節機能障害」参照）

糖尿病に対する治療薬も多種多様である．薬剤によって作用が異なるので，服用する薬物の作用と副作用を理解し，看護していくことが必要である．特に，血糖の変化や低血糖の現れやすい時期の理解と対処が重要となる．患者にも理解してもらい，セルフケアできるように指導することが必要である．また，食事療法，運動療法を基盤にして服用するなど生活習慣を改善するための援助も必要となる．

表3-11●脂質異常症（高脂血症）の主な治療薬

分類	薬剤	作用	副作用
HMG-CoA還元酵素阻害薬（スタチン系薬剤）	プラバスタチンナトリウム（メバロチン®），シンバスタチン（リポバス®），フルバスタチンナトリウム（ローコール®），アトルバスタチン（リピトール®）	肝臓におけるLDL-コレステロールの合成抑制	四肢の脱力感・しびれ，筋肉痛，赤色尿など ※グレープフルーツジュース飲用で血中濃度が上昇し，横紋筋融解症や肝障害などの副作用の出現頻度が高まる
陰イオン交換樹脂	コレスチラミン（クエストラン®），コレスチミド（コレバイン®）	腸の中でコレステロールと胆汁酸の吸収を抑制する	便秘傾向 ※粉や錠剤の量が多く飲みにくい
プロブコール	プロブコール（ロレルコ®，シンレスタール®）	コレステロールが酸化し，血管に付着するのを防ぐ	下痢などの胃腸障害や発疹，皮膚瘙痒感など
フィブラート系薬剤	クロフィブラート（ビノグラック®），クリノフィブラート（リポクリン®），ベザフィブラート（ベザトールSR®，ベザリップ®）	中性脂肪の合成を抑制	四肢の脱力感・しびれ，筋肉痛，赤色尿，時に腹痛，発疹，肝障害など ※フィブラート系薬剤と一緒に飲むと，薬の効果が強くなるもの（特に，血糖降下薬やワルファリンなど）
ニコチン酸製剤	ニセリトール（ペリシット®），ニコモール（コレキサミン®）	脂肪酸が集まって中性脂肪になるのを防ぐ	顔のほてり感（フラッシング），皮膚瘙痒感，口渇など ※糖尿病の人ではニコチン酸製剤を飲むと，血糖値が上がることが多い

2 原因を除去するための治療

　原因を除去するための主な治療に，薬物療法（感染を予防・治療する薬物治療，悪性腫瘍細胞に対する薬物治療），放射線療法，手術療法がある．

1）感染を予防・治療するための薬物治療に伴う看護；抗生物質

　ウイルスや細菌感染によって脳・神経機能障害を受けたり，脳・神経機能障害の治療として手術やドレナージを受けている患者が感染すると，髄膜炎，脳炎などを起こし，さらなる脳・神経機能障害を引き起こすことになる．このような脳・神経機能障害を引き起こす誘因となっている細菌による感染を予防・治療するために抗生物質による薬物治療が行われる．予防的に用いられる場合には，広範囲に効くセフェム系（第1世代，第2世代）やペニシリン系が使用される．

　抗生物質投与中は，薬剤による副作用に留意し，血中の濃度を一定に保つために，定められた量を定められた時間に投与できるようにする．内服中の患者においては，薬剤による副作用，内服の仕方とその必要性を理解してもらい，症状がなくなったからといって，自己判断で服薬を中止したりしないよう患者・家族に指導を行う．特に，抗生物質のなかにはアレルギー性のショックを起こすものがあるので，事前に服薬歴やアレルギーの有無について確認することが重要である．また，アレルギー反応やアナフィラキシーショックによる症状を早期に発見し（副作用として出現する症状の観察），対処することも重要である．副作用が出現した場合には，服用を見合わせて，直ちに受診するように伝えることも大切である．

　〈アナフィラキシーショックの症状〉
- 皮膚症状：かゆみ，むくみ，蕁麻疹，冷汗，蒼白，顔のほてり
- 呼吸器症状：胸が苦しい，胸が痛い，ぜーぜーいう，呼吸が困難，咳・血痰が出る
- 心血管系症状：脈拍が弱い，脈が速い，気分が悪い
- 神経系症状：不安，意識障害（昏迷，傾眠，昏睡）
- その他：結膜充血，涙が出る，悪心・嘔吐，腹痛，失禁，など

2）悪性腫瘍細胞に対する薬物治療に伴う看護；抗癌薬

　抗癌薬は，活発に細胞分裂を続ける悪性腫瘍細胞を殺すために用いられる．しかしながら，経口投与や静脈内投与などによって与薬された薬は，癌細胞のみに効くのではなく，癌細胞以外の全身の正常な細胞にも分裂阻害薬として働く．使用する薬剤によって，生じる副作用は異なるが，細胞周期の短い細胞ほど強い影響を受けることから，骨髄抑制（骨髄細胞への

影響)，口内炎や消化器症状（消化管粘膜細胞への影響），脱毛（毛母細胞への影響）といった副作用が生じやすい．

　看護師は使用薬剤とその副作用を十分理解し，患者の心身の苦痛を取り除くこと，増強させないための看護を提供することが重要である．たとえば，「易出血患者」には，血液データによる出血傾向の把握や身体損傷を生じるような危険な環境の回避，「脱毛のある患者」には帽子やカツラ，バンダナ着用，短髪にするなどのアドバイスや患者との話し合い，「口内炎のひどい患者」には，麻酔作用のある塗布薬や含嗽薬の提供，口腔ケアの仕方，"食べられるものを食べられるときに"という姿勢などである．

3）放射線療法

　放射線療法は，脳・神経機能障害を引き起こしている原因（脳腫瘍や脳血管障害など）に対する治療として，再発を予防するための治療として用いられている．主に，術後の補助療法の一つとして残存腫瘍への照射が行われているが，ガンマナイフのように手術が困難な脳の深部にある血管奇形や腫瘍，外科的手術に耐えられない患者や高齢者への低侵襲的治療として用いられてもいる．

　放射線療法は「癌」の治療をイメージさせたり，大きな手術の後に行う治療ということで，患者・家族の受ける精神的ダメージは大きいと考えられる．また，術後の身体の回復を待って治療は開始されるが，長期間に及ぶ治療，治療に伴う身体的苦痛などによる患者の心身の負担は大きく，患者・家族の精神的ダメージはますます大きくなる．そのため，安心して前向きに治療に取り組めるよう，治療に際しては，患者の思いや考えを受け止め，治療の内容・必要性・スケジュール，治療に伴う副作用など，患者・家族が正しい知識と理解をもてるように伝えていくことが不可欠となる．また，放射線療法に伴う副作用を観察し早期に対処していくこと（表3-12）も重要である．治療中は，照射部位にマーキングなどが行われることがあり，ボディイメージについても注意が必要である．

4）手術療法に伴う術前看護

　脳・神経機能障害における手術療法は，開頭術，穿頭術，ドレナージ，短絡術（シャント術），脳血管内治療に大別される（表3-13）．

　患者や家族は，脳神経系の手術を受けることで，「意識が戻るのか」，「頭がおかしくなるのではないか」，「麻痺にならないか」といった生命の危機，後遺症，社会復帰に対する不安や恐怖に陥ることが多い．術前は，手術方法や術後に予測されることについて十分な説明を行うとともに，理解の程度を把握し，かつ，患者や家族の不安や疑問を理解し，それらを軽減・解

表3-12●脳・神経系における放射線療法の副作用と看護

副作用	主な看護
急性期の障害：放射線治療中（照射された部位に関して治療中に起こる主に強い炎症反応による）〜治療終了後数か月の間に起こるものをいう．	

【局所的副作用】
・頭蓋内圧亢進症状：1回線量4〜10Gで生じやすい．
 	
・皮膚障害：局所の熱感や瘙痒感，紅斑，色素沈着，乾燥，発赤，水疱形成，びらん，潰瘍形成など
※皮膚の基底細胞は，細胞分裂や再生能力が旺盛なため放射線の影響を受けやすい．
・皮膚障害：脱毛
※毛胞は細胞分裂，再生能力が旺盛なため放射線の影響を受けやすい．2週目頃から発症し，治療終了後半年くらいで再び生える．
	・バイタルサイン（呼吸，血圧，脈拍），意識状態，瞳孔所見，頭蓋内圧亢進症状の観察．
	・医師への症状の報告と頭蓋内圧を亢進させない／降下させるための治療の補助．
	・照射部位の皮膚の変化の状態の観察（照射部位によっては耳介にびらんを生じる）．
	・照射部位への刺激を避ける．
	  石鹸は使用しない．
	  こすらない．
	  温湯で洗い流す程度にする．
	  掻かない．
	  直射日光を避ける．
	  クリームやローションを塗らない．
	  テープ類を貼付しない，など

【全身的副作用】
・放射線宿酔：照射開始早期に生じ，10日前後で消失することが多い．個人差が大きい．
※放射線宿酔は，高線量の被曝を受けたときや放射線治療の際の副作用として現れることのある，悪心・嘔吐，食欲不振，全身倦怠感，めまい，頭痛などの一連の全身症状のことである．
※髄液内に広範囲に播種する腫瘍などへの全脊髄照射による副作用がある．
 	
・骨髄抑制：特に白血球減少，血小板減少
※血球の幹細胞は，細胞分裂や再生能力が旺盛で，未分化な細胞であるため放射線の影響を受けやすい．
	・症状の観察
	・食事摂取量と水分摂取量の観察
	・栄養状態と全身状態の把握
	  悪心に対して制吐薬を使用する．
	  食べられるときに，少しでも，好きなものを摂取してもらう．
	  照射後は休息をとれるようにする．
	  精神的影響もあるので，患者とコミュニケーションをとり，不安などを取り除く，など
	・血液データの把握
	・清潔を保持する，損傷を防ぐ，など

亜急性期の障害：治療開始当日から数か月（2〜3か月頃）くらいに生じる．	
・軽度の意識障害 ・まれに，3か月以降から造影剤の増強効果を示すことがある． ・しびれや麻痺，感覚鈍麻	・意識レベルの観察 ・感覚機能・運動機能レベルの把握 ・造影剤使用時の看護
晩期の障害：治療後に起こる組織障害や萎縮性変化がある．	
・脳組織の壊死：照射終了後6か月〜数年後に，照射範囲内で腫瘍浸潤部位とは離れた遠隔部に生じる不可逆的な正常脳組織の壊死 ・皮膚の潰瘍，萎縮 ・脳萎縮	・脳神経機能の把握：特に運動を調節する機能，精神機能状態，意識レベル ・運動機能の把握 ・感覚機能の把握 ・皮膚の状態

表3-13●脳・神経機能障害の手術療法

開頭術	クリッピング術，ラッピング術，腫瘍摘出術，血腫除去術，など
穿頭術 ドレナージ 短絡術	脳出血吸引術，脳深部刺激療法，開頭できない脳腫瘍の生検や脳内血腫の除去，など 脳室腹腔（V-P）シャント術，脳室心房（V-A）シャント術，腰椎（腰椎部脊髄腔）腹腔（L-P）シャント術
脳血管内治療	塞栓術，血行再建術，血管形成術，など

消するための援助が必要となる．

　手術療法を受ける患者の術前の看護として，術前に起こりうる合併症を予防し，心身ともに最善の状態で手術が受けられるように準備すること，術後に予想される合併症の予防方法（深呼吸や排痰の練習，および床上排泄の練習，体位変換の練習など）を学んでおくことがあげられる．また，家族の関係性，キーパーソンなどの把握，患者・家族の強みなども術後の患者や家族への看護を提供していく際の重要な鍵となる．

(1) 患者の安全・安楽のための援助

① 患者や家族への術前の説明と同意

　医師による手術の必要性や回復の可能性，術後合併症などについての説明の後，患者や家族の理解度を把握し，患者の病識や家族の心理状態にあわせて補足説明を行ったり，タイミングをみて再度の説明を医師に依頼したりする．

　そのためには，患者や家族の心理状態を予測し，訴えや表情，言動などを注意深く観察することも重要である．

② 患者の身体的状態の把握

　脳・神経系の手術を受ける患者は，多かれ少なかれ脳・神経機能に障害を受けている（第1章，2章参照）．最善の状態で手術が受けられるように，それらの障害の程度を把握し，医師と連携しながら，悪化を防ぐことも看護師の大切な役割である．

〈患者に起こりうる身体的状態〉

- 意識状態…意識レベル（JCS，GCS）

    頭蓋内の障害の有無・程度によって意識レベルの低下をきたすことがある．

- バイタルサイン…血圧（値，左右差など），脈拍（大小，リズムなど），呼吸（リズム，深さ，音など），体温

    血圧：出血の際には急激な上昇がみられ，ショックの際には急激な下降がみられる．頭蓋内圧亢進時は，収縮期の血圧の上昇，脈圧の拡大が生じる．

    脈拍：頭蓋内圧亢進時は，血圧が上昇したことに対して代償性反射が起き，副交感神経（迷走神経）が亢進し徐脈が起こる．

    呼吸：髄液の循環不全や脳浮腫などにより呼吸中枢が直接圧迫され，低酸素状態をきたすことによって，チェーン-ストークス呼吸が生じる．

    体温：感染以外で，視床下部にある体温調節中枢の障害，脳幹部の障害の有無を知る手がかりとなる．

- 神経症状…眼症状（瞳孔の大きさ・左右差，対光反射の有無，眼球偏

位，眼球運動，うっ血乳頭，視力障害など），異常姿勢（除皮質硬直有無，除脳硬直有無，運動麻痺の有無・程度など）

眼症状：頭蓋内病変の変化が反映される重要な徴候であり，脳への影響や，眼球運動にかかわる神経（動眼神経，滑車神経，外側直筋）への影響を知る手がかりとなる．瞳孔不同はテント切痕ヘルニアが起きる前の警告症状として重要である．

異常姿勢：除脳硬直は，脳幹部（中脳・橋上部・延髄）への強い障害があることを意味する．両上肢は肘で伸展，前腕回内，手関節軽度屈曲，両下肢は各関節で伸展，足関節は底屈を示す．

　除皮質硬直は，大脳皮質や白質が広汎に障害されたときに生じ，錐体路（脳と脊髄の間の経路）の損傷を意味する（両側性にみられるときは視床が中心のもの，または基底核に障害が及んでいるものである）．上肢は肘，手首で屈曲，下肢は膝，足首で過伸展し内転位の肢位を保持する．

・その他の症状…頭痛，悪心・嘔吐，麻痺・痙攣，不穏・興奮など．

(2) 術後に予想される合併症の予防

患者の状態として可能であれば，術後に予想される合併症の予防方法とその必要性を患者に伝え，共に練習することも必要である．

術後に予想される合併症には，無気肺，肺炎などの呼吸器合併症や尿路感染症，褥瘡などがあり，それらの予防方法として，深呼吸や排痰の練習，および床上排泄の練習，体位変換の練習などが含まれる．

また，術前に頭痛，悪心・嘔吐などの苦痛症状があり食事が摂れず，栄養状態が不良であることも多い．それによって生じる栄養状態の不良や電解質バランスの崩れは，術後合併症の誘因となったり，創傷治癒を遅らせたりと，回復を遅らせることにつながる．

経口摂取量が十分に望めない場合には，高たんぱく質・高エネルギー食や経管栄養・中心静脈栄養による栄養補給，また電解質調整のための輸液を投与することも必要になる．

5）手術療法に伴う術後看護

患者や家族は手術が終わっても，「どこまでよくなるのか」，「よくなるのか」，「いつまで（手術後の）この状態が続くのか」，「どれぐらいでよくなるのか」，不安や緊張の日々がいつまで続くのかといった，後遺症や社会復帰に対する不安，また，術後の経過に対する不安も大きい．これらの患者や家族の感情を理解し，不安を軽減・解消するための援助が必要となる．

術後の患者の看護として，心身ともに術後の患者の安全と安楽を最優先

とし，残存機能を低下させないようにかかわることが大切である．また，患者の状態が安定したら，残存機能の維持・拡大をはかり，一日も早く社会復帰できるよう看護を提供することが重要である．

(1) 術後の安全と安楽のための援助

① 患者・家族への説明と同意

手術の状況，今後の経過や治療内容の説明だけではなく，看護を提供する際には適宜説明し，患者・家族の理解を得てから行うことが必要である．意識障害や不穏がある場合には，患者の安全を優先し，抑制が必要な場合には，患者にも家族にもその必要性を説明し，許可を得て行う．また，そのような抑制は必要最低限とし，家族がいるときなどははずすなどの配慮も大切である．

② 異常の早期発見と合併症の予防

術後の頭蓋内圧亢進*や脳血管攣縮*はやがて意識障害を伴い，悪化によって生命の危機的状態をもたらす危険な合併症である．意識状態やバイタルサイン，神経症状など（前記 4) -(1)-②「患者の身体的状態の把握」参照）の把握とともに，頭蓋内圧を測定することが必要である．発語できない患者に対しては表情を観察し，判断していくことも重要である．また，術後は再出血を予防するために血圧の上昇を抑える必要があるが，髄液の循環を障害させずに脳血流量を維持するために，血圧を下げすぎないこと（収縮期血圧を120mmHg 以上に），頭部を30°に挙上すること，輸液を確実に投与することも重要な看護となる．さらに，術後はドレーンが留置されることもあり，創部やドレーンからの感染を防ぐために，創部の清潔保持，観察（創部や浸出液の状態）とドレーン管理が必要となる．同時に，感染徴候を示す発熱や血液検査の炎症所見も把握する．

術後，ドレナージや点滴によるチューブなどのために体動に制限が加わる．そのうえ，意識障害や神経麻痺，さらに栄養障害のある患者では，仙骨部，踵，肘関節部，肩甲骨部，後頭部などに褥瘡が発生する危険が大きい．そのため，定時的に体位変換を行い，必要に応じてエアマットなどを使用して予防に努める．外減圧術として骨片除去が行われる場合があるが，その際には骨片除去の部位を明確にし，体位変換時，下にならないようにする．また，患者自身が動けないことによる深部静脈血栓症およびそれによる肺梗塞の予防にも努めなければならない．

(2) 社会復帰へ意欲的に取り組めるための援助

① 残存機能を維持し，日常生活活動の維持・拡大

残存機能を低下させないために，術直後から良肢位を保持し，できるだけ早期から関節可動域（ROM）訓練を開始していくことが必要である．それによって，残存機能の増強と健側の増強を図るとともに意欲を引き出

頭蓋内圧亢進：術後最も警戒しなければならないもので，亢進の症状は，意識の障害として現れる．まず傾眠傾向がみられるようになり，亢進するにつれ意識障害に加えて，呼吸や脈拍の異常，昏睡，血圧上昇，徐脈，呼吸不整が現れ危険な状態となる．

脳血管攣縮：体温上昇，血圧上昇，頭痛，不穏などの症状が現れているのを見逃すと見当識障害，意識障害を起こし，重篤となる．脳血管攣縮を防ぐには，脱水，貧血，低アルブミン血症の予防が重要である．

し，機能回復へ向けて，援助していくことが大切である．また，術後は日常生活を送っていくうえで ADL に対する援助が必要となる．患者の麻痺の有無・程度，治療上の制限を考慮したうえで，患者の活動レベルに必要な援助内容を判断し，やり過ぎない看護が必要となる．

直接的な患者への看護以外にも，住環境の改善など患者の活動レベルに見合った環境の提供に対する看護も重要である．

② 社会復帰意欲の増進

手術による影響は徐々に回復していく．その過程には，看護師をはじめとする医療スタッフや家族など様々な援助を受けていくことになる．必要以上の援助は患者の意欲を阻害する．できる範囲で患者に活動してもらうとともに，患者が少しでもできる活動を増やせるように，リハビリテーションなどを日常生活にも取り入れていくことが看護の重要な視点となる．また，患者自身が今後の生活などについてどのように考えているのかを理解し，共にそこに向かっていくことも大切である．なかには，無理な希望を抱いている場合もある．その際には，患者と共に実現可能な目標を立て，それに向かって少しずつ進んでいくように援助が必要となる．

患者のなかには障害を有したまま社会生活を送っていかなくてはならない場合もあり，すぐには社会復帰できない場合もある．そのため，患者自身のことや病気のことの心配以外に，患者・家族は医療費や療養中の生活費など経済的にも心配なことは多い．それらに対して，ソーシャルワーカーなどと協働して公的社会資源に関する情報を提供したり，必要な手続きをサポートしたりすることも必要である．

3 症状緩和のための治療

症状を緩和するための主な治療として，薬物療法（てんかん発作に対する薬物治療，パーキンソン病による症状に対する薬物治療），リハビリテーション訓練があげられる．また，てんかん発作に対する薬物治療やリハビリテーション訓練は，脳・神経機能障害の悪化の防止にもなる治療である．

1）てんかん発作に対する薬物治療；抗てんかん薬

てんかん発作時，脳における酸素消費量は増大し，相対的脳血流量が低下し，脳に不可逆的損傷が生じる危険性が高くなる．抗てんかん薬はそのようなてんかん発作を抑制するために用いられる．また，頻回に発作を繰り返すと重積状態に陥り，脳浮腫を悪化させるため，症状緩和だけではなく，発作による障害の進行を予防するための治療としても使用される．てんかん発作の治療に用いられる主な薬物を表3-14に示す．

気をつけなければならない抗てんかん薬の副作用には呼吸抑制があり，

表3-14●てんかん発作の治療に用いられる主な薬物

発作の抑制	ジアゼパム（セルシン®），フェニトイン（アレビアチン®），チアミラールナトリウム（イソゾール®）
発作の再発予防	フェニトイン（アレビアチン®，ヒダントール®），フェノバルビタール（フェノバール®），バルプロ酸ナトリウム（デパケン®，バレリン®）

注意を要する．呼吸抑制時には気道確保と，必要に応じて酸素の投与を行う．また，眠気，ふらつき，眩暈，皮膚のかゆみ，発疹，消化器症状（悪心・嘔吐，下痢など）といった一般的な副作用もある．

抗てんかん薬は，長期的に内服を続ける必要がある．薬物によって症状が抑制されていることを患者や家族に伝え，症状がないからといって，自分の判断で薬の増減をしたり，中止したりしないように説明し，理解してもらうことが必要である．また，それぞれの薬剤には有効血中濃度があり，それ以下では発作を十分に抑制できず，それ以上では副作用が出現しやすい．したがって，定期的に受診して，薬物血中濃度を測定し，有効血中濃度を維持する必要がある．また，薬剤によって半減期が異なるため，指示どおりに内服するよう指導することも重要である．

2）パーキンソン病による症状に対する薬物治療；パーキンソン病治療薬

不足しているドパミンを補充する方法とアセチルコリンを抑制することによって，症状の軽減を図るためにパーキンソン病治療薬が用いられる（表3-15）．

パーキンソン病治療薬は，長期投与により症状の日内変動（wearing-off現象，on-off現象，no-on/delayed on現象），ジスキネジー，すくみ足，精神症状，睡眠障害，悪性症候群などを起こす．そのため，薬の作用と副作用の出現のバランスを取りながら，日常生活を調整していく必要

表3-15●主なパーキンソン病治療薬

ドパミンの補充：ドパミン前駆物質	レボドパ：L-ドーパ（ドパストン®） レボドパとドパ脱炭酸酵素阻害薬：DCI（マドパー®，メネシット®），L-ドーパとカルビドパ（ネオドパストン®）
ドパミン受容体刺激：ドパミンアゴニスト	メシル酸ブロモクリプチン（パーロデル®） メシル酸ペルゴリド（ペルマックス®） カベルゴリン（カバサール®） プラミペキソール（ビ・シフロール®）
ドパミン放出促進	アマンタジン（シンメトレル®）
ドパミン分解抑制：MAO-B阻害薬	セレギリン（エフピー®）
アセチルコリン受容体遮断：抗コリン薬	トリヘキシフェニジル（アーテン®），ピペリデン（アキネトン®）

表3-16●パーキンソン病治療薬の長期投与による副作用への主な看護

wearing-off現象 on-off現象 no-on/delayed on現象	・レボドパの少量頻回投与，ドパミンアゴニストの併用 ・制酸薬の併用中止，食後のレモン水の飲用の促進（胃酸が十分にあるとよく溶解し吸収が高まる） ・朝や昼のたんぱく制限の指導（高たんぱく食でレボドパの効果が減弱する）
ジスキネジー	・レボドパの減量あるいは少量頻回投与 ・（血中濃度が低い場合には）wearing-off現象に準じた看護
すくみ足	・（血中濃度が低い場合には）wearing-off現象に準じた看護 ・ドロキシドパ（ドプス®）の投与 ・障害物の除去，方向変換時は大きく回ることの指導 ・歩行時に刺激を与える；床にビニールテープを貼る（視覚刺激），かけ声でリズムをとる（聴覚刺激）など
精神症状（幻覚，妄想，抑うつ，不安など）	・抗パーキンソン病薬の減量・中止（L-ドーパのみによる治療を目指す） ・抗不安薬，抗うつ薬，抗精神病薬などの投与 ・身体的・心理的・環境的要因の除去
睡眠障害	・運動や日中の活動の仕方の指導による生活リズムの形成 ・抗パーキンソン病薬の服用時間の検討 ・睡眠導入薬の投与
悪性症候群	・輸液，ダントロレンナトリウム（ダントリウム®）の投与 ・冷暖房や衣服での体温調節 ・水分摂取を促す ・抗パーキンソン病薬の自己中止の回避

性がある．これら副作用に対する主な看護の内容を表3-16に示す．

3）リハビリテーション訓練

　脳・神経機能が障害されることによって，日常繰り返し行ってきた様々な動作を困難にし，その人らしい生活を送ることが難しくなる．特に，運動を調節する機能が障害されると日常生活に大きな支障を生じる．脳・神経機能障害の生活への影響を軽減し最小となるように，障害発生の早い段階（急性期）から，その時期の患者の状態にあったリハビリテーション訓練（言語療法，理学療法，作業療法など）が行われる．脳・神経機能障害におけるリハビリテーションの主な内容とその目的を表3-17に示す．

　リハビリテーションにおいては，理学療法士や作業療法士，あるいは言語聴覚士などによって専門的に行われるリハビリテーション訓練に頼るだけでなく，患者の日常生活で訓練ができるように援助するということも看護師にとって忘れてはならない視点である．

　脳・神経機能障害を有している患者の急性期は，状態が変化しやすく重篤な時期であるため生命を維持するための援助が優先される．しかし，患者はやがて回復し，自分らしい生活を営んでいく．そのような患者に対して，急性期から回復期に行うリハビリテーションの目的は，障害を拡大さ

表 3-17 ● 脳・神経機能障害におけるリハビリテーションの主な内容と目的

内　容	目　的
良肢位の保持，体位変換	2 次的障害の予防
関節可動域（range of motion；ROM）訓練	関節可動域の維持・増大
筋力増強訓練	筋の再教育，筋力増強
持久力訓練	体力低下の改善（日常生活に支障のないように，できるだけ長い時間，疲労せずに活動を続ける能力の獲得）
バランス訓練	座位・立位などの姿勢保持
バイオフィードバック療法	特定部位の運動や姿勢のコントロール
基本動作訓練	寝返り，起き上がり，ベッド上の移動，座位，立ち上がりなどの起居動作訓練と車椅子への移乗動作，歩行などの移動動作の獲得
ADL 訓練	日常生活に必要な基本動作（移動，食事，トイレ，入浴，家事など）の獲得

廃用症候群：安静状態が長期に続くことによって起こる心身の様々な低下をいう．筋力低下・筋萎縮，関節拘縮，褥瘡，廃用性骨萎縮（骨粗鬆症），起立性低血圧，呼吸器合併症，精神的合併症（抑うつ・意欲低下など），括約筋障害（便秘・尿便失禁）などがある．

せないために，2 次的障害（廃用症候群*など）の予防と残存機能の維持が中心となる．慢性期においては，再発予防と残存機能を活かしてより患者の QOL を高めることが中心となる．

(1) 残存機能を維持し，2 次的障害を予防するための援助

意識レベルが低下していたり，頭痛や悪心・嘔吐などの苦痛，治療上の制限によって活動が阻害されていると 2 次的障害を起こしやすい．特に，廃用症候群を起こすと予後にも影響が大きいため，早期からこれらを予防するための援助（表 3-18）が必要となる．また，この時期は心身ともに苦しい時期でもあるので，患者が希望を持って前向きになれるように，より患者の心身の状況にあった援助が重要となる．

(2) 患者の心身の状況にあった援助

① 希望や意欲を引き出す援助

患者の希望や意欲を引き出すために特に重要なのは，患者が何をしたいのかを理解し，それが実現できるように患者の能力に合わせた目標を立て援助を行うことである．

表 3-18 ● 2 次的障害を予防するための主な援助

関節拘縮の予防	身体すべての関節の他動的・自動的関節可動域訓練，良肢位の保持
筋力低下の予防	健側の自動運動・等尺性運動，早期離床・臥位でいる時間の短縮
褥瘡	体位変換，適切な寝具の使用（例：エアマット），早期離床，臥位および座位でいる時間の短縮，皮膚の清潔，栄養状態の改善
呼吸器合併症	体位変換，肺理学療法
深部静脈血栓症	早期離床，下肢の自動・他動運動，マッサージ，A-V インパルスの使用
精神的合併症	早期離床，コミュニケーション，家族との面会

まず，患者自身が何をしたい，どうしたいと考えているのか聞いたり，家族から患者の趣味や大切にしていたことなどを聞いたりしながら，患者・家族とともに目標を立てることが大切である．そして，患者にとって大切な家族も巻き込んで，患者の能力に合わせて，リハビリテーション訓練を実行し，少しずつその目標に到達できるように援助していく．このようなリハビリテーション訓練の積み重ねが最終的な目標に到達する一歩であることを患者・家族に説明し，理解してもらうことも重要である．させられている気持ちを抱かないように，また，リハビリテーションの機会を増やすように，トイレへ行くとき，物を取るときなど，日常生活活動のすべてを訓練の機会にするなどの配慮も大切である．

② **生活環境にあった援助**

　患者の入院生活だけではなく，退院後の生活（家族の状況，家屋の状況など）を視野に入れた基本動作や ADL の獲得ができるよう援助する．病院の中だけではなく，実際に試験外泊や家庭訪問などを行い，患者にとって必要な動作を把握し，獲得するための具体的な方法を検討することも一つの方法である．

　また，今後利用可能な訪問リハビリや訪問看護，ホームヘルプサービスといった社会的資源に関する情報の提供や，効果的な利用の仕方について，患者や家族と話し合うことも大切である．

第4章

脳・神経機能障害をもつ患者の看護

A 脳梗塞（生命維持活動調節機能障害／運動調節機能障害）患者の看護

　脳梗塞は，脳に酸素と栄養を供給している動脈が血栓などにより狭窄または閉塞し，その還流領域にある脳の神経細胞が虚血・壊死に陥り，様々な機能障害を生じる疾患である．虚血・壊死が生じた部位が司っている機能が障害を受けるため，梗塞部位と程度により，出現する機能障害の種類と程度は異なる．

　脳梗塞には，アテローム血栓性脳梗塞，心原性脳塞栓症，ラクナ梗塞があるが，いずれも動脈硬化が基礎にあり，加齢や生活習慣病（高血圧，糖尿病，脂質異常症(高脂血症)，喫煙習慣，肥満など）と密接に関係している．

　発症直後は脳浮腫が起こり，脳・神経機能障害が顕著に現れる．「生命維持活動を調節する機能」の障害により，生命に危機が及ぶこともある．梗塞部位により，「運動を調節する機能」の「感覚統合」および「運動指令・調節」機能障害の様々な症状が出現する．

　回復が進むにつれて機能障害は固定し，死滅した神経組織は吸収されて脳は萎縮する．脳の神経細胞は一度死滅すると再生しないため，失われた機能が元どおり回復することは難しく，患者は機能障害を抱えて生きていくこととなる．

1 発症直後（急性期）の看護

1）アセスメントの視点と情報収集

(1) 生命の危険性の判断（図4-1）

　発症直後は，「生命維持活動を調節する機能」の「生命維持活動の管理・調節機能」が障害され，生命の危険性が大きい時期である．

① バイタルサイン

血圧：脳には体血圧の変動にかかわらず脳血流が一定に保たれる自動調節能が働いているが，脳梗塞ではこの調節機構が失われるため，血圧が変動しやすい状態となる．血圧が低下すると脳血流が低下し，再梗塞を招く危険がある．急激な血圧の上昇は，頭蓋内圧亢進の危険性がある．血圧の左右差，体位による変動，脈拍との関連について観察する．

体温：発熱の原因として，視床下部体温調節中枢の障害(中枢性過高熱)が考えられる．発熱は，脳浮腫を増強し，頭蓋内圧を亢進させる．

呼吸：意識障害がある場合には，舌根沈下により気道が狭窄したり閉塞しやすい．低酸素状態は脳浮腫を助長させる．

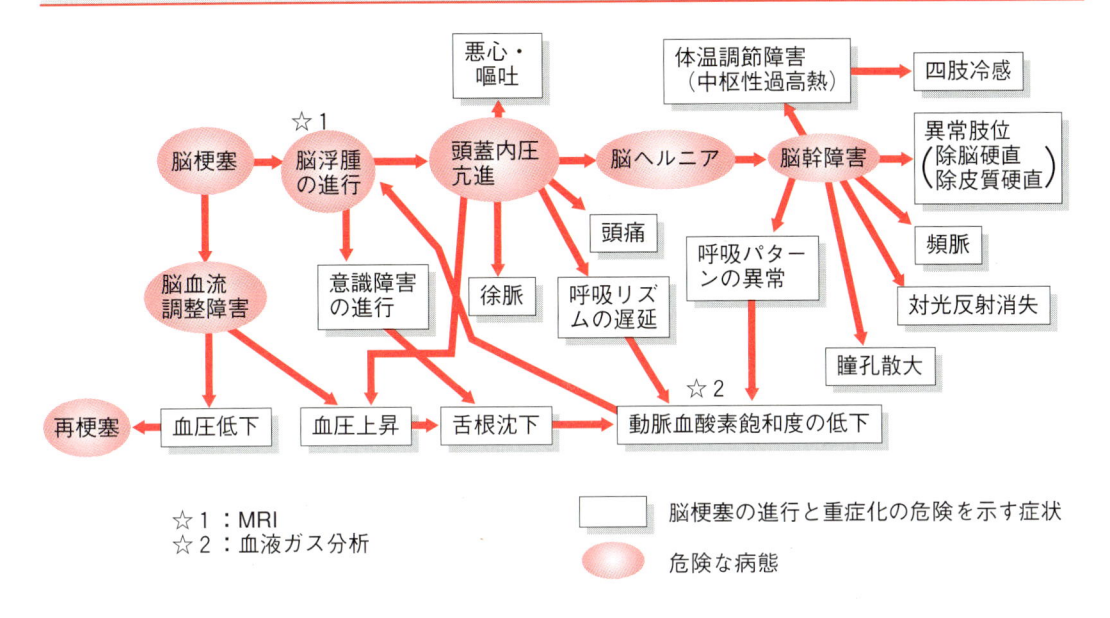

図4-1 ●脳梗塞の発症と進行に伴う危険な症状

☆1：MRI
☆2：血液ガス分析

□ 脳梗塞の進行と重症化の危険を示す症状
○ 危険な病態

　頭蓋内圧が亢進すると呼吸リズムの遅延が起こる．脳ヘルニアが進行すると，脳幹にある呼吸中枢が圧迫され呼吸調節障害が起こり呼吸パターンに異常が生じる．呼吸の数・リズム・深さ・パターン，呼吸音，気道閉塞の有無，胸郭の動き，喘鳴や舌根沈下の有無，動脈血酸素飽和度を観察する．

　脈拍：頭蓋内圧亢進状態では，徐脈が認められる．脳幹部の障害の末期では，脈拍調節障害により頻脈が認められるなどの変化が起こるので，脈拍の数やリズム，緊張の観察をする必要がある．

② 頭蓋内圧亢進症状

　脳浮腫が進行すると，頭蓋内圧が亢進し，頭蓋内圧亢進症状（頭痛，悪心・嘔吐）が出現する．頭痛は，頭蓋内圧亢進により硬膜が伸展するために起こる．悪心・嘔吐は，延髄の嘔吐中枢が間接的・直接的に圧迫・刺激されることにより起こる．そのため，頭痛，悪心・嘔吐の有無を把握する．

③ 意識レベル

　意識障害は，脳幹網様体賦活系の損傷や脳浮腫の進展による大脳の機能障害によって起こる．経時的に観察することにより，意識状態の変化（意識が徐々に悪化しているのか，改善しているのか）が把握できる．意識レベルを客観的に把握するためにはJCSやGCSなどのスケールを用いるとよい．

④ 瞳孔，眼球運動，対光反射

　瞳孔の大きさと左右差，対光反射の有無，眼球偏位の有無と方向，眼球

運動の異常の有無は，脳幹の障害を示す重要な観察項目である．瞳孔括約筋は，動眼神経に支配されており，動眼神経が圧迫され麻痺すると病側の瞳孔が散大する．光刺激は，視神経を介して中枢に働き，動眼神経を経由して瞳孔括約筋が収縮することにより瞳孔が収縮する．そのため，対光反射を観察することで，視神経と動眼神経の状態が把握できる．動眼神経の異常は，中脳の障害を表すため，瞳孔の散大や対光反射の消失は生命の危機を示す．

⑤ 姿勢（肢位）

除脳硬直は，中脳から橋が障害されることによって起こる肢位であり，姿勢調節障害のため筋緊張が亢進し，上下肢は共に伸展位となる．予後不良であることを示す．除皮質硬直は，上肢は屈曲位，下肢が伸展する肢位であり，重症の前頭葉または内包の障害で起こり，生命維持はほとんど期待できない．

⑥ 皮膚の状態

皮膚の状態（発汗の有無，皮膚・口唇の状態，顔色，チアノーゼ，四肢冷感）は，循環や呼吸の状態によっても変化するが，視床下部や脳幹部の障害でも生じるので，バイタルサインと関連させて観察する．

⑦ 検査データ

検査では頭部 CT，MRI などが行われる．CT では，脳梗塞の発症初期および小脳や脳幹部の梗塞は描出されない．MRI では，CT より細かく脳の構造が描出でき，脳障害の病理学的変化（脳浮腫の範囲など）が把握できる．

胸部 X 線検査では呼吸機能障害の有無を把握する．

(2) 脳・神経機能障害の把握（図 4-2）

運動麻痺は，中大脳動脈領域や内頸動脈領域の血流低下により起こる．脳幹部の血流低下で起きた場合には，ほかの脳神経症状（眼球運動障害，構音障害，嚥下障害）も同時に発生する．

運動麻痺が進行する場合は，血流の低下が長引いて脳梗塞が完成したか，閉塞した動脈の範囲が拡大して，新たに脳梗塞が発生したことを示す．

感覚障害では，視覚，聴覚，触覚，運動覚，味覚，嗅覚の異常の有無をみる．感覚障害は病巣半球の反対側の顔面と四肢に，延髄に病巣がある場合は，同側が障害されることが多い．

言語障害は，発語障害の有無，話しかけに対する応答の正確さの程度，失語の種類をみる．失語の種類（運動性か感覚性か）により，梗塞の発生部位が推測できる．

排尿障害は，失禁・尿閉の有無，排尿感覚の有無，残尿感の有無を観察する．脳梗塞の急性期では，排尿筋の収縮力が低下し（弛緩性膀胱），尿

図4-2 ● 神経症状と脳の障害

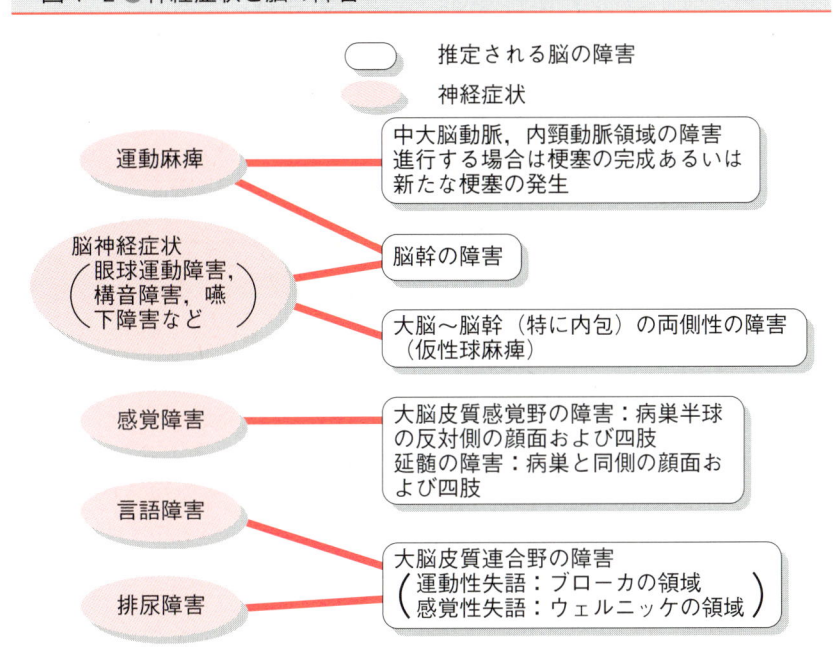

推定される脳の障害
神経症状

- 運動麻痺 ─ 中大脳動脈，内頸動脈領域の障害　進行する場合は梗塞の完成あるいは新たな梗塞の発生
- 脳神経症状（眼球運動障害，構音障害，嚥下障害など）─ 脳幹の障害
  ─ 大脳〜脳幹（特に内包）の両側性の障害（仮性球麻痺）
- 感覚障害 ─ 大脳皮質感覚野の障害：病巣半球の反対側の顔面および四肢　延髄の障害：病巣と同側の顔面および四肢
- 言語障害
- 排尿障害 ─ 大脳皮質連合野の障害（運動性失語：ブローカの領域　感覚性失語：ウェルニッケの領域）

閉になることが多い．尿閉は頭蓋内圧を亢進させる要因となる．

　排便状況として，便失禁や便秘の有無を確認する．便秘は血圧上昇や頭蓋内圧亢進の要因となる．

　嚥下状態は軟口蓋，口蓋垂，舌の偏位・麻痺の有無，流涎の有無，流涎でむせていないかを観察する．

　大脳皮質から脳幹の神経核までの間（特に内包）の両側性の障害を仮性球麻痺とよび，嚥下障害のほかに構音障害などが生じる．意識障害患者も嚥下する意図がないため嚥下障害を起こす．

(3) 麻痺による影響と患者・家族の不安の把握

　発症直後は血圧の変動を避けるために安静臥床となるため，筋・骨・関節の変形をきたしやすい．

　麻痺がある場合は，循環障害や浮腫のため皮膚が傷つきやすい状態にあり，自動運動ができないことから褥瘡を発生しやすい．そのため，全身，特に麻痺側の関節の拘縮・変形の有無，運動時の疼痛の有無，皮膚の状態，湿潤の有無を観察する．

　また，脳梗塞は突然の発症であることから，患者や家族は動揺し混乱していることが予測されるため，患者や家族の不安な気持ちを把握し，援助へつなげる．

115

2）生じやすい看護上の問題

①急激な頭蓋内圧亢進による脳ヘルニアを起こし，生命に危険が及ぶ危険性がある．
②血圧が変動しやすく，再梗塞を起こす危険性がある．
③誤嚥性肺炎，尿路感染，筋・骨・関節の拘縮や変形，褥瘡を起こす危険性がある．
④患者や家族に突然の発症による不安がある．

3）目標と看護

(1) 頭蓋内圧亢進症状の把握と援助

頭蓋内圧を亢進させる因子を除去するとともに，症状の進行徴候（血圧上昇や徐脈，瞳孔不同など）を速やかに発見するために，十分な観察を行う．

発症直後から，頭蓋内圧亢進が予測される場合には，頭蓋内圧を降下させるために高浸透圧利尿薬が投与されることが多い．高浸透圧液が大量に，急速に体内循環に入ると，脱水状態を引き起こし，高血糖，高ヘマトクリット，尿素窒素の上昇，高ナトリウム血症などの電解質異常を引き起こす危険性がある．脱水の予防のために尿量を観察し，輸液量と尿量のバランスを適正に保つ．

排便に伴う努責は，頭蓋内圧亢進を助長するので，緩下薬によるコントロールが必要である．高熱が持続する場合は，頭部，頸動脈部位に冷罨法を行う．

(2) 気道を確保する援助

意識障害による舌根沈下で気道が閉塞されるのを防ぐため，枕は使用せず，側臥位とし，窒息を予防するために義歯を装着している場合は取りはずす．舌根沈下を認めたら，肩枕を入れ，顔を横に向けて下顎を前方に挙上し，気道を確保する．

口腔内の分泌物による窒息を防ぐために，分泌物や吐物はすぐに吸引して取り除く．その際，吸引刺激による咳嗽反射の有無や嚥下障害の状態を併せて観察する．分泌物の粘稠度が高い場合は，ネブライザーを使用する．

エアウェイや挿管用具などの救急用具一式，吸引器，酸素吸入器，人工呼吸器を準備し，いつでも使えるように準備しておく必要がある．

(3) 循環障害を予防するための援助

発症直後は，血圧の変動が大きい．脳梗塞は脳血流の低下状態が病態の基本にあるので，血圧の低下は再梗塞を招くおそれがあるため，注意が必要である．静かな環境を用意し，血圧の変動を極力少なくする．

(4) 危険を防止するための援助

脳浮腫のため，意識障害を伴うことが多い．軽度〜中等度の意識障害の場合は，精神活動が障害されても身体活動は残るため，安全確保に配慮した看護が最も重要である．

気管内挿管チューブが挿入されている場合には，危険防止のため，患者が自分で抜去しないように注意が必要である．輸液は24時間持続点滴が行われることが多いため，麻痺側への留置は避ける．膀胱留置カテーテルを患者が自分で抜去すると，尿道を傷つけたり感染を起こすおそれがあるので，手が届かないように注意する．体位変換直後にチューブ類に手が届いて抜去してしまうこともあるため，注意が必要である．

せん妄状態のときには，ベッドからの転落が起こりやすいので，ベッド柵を取り付けるなどの環境の調整が必要である．

(5) 感染予防と褥瘡・関節拘縮の予防

① 気道感染の予防に対する援助

意識障害のある患者や気管内挿管をした患者では，唾液の分泌量の低下により口腔内が乾燥しやすく，自浄作用が働かないため，細菌が繁殖しやすくなる．口腔内の細菌繁殖により，気道感染を起こすおそれがあるため，口腔内の清潔を保つことは重要である．1日数回，口腔内の洗浄や清拭を行う．誤嚥の危険性が高い場合は，口腔内を吸引しながら行う．

気道に分泌物が貯留すると肺炎を起こすおそれがあるため，ネブライザーによる加湿や，体位変換，スクイージングなどにより気道内分泌物を移動させ排出を図る．

気管内挿管をした患者では，吸引時の手洗いと無菌操作を徹底し，気道感染を防ぐ．

② 誤嚥性肺炎を予防するための援助

意識の回復に従って，経口摂取が開始される．意識が清明で，全身状態が安定し，痰のからみや呼吸器感染がなく，消化管の合併症がないことが開始の条件となる．麻痺側の確認をし，少量の水を飲ませて誤嚥がないことを確認してから，嚥下しやすい流動食の摂取から始める．安定した座位をとり，頸部は軽度前屈位をとると嚥下しやすい．1回に口に入れる量は少なめ（ティースプーン1杯くらい）とする．1動作ずつ声をかけ，食べることに集中させて介助する．

誤嚥を防ぐために，飲み込んだ直後に飲み込み動作を繰り返したり，咳払いをさせて，口腔内に食物残渣が残っていないかを確認し，食後30分は座位で様子を観察する．むせがない場合でも誤嚥していることがあるので，誤嚥性肺炎に注意し観察する．発熱や痰の増量がみられたら，経口摂取は一時中止する．食後は口腔内を清潔にするよう援助する．

経口摂取が不可能な場合には，経管栄養が開始される．誤嚥を起こしやすいことから，注入前にチューブが胃に挿入されているかどうかを確認し，注入中は半座位または座位にし，注入後は逆流を防止するためすぐに臥位としないようにすることが大切である．

③ 尿路感染を予防するための援助

陰部は，分泌物などにより不潔になりやすいため，細菌の繁殖が助長され，尿路感染を起こす可能性がある．毎日陰部の洗浄を行い，清潔を保つ．

患者に尿意があり，自然排尿がある場合でも，残尿感の有無と残尿量を把握する．残尿があると細菌繁殖のおそれがあるため，残尿を排出するために導尿を行う必要もある．

発症直後は，意識障害や正確な水分管理の必要性などの目的で，膀胱カテーテルが留置されることがある．その場合，カテーテル挿入時の不十分な消毒，臥床による残尿の貯留，カテーテルによる尿路粘膜の傷害，それによる感染防御機能の低下により，尿路感染を起こしやすい．そのため留置期間は必要最小限にし，間欠導尿への切り替えや自然排尿を促すことが大切である（図4-3）．

④ 褥瘡を予防するための援助

麻痺側の皮膚は，循環障害や感覚障害によって傷つきやすくなる．さらに意識障害がある場合は，自発的に体位変換ができないため，圧迫によって褥瘡が発生しやすくなる．排尿障害による皮膚の湿潤や，嚥下障害や意識障害により，経口摂取ができないことから生じる栄養状態の悪化も考え

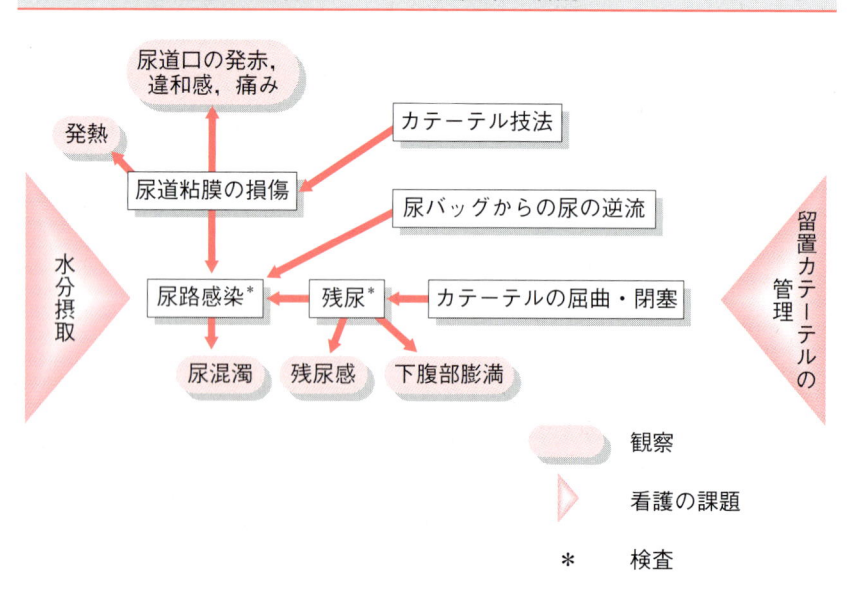

図4-3 ●尿路感染と膀胱カテーテル留置中の看護

られ，褥瘡が発生する危険性が高い．

　褥瘡予防には，体位変換と除圧が重要である．同一部位への圧迫による組織の壊死を防ぐため，体位変換は少なくとも2時間おきに行うが，その際は，皮膚の観察を十分に行う．体圧分散寝具の使用も効果的である．

　セミファーラー位をとったときには，麻痺のある患者の場合は体位がずれやすいため，膝下にクッションを当てる．

　皮膚の汚れや汗は褥瘡の原因ともなるので，全身の清潔ケアや麻痺側，特に屈曲部や圧迫部の清潔ケアを行うことが大切である．

⑤ 関節拘縮を予防するための援助

　脳梗塞患者は，麻痺のために関節の拘縮が起こりやすい．

　臥床による関節の拘縮は，肩関節，股関節，足関節に起こりやすいといわれている．脳梗塞の発症直後は弛緩性麻痺の状態であり，重力や布団などの荷重に抗することができずに変形・拘縮を生じやすい．変形予防のために良肢位の保持が重要である．2時間おきの体位変換後には，常に良肢位をとるように援助する．麻痺側への体位変換は，循環障害を増強させないよう，健側よりも短時間とする．布団の重みで尖足が助長されることがあるため，仰臥位では布団による圧迫を避ける．

　関節可動域（range of motion；ROM）訓練は，意識の状態にかかわらず，重篤な循環器疾患や腎不全，脳ヘルニアなどの合併症がなければ発症の直後から他動運動を開始することが必要である．

　血圧の変動を避け，脱臼を防止するために，ゆっくりと動かす．患者の表情を観察しながら行い，異常を訴えたらすぐに中止する．疼痛を与えるような動きは避ける．

⑥ 患者および家族の不安を軽減するための援助

　患者は，突然の発症により様々な機能障害を抱えることになる．身体は自分の思いどおりに動かすことができず，認知障害や記憶障害があると，自分の現在置かれている状況を認識することも困難となる．言語障害があれば，他者とのかかわりをもちにくくなる．このような状況では，患者は不安と混乱の状態に陥っていることが多いので，看護師は，まず患者の身体状態を把握し，生命の維持に必要な基本的ニーズに応えていかなくてはならない．生命の安全を確保したうえで，苦痛を緩和して，できるだけ心地よい生活が送れるように援助する．患者や家族の不安に対しては，わかりやすい言葉で説明する．このような援助は，患者に安心感を与え，心理的安定につながる．

　家族は患者にとって最も身近な存在であり，大きな支え手となる．そのため，家族が患者の置かれている状況を理解できるよう説明し，不安を軽減していくことが重要である．

2 回復期の看護

回復期では，リハビリテーション訓練によって脳の代償機能を促進し，失われた機能を再獲得して，日常生活行動の拡大を図っていく．そのためには，患者が自分の障害を受容して，リハビリテーション訓練に意欲的に取り組めること，梗塞再発作や長期臥床による合併症を起こさないことが重要である．

家族にとっては，障害をもつ患者と"これから共に生きる"ことを受け入れる時期である．患者と家族の家庭生活への協力態勢を支援する必要がある．

1）アセスメントの視点と情報収集

(1) 日常生活動作能力を判断するための情報収集（図4-4）

日常生活への影響について，運動能力，排泄の状態，言語障害とその程度について情報を収集する．

日常生活を送るうえで最も影響を受ける障害は，運動麻痺と嚥下障害，言語障害，排泄障害である．

運動麻痺がどの程度であり，筋力低下や関節可動域，基本動作や移動に与えている影響の範囲について観察する．

運動麻痺は嚥下，言語，排泄にも大きな影響を与えているので，それらを関連づけて把握し，必要な援助を判断する．

図4-4 ●脳梗塞による障害と生活への影響

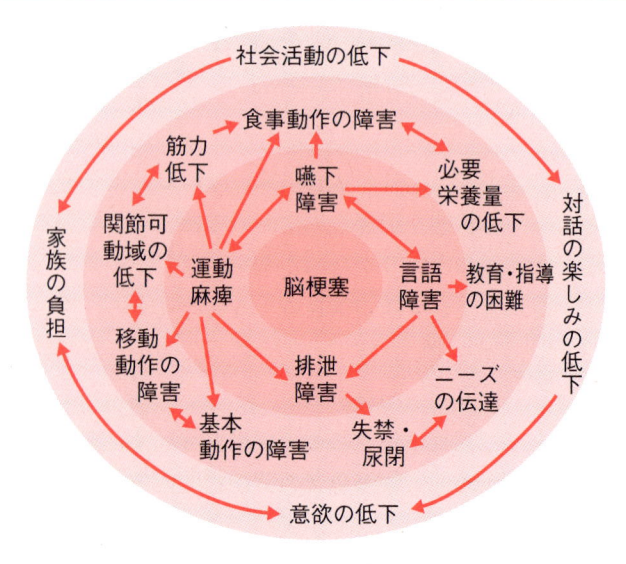

嚥下障害の程度と，食事動作の障害の程度と影響を観察し，必要な栄養量が摂取できるか否かを把握する．言語機能が障害されると，ニーズの伝達や対話の楽しみが障害されることや，指導，教育にも影響が現れるので，言語障害の程度と性質を観察し，残存した能力に合わせた指導，教育を計画する．

排泄障害は膀胱性のものか，神経性のものか，それとも運動麻痺による動作の障害によるものかを明らかにし，援助の方針を決定する必要がある．

(2) 回復を阻害する因子を判断するための情報

回復期は，生命の危機を乗り越え，病状は安定に向かうが，再梗塞発作を起こす危険性は依然としてある．再発の危険性を判断するために基礎疾患のコントロール状態を把握する．

また，リハビリテーション訓練に取り組み，自分らしい生活を再構築するためには，自己の障害の受容の占める役割は大きいので，その過程を見守る必要がある．患者が自己の障害を受容する過程は，一連の経過をたどることが知られているが，その過程は決して平坦なものではなく，要する期間も人により異なる．

(3) 家族生活の再構築に関する情報収集

家族生活の再構築は，患者と家族が共に協力して取り組む必要があり，それぞれの思いと協力態勢に注目する必要がある．またその結果どのように準備が進められているのかを把握していくことが大切となる．

2）生じやすい看護上の問題

①再梗塞を起こす危険性がある．
②障害の受け入れと，回復への意欲が障害される危険性がある．
③リハビリテーション訓練に対する意欲低下のため，日常生活動作の拡大が困難となる危険性がある．
④患者および家族に家庭生活に対する不安がある．

3）目標と看護

(1) 日常生活の調整と異常の早期発見ができるための援助

① 再梗塞を予防するための援助

脳梗塞患者は，循環系疾患を合併している場合が多い．また，血圧の自動調節機能の低下により，起立性低血圧を起こしやすい．さらに，疲労やストレスなどで血圧上昇や頻脈といった症状が現れやすい．このような循環状態の変化が再梗塞につながる危険性もあるため，リハビリテーション訓練実施前には，必ず血圧と脈拍を測定し，動悸，胸痛，疲労感などの自覚症状の有無を確認する．症状がみられる場合は，すぐに訓練を中止する．

排便や入浴のように負荷がかかる動作を行うときにも，前後に血圧と脈拍の観察を行い，異常時には安静を確保する．

　患者は発症と障害による運動量の低下により，疲労しやすい状態にあり，リハビリテーション訓練時の緊張も，疲労を増強させる．リハビリテーション訓練実施後の疲労状況によっては，運動の負荷量を増やすかどうかを患者と理学療法士や作業療法士が話し合う必要がある．

② 異常を早期に発見するための援助

　異常の早期発見のために，脈拍の測定や自覚症状，神経症状の観察の方法を説明し，練習するのを援助する．脱水や発熱により脳循環が低下すると，再梗塞を起こす危険性があるため注意するよう指導する．

③ 生活習慣の見直しのための指導

　脳梗塞は，高血圧や糖尿病，脂質異常症（高脂血症），肥満といった生活習慣病が基礎にある場合が多い．再発防止には，このような基礎疾患のコントロールが重要であるが，病院での療養生活を通して，健康的な生活を送るコツを学び取れるようにかかわっていくことが大切である．具体的には，食事の量や味つけ，主食と副食のバランス，食事と運動のバランス，内服薬の確実な服用などである．

(2) 障害の自覚を促し，受容過程を見守る援助

　脳梗塞発症によってもたらされた様々な障害は，患者にとって重大な出来事であり，その精神的衝撃はきわめて大きい．脳梗塞は，壮年期から老年期という社会的役割中心の生活をしてきた人たちの年代での発症が多いことから，自己の障害をみつめ，受け入れていくプロセスは厳しい課題である（表4-1）．

　患者は，回復の過程で自己の障害を自覚し，今後の方向性を見出していく．看護師は，患者の反応から受容過程のどの段階にあるのかを把握し，感情を受け止めていくことが重要である．障害の受容とは周囲が「させる」ものではなく，患者自身が「する」ものであるので，看護師は，自分の価値観を押しつけてはならない．患者の受容への努力を支援し，見守る姿勢が重要である．障害に直面し揺れ動く患者の心理に共感し，思いを受け止めつつ，少しずつ，一つずつ生活上の課題に患者が直面できるよう配慮し，患者自身が現実を直視しながら，自分の気持ちを少しずつ整理できるようにかかわることが大切である．

(3) リハビリテーション訓練への意欲を高め，セルフケアを促進するための調整

　リハビリテーション訓練の目的は，日常生活動作を再獲得することにある．一歩一歩の達成度を支持し，訓練の内容が日常生活に生かせ，患者自身が訓練の効果を実感できるように働きかける．そのためには理学療法士

表4-1 ●障害受容の段階と看護援助

段階		看護援助
ショック期	医療を受けることにより元どおりに回復すると思っている時期．障害の自覚はない．	機能訓練を通じて，自己の身体状況への気づきを高める．
回復への期待期または否認期	障害をもったという漠然とした意識をもつが，回復への期待は依然強く，現実を受け入れられず否認する．	支持的・保護的対応が必要な時期である．かかわりを通じて，否定的感情を発散できる環境づくりが大切である．
悲嘆期または混乱期	障害への対峙の時期．元来の性格傾向が最も現れやすい時期である．	受容的にかかわる．客観的データを提供しつつ回復の限界の理解を図る．機能的には最も大きな回復が期待される重要な時期なので，積極的な働きかけが必要である．
再適応への努力期	障害をもって生きる準備の時期．	社会資源の利用などの情報を提供する．
再適応期または受容期	新しい生活を開始する時期．	患者がありのままの状態を受け入れられるよう働きかけを継続する．

出典／宮森孝史：心理学的側面から脳卒中患者を考える，ブレインナーシング，春季増刊：285，2001．一部改変．

や作業療法士と個々の患者の訓練内容について連絡を取り合うことが必要である．

① 環境への配慮

訪室，言葉かけ，面会，テレビやラジオ，同室者との会話により，日常生活を活性化できるよう配慮する．

② 排泄が自立できるための援助

車椅子が使用できるようになれば，ポータブルトイレや洋式トイレを使用する．立ち上がりの筋力や体力をつけることで事故防止に努める．下着の上げ下ろし時は，安定性をみながら自立へと導き，転倒に注意しながら介助する．

③ 洗面・入浴への援助

洗面，整容行為などの自立を大切にする．髭剃りや歯ブラシは自宅で使用していたものを用いるとよい．車椅子が可能となれば洗面所に行くことができる．

入浴は，疲労しないようにシャワーチェアなどを用いる．自分で身体を洗うことができれば時間をかけてでも自分で行ってもらう．

④ 事故防止

車椅子が可能になると，移乗時などに事故が起こりやすい．目を離さず，自力で行ってもよい行動を患者と確認する．患者の性格，行動の傾向をみながら，一人でできない行動の場合は，必ず介助を依頼するように伝える．

失行・失認がある患者には，行動の一つひとつに対して指導を繰り返し，根気強く訓練を続ける．目印を用いて注意を引くことなどは，行動の改善に効果がある．

(4) 家庭での生活に向けた支援と指導

　脳梗塞患者は，機能障害を抱えた状態で家庭生活へと戻ることになるので，患者を支える家族を含めた支援が必要となる．家庭生活は共に暮らすことであり，家族と患者が協力してつくり上げるものである．看護師は，家族の介護力と家庭環境を考慮した日常生活動作の介助方法を，患者・家族と共に考えていくことが重要である．

　保健福祉サービスを活用することも不可欠である．脳血管疾患は介護保険法の「特定疾病」に定められており，40歳以上であれば第2号被保険者として介護保険制度の対象となる．要介護認定を受け，要介護度に応じた福祉サービスが利用可能である．退院後，円滑に家庭での生活に移行するためには，入院中から申請などの準備が必要となる．

　障害の程度に合わせて，浴室やトイレなどの改造を行う必要性が生じる場合もある．そのため看護師には，介護保険をはじめとする社会保険制度や福祉サービスについての知識をもつことが求められる．退院前から，サービスについて紹介したり，利用に向けて居住地の市区町村の福祉部門窓口や居宅介護支援事業所などに相談するように，家族に助言することが重要である．

B クモ膜下出血（生命維持活動調節機能障害／運動調節機能障害）患者の看護

　クモ膜下出血は，脳を覆っている軟膜とクモ膜との間のクモ膜下腔に出血をきたすことによって，クモ膜下腔に灌流している脳脊髄液に血液が混入した状態をいう．原因として，脳の動脈にできた瘤（図4-5）の破裂（70～80％を占めるといわれている）が最も多く，次いで脳動静脈奇形による出血となっている．

　脳動脈瘤の好発部位は，血管に血流が当たりストレスがかかっている部位，すなわち，前交通動脈や内頸動脈と後交通動脈の分岐部（前交通動脈や内頸動脈と後交通動脈の分岐部で脳動脈瘤の60％以上を占める），中大脳動脈といった，クモ膜下腔に存在する脳底部の主幹動脈の分岐部（図4-6）である．また，脳動脈瘤の大部分は，動脈壁の一部に器質的に脆弱な部分（中膜の欠損）があり，加齢とともに血圧や血流の影響（負荷）を受けて誘発されると考えられている．

　このように，クモ膜下腔に存在する主幹動脈の分岐部に発生した動脈瘤

図4-5 ● 脳動脈瘤

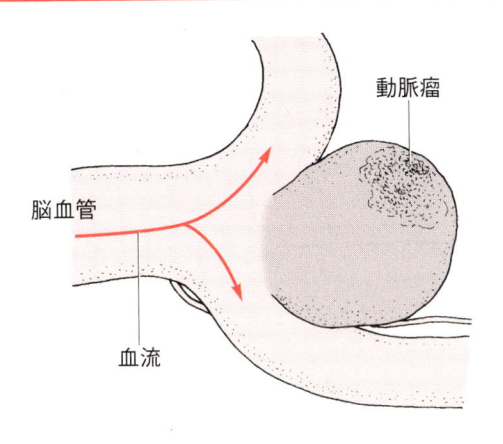

図4-6 ● 脳底の動脈とウィリス動脈輪

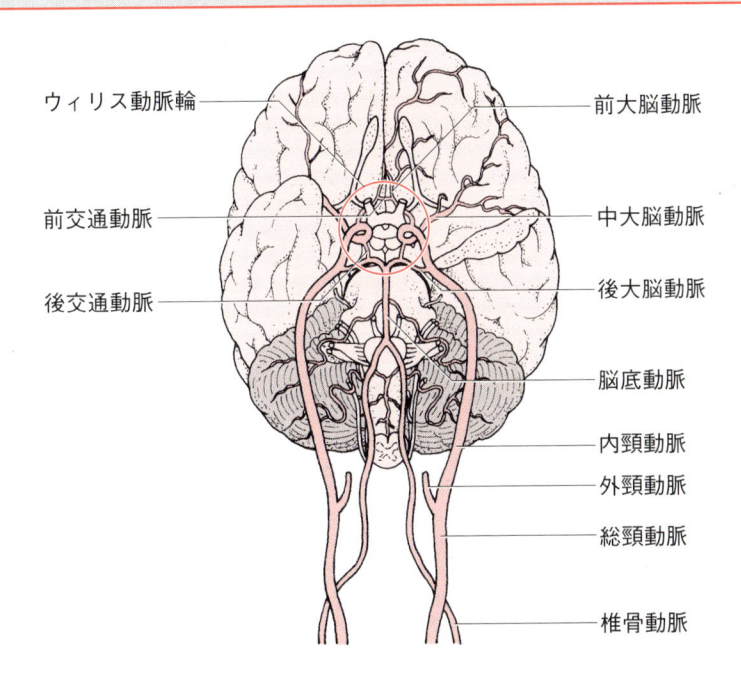

　の破裂によってクモ膜下腔内に血液が充満する状態がクモ膜下出血である．このクモ膜下出血は，脳・神経機能の「生命維持活動を調節する機能」，「運動を調節する機能」の双方に影響を及ぼす（図4-7）．
　頭蓋骨で覆われた頭蓋内は，脳実質，血液，髄液で占められているため，クモ膜下腔への出血は頭蓋内圧を亢進させ，「生命維持活動を調節する機能」に影響を及ぼす．また，クモ膜下腔での出血にとどまらず，脳室内に出血することで急性水頭症を引き起こす，あるいは，脳動脈瘤の破裂によって脳実質内に出血し，その周辺に脳浮腫をきたすことで頭蓋内圧亢

125

図4-7 ● 機能障害発生の概略図

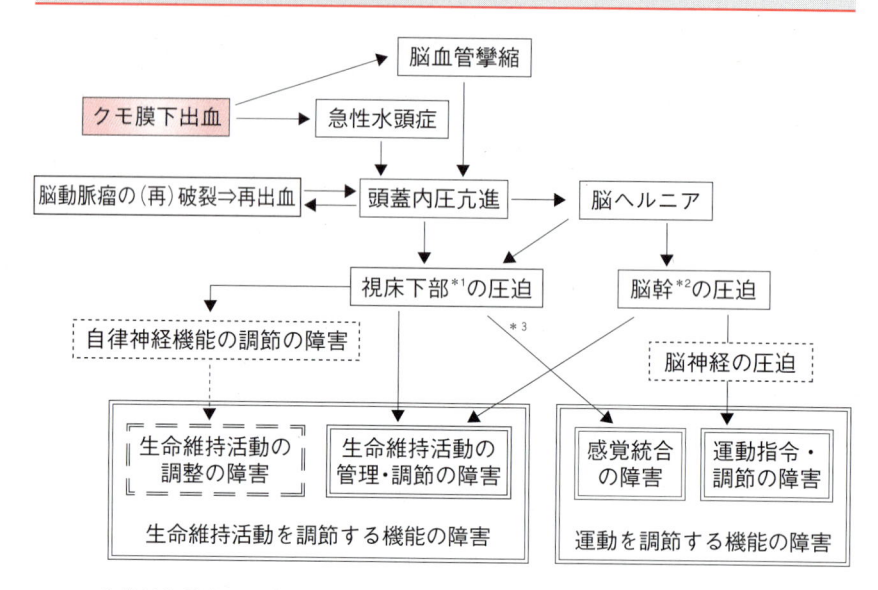

```
                    ┌─→ 脳血管攣縮
   クモ膜下出血 ──┼─→ 急性水頭症
                    ↓
   脳動脈瘤の(再)破裂⇒再出血 ←→ 頭蓋内圧亢進 ──→ 脳ヘルニア
                                  ↓              ↓
                        視床下部*1の圧迫    脳幹*2の圧迫
                                              *3
                  ┌─ 自律神経機能の調節の障害 ─┐   脳神経の圧迫
                  ↓                              ↓
           ┌─────────┬─────────┐   ┌─────────┬─────────┐
           │生命維持活動の│生命維持活動の│   │ 感覚統合 │運動指令・│
           │ 調整の障害 │管理・調節の障害│   │ の障害  │調節の障害│
           └─────────┴─────────┘   └─────────┴─────────┘
             生命維持活動を調節する機能の障害        運動を調節する機能の障害
```

＊1：自律神経機能の調節を行っている．
＊2：脳幹は，脳神経運動核が出るところ（求心路）⇒交代性片麻痺．
＊3：視床下部が障害されると，感覚情報が大脳皮質の感覚野に中継されず，障害の反対側の全感覚障害が起こる．

進が助長される．

　頭蓋内圧亢進が強まると脳ヘルニアが引き起こされ，「生命維持活動を調節する機能」が著しく障害され，生命維持活動が困難となり，生命の危険が生じ，死に至ることもある．また，一度破裂した動脈瘤は，24時間以内（特に6時間以内）に再破裂や再出血を起こしやすく，頭蓋内圧亢進の助長因子となる．そのため，発症後できるだけ早期に止血手術を行うのがよい．

　経過からクモ膜下出血が疑われる場合には，直ちに専門医のもと，血圧の管理，鎮痛，鎮静を図り，脳動脈瘤の位置や大きさ，周囲の血管の状況，出血・血腫の程度などの患者の身体的な状態を把握するための検査が行われる．その後，重症度が判定され（表4-2，3），手術時期などが検討される．

　しかし，手術により脳動脈瘤の再破裂による再出血が予防できても，破裂後4～15日頃に脳血管攣縮（遅発性攣縮）が生じる．動脈瘤破裂直後に脳動脈周囲の血液によって圧迫されて生じる一過性の脳血管攣縮（早期攣縮）もある．攣縮の程度が弱い場合は症状が出ないこともあるが，強い場合には脳虚血症状が出現する（意識障害JCS；Ⅰ-2，麻痺や失語となることが多い）．虚血が強まり，脳の神経細胞の虚血・壊死が増強することで，その脳細胞が司っている機能は障害を受ける．そして，さらなる悪化

表4-2 ● クモ膜下出血の重症度分類 (Hunt and Kosnik, 1974)

グレード0	非破裂例
グレードⅠ	意識清明で神経症状のないもの．また，あってもごく軽度の頭痛・硬直のあるもの
グレードⅠa	意識清明で急性期症状がなく，神経症状の固定したもの
グレードⅡ	意識清明で中等度の強い頭痛・項部硬直はあるが，神経症状（脳神経麻痺以外の）を欠くもの
グレードⅢ	意識障害は傾眠，錯乱である．軽度の局所神経障害をもつこともある
グレードⅣ	意識障害が昏迷，中等度から強度の片麻痺，ときに除脳硬直，自律神経障害の初期症状を示すもの
グレードⅤ	昏睡，除脳硬直，瀕死の状態のもの

重篤な全身性疾患（高血圧，糖尿病，著明な動脈硬化，慢性肺疾患），または脳血管撮影で認められる頭蓋内血管攣縮が著明な場合には，グレードを1段階悪いほうにする．

表4-3 ● WFNS(World Federation of Neurological Surgeons Committee)分類 (Teasdale, 1988)

グレード	グラスゴー・コーマ・スケール	神経脱落症状
Ⅰ	15	−
Ⅱ	14〜13	−
Ⅲ	14〜13	±
Ⅳ	12〜7	±
Ⅴ	6〜3	±

は，脳浮腫を生じさせ，生命の危機的状態をたどることもある．

このようにクモ膜下出血は，生命維持活動の障害が顕著で，緊急に治療を要するが，治療をしてもさらなる危機が生じることがあり，例外はあるものの，患者は常に生命の危機的状態にさらされることとなる．

一方，出血がクモ膜下腔に限局している場合においては，麻痺などの局所症状は呈さないことが特徴的であるが，脳実質内へ出血し血腫が生じた症例では，局所的な神経症状（言語障害や麻痺など）をきたす．そのほか，脳動脈瘤が脳神経を圧迫する大きさに達することによって，動眼神経麻痺（複視，瞳孔散大，眼瞼下垂）などの脳神経症状を示す症例もあり，「運動を調節する機能」の障害から日常生活活動に影響が生じることもある．

1 急性期の看護

1）アセスメントの視点と情報収集

(1) 生命の危機的状況の回避

クモ膜下出血患者の急性期における看護で最優先すべきことは，生命の危機的状況を回避することである．そのために，「生命維持活動を調節する機能」の障害の程度とそれに伴う症状の有無や程度の把握，そのアセス

メントから患者に必要な鎮痛・鎮静の程度と病状的・治療的に可能なセルフケアレベルの判断を直ちに行うことが重要となる．同時に，治療の援助・救命救急処置を支援し，呼吸管理，循環・血圧管理，鎮痛・鎮静による患者の内的・外的刺激の除去によって心身の安静を図り，再出血や脳血管攣縮，頭蓋内圧亢進の予防，全身状態の改善に努める必要がある．

クモ膜下出血の臨床症状は，「突然ハンマーで殴られたような」とか「(頭が)割れるような」，「これまで経験したことがないほどの痛みが突然生じた」などと表現されるように，脳動脈瘤の破裂による急激な頭蓋内圧亢進によって生じる突然の激しい頭部の痛み（後頭部寄りに生じやすい）や，それに伴う悪心・嘔吐で発症するという典型的なものである．頭痛の程度は出血量によって左右され，軽いこともあるが，痛みが突発的であることに相違はない．そして，このほかの項部硬直，ケルニッヒ徴候などの髄膜刺激症状においては，発症直後にはなく，動脈瘤が破裂して数時間が経過した後に出現することがある．

患者は，このように強烈な，あるいは，突然の，いつまで続くのかわからない症状に，また，再出血による死への不安や恐怖を抱いている場合も少なくない．こういった心理は，患者の内的刺激となり，危機的状況に至ることもあり，身体的側面だけではなく，心理的な側面にも留意してかかわる必要がある．さらに，患者の性格やこれまでの日常生活状況を把握し，患者の思いを引き出し，可能な限り患者の意思に添えるように努めることも心理的側面にかかわるには重要である．

また，クモ膜下出血患者の症状として意識障害がみられることがあるため，治療の影響（鎮静）によるものとの判断を的確に行うことが必要であり，状況に応じて危険の防止に努める．

(2) **治療に伴う危機的状況の回避**

手術を受けるまでは，「運動を調節する機能の障害」といったことからではなく，種々の症状に行われる対症療法に伴う身体活動の制限から，日常生活活動に何らかの障害をきたす．クモ膜下出血の発生は，働き盛りの40〜50歳代がピーク（男性よりも女性に多い）であり，発症する前は，仕事や家庭などで様々な社会的役割を担い，自己の価値観も確立された，セルフケア能力も高い人たちである．このような人たちにとって，対症療法によって症状が治まっているなかで，身体活動を制限される，日常生活活動で援助を受けるなどの状況は，心理的な負担が大きいと予測される．患者の気持ちを理解し，病状的・治療的に可能なセルフケアレベルを的確に判断し，セルフケアなどの援助につなげる必要がある．また，患者自身が今の状況を認識できるように，現状と今後の状況をイメージできるように説明していくことも大切である．家族においても同様である．

(3) 家族の危機的状況の回避

　家族もまた，患者同様にクモ膜下出血の発症に不安や恐怖を抱いていることが予測される．それだけではなく，クモ膜下出血の突然の発症や治療により患者とのコミュニケーションが障害されている場合もある．そして，家族の不安や恐怖，動揺もまた患者に影響する．ゆえに，患者だけではなく，家族への援助も看護にとって重要である．

2) 生じやすい看護上の問題（図4-8, 9）

①クモ膜下出血による頭蓋内圧亢進，急性水頭症，再出血が起こる危険性がある．

図4-8 ● クモ膜下出血患者に生じる機能障害と生じやすい看護上の問題

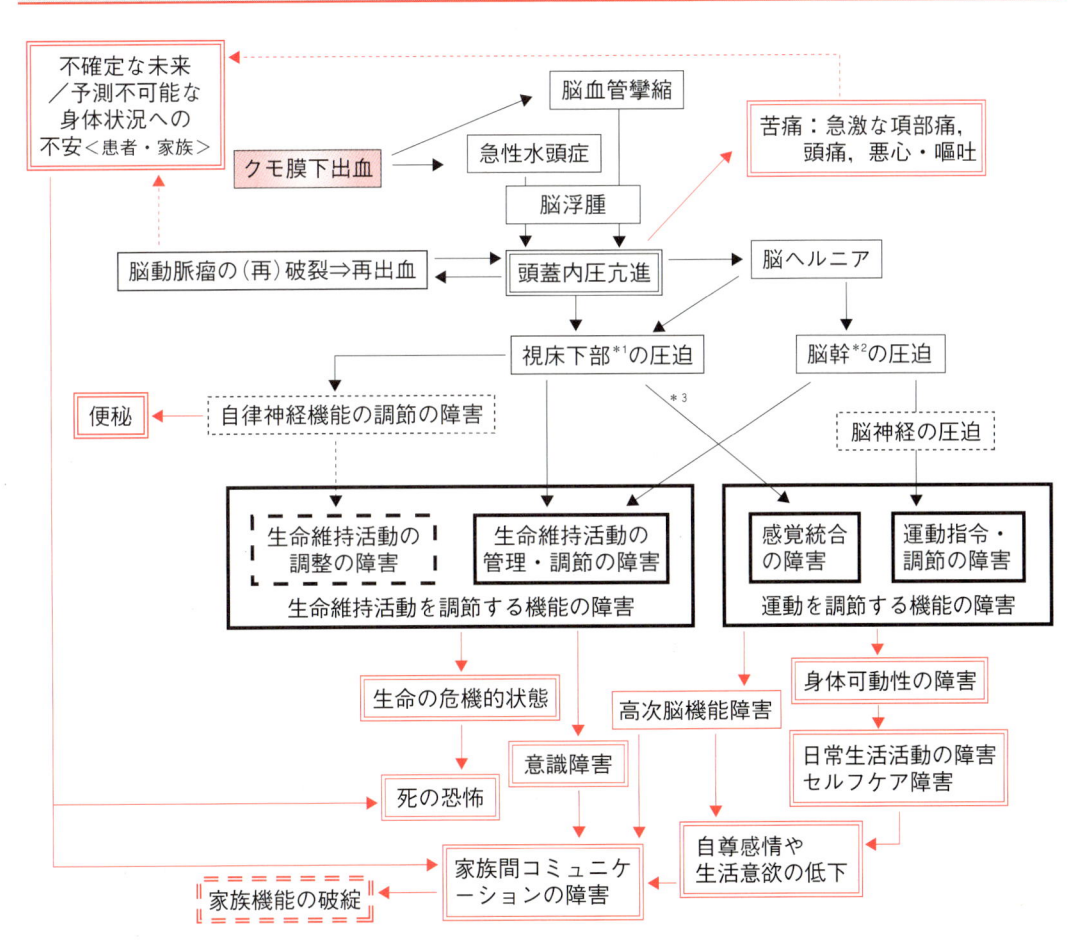

*1：自律神経機能の調節を行っている．
*2：脳幹は，脳神経運動核が出るところ（求心路）⇒交代性片麻痺．
*3：視床下部が障害されると，感覚情報が大脳皮質の感覚野に中継されず，障害の反対側の全感覚障害が起こる．

図4-9 ● 主な治療と看護上の問題

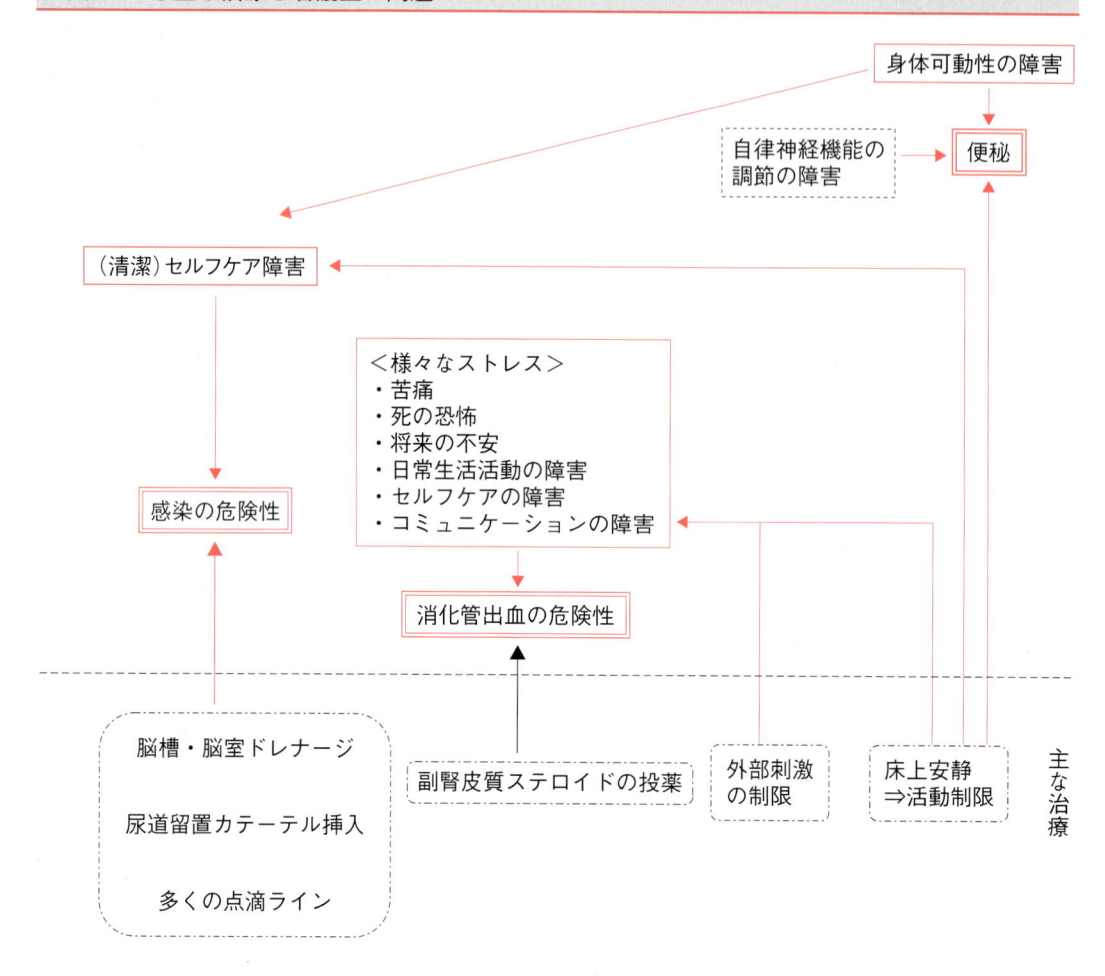

```
                                              身体可動性の障害
                                                    │
                              自律神経機能の ──→ 便秘
                              調節の障害              ↑
         ┌────────────────────────────────┘        │
         ↓                                           │
  (清潔)セルフケア障害 ←──────────┐                  │
         │                         │                  │
         │       <様々なストレス>  │                  │
         │       ・苦痛             │                  │
         │       ・死の恐怖         │                  │
         ↓       ・将来の不安       │                  │
     感染の危険性 ・日常生活活動の障害                 │
         ↑       ・セルフケアの障害 ←────────┐       │
         │       ・コミュニケーションの障害   │       │
         │              │                      │       │
         │              ↓                      │       │
         │       消化管出血の危険性             │       │
         │              ↑                      │       │
─ ─ ─ ─ ─│─ ─ ─ ─ ─ ─ │─ ─ ─ ─ ─ ─ ─ ─ ─ │ ─ ─ │ ─ ─
         │              │                      │       │
 ┌───────┴───────┐ ┌──┴──────────┐ ┌──────┐ ┌──┴───┐  主
 │脳槽・脳室ドレナージ│ │副腎皮質ステロイド│ │外部刺激│ │床上安静│  な
 │                  │ │  の投薬       │ │の制限 │ │⇒活動制限│ 治
 │尿道留置カテーテル挿入│                                        療
 │                  │
 │多くの点滴ライン  │
 └──────────────────┘
```

②視床下部や脳幹の圧迫により生じた生命維持活動を調節する機能の障害による生命の危機的状態が起こる危険性がある．

③クモ膜下出血により生じた頭蓋内圧亢進症状,髄膜刺激症状による苦痛が生じやすい．

④視床下部や脳幹の圧迫により生じた運動を調節する機能の障害による身体可動性の障害を起こしやすい．

⑤身体可動性の障害および治療に伴う活動制限によるセルフケア障害,日常生活活動障害を起こしやすい．

⑥セルフケア障害,日常生活活動障害,高次脳機能障害による自尊感情の低下,生活意欲の低下が起こる危険性がある．

⑦激しい頭痛や悪心・嘔吐などの苦痛,再出血の危険性などによる不確定な未来／予測不可能な身体状況への不安〈患者・家族〉がある．

⑧苦痛症状や予測不可能な将来への不安,生命の危機的状態による死の

恐怖がある．
⑨高次脳機能障害，自尊感情の低下，生活意欲の低下，あるいは意識障害による家族間コミュニケーションの障害の危険性がある．
⑩脳槽・脳室ドレーンの誤抜去や尿道留置カテーテル挿入，多くの点滴ラインと，清潔セルフケア障害による感染の危険性がある．
⑪身体可動性の障害，治療上の活動制限，自律神経機能の調節の障害などによる便秘を起こしやすい．
⑫様々なストレス，副腎ステロイド薬の治療による消化管出血の危険性がある．

3）目標と看護

急性期においては生命の危機的状況を回避することが第一優先となる．したがって，クモ膜下出血の重症度とともに異常を早期発見するためには経時的な観察が必要となる．そして，頭蓋内圧を亢進させないように看護を提供することが最重要課題となる．また，クモ膜下出血によって生じる病態に対する看護とともに，治療上生じる心身の問題に対しても看護師は介入していかなければならない．

(1) 異常を早期発見するための援助

クモ膜下出血に伴う急性水頭症，動脈瘤の破裂，再出血は頭蓋内圧を亢進させる．頭蓋内圧の亢進は，血圧・脈拍・呼吸・体温などのバイタルサインや，頭痛や悪心・嘔吐，意識レベル，瞳孔反応（瞳孔不同や対光反射の減弱・消失）といった脳・神経学的所見に現れる．表4-4に示す項目などを経時的に観察し，変化をとらえる．

(2) 頭蓋内圧を亢進させないための援助

異常を早期に発見するための観察に加えて，再出血を予防するために，患者が理解・納得できるように必要性を説明したうえで，ストレスを与えないように配慮しながら患者への直接的・間接的刺激を少なくし，床上安

表4-4 ● 異常を早期発見するための観察項目

神経学的所見： 頭痛の有無・程度，悪心・嘔吐，項部硬直 意識レベル（JCS, GCS），不穏な体動の有無 瞳孔の大きさ・左右差，眼球偏位，対光反射 運動麻痺（片麻痺）の程度	循環動態： 血圧・脈圧，脈拍 心電図（不整脈の有無） 水分出納，尿比重 中心静脈圧	呼吸動態： 呼吸数，リズム，深さ SpO_2 痰の有無・量・性状

検査データ：C反応性たんぱく（CRP），白血球（WBC），乳酸脱水素酵素（LDH），赤血球沈降速度（ESR），血液ガス分析，電解質バランス（特にカリウムやナトリウム）

静が保てるよう援助する．食事・排泄などもすべて床上で行うため，プライバシーの保護に努め，人としての尊厳をもって接することが大切である．

また，鎮痛・鎮静に対する医療処置，水頭症に対する医療処置がスムーズに確実に行えるようにする．頭蓋内圧を下げる目的で使用されるマンニトールやグリセオール®は利尿が強まることがあるので，脳血管攣縮の誘発因子でもある脱水を起こさないように，電解質バランスや水分出納，尿比重などに注意しなくてはならない．

再出血を予防するうえで血圧の管理は最も重要であるため，血圧は低めに維持される．逆に，低すぎても脳血流が保てなくなることを理解し，処置の前後には必ず測定し，異常がみられた場合はすぐに医師に報告する．また，血圧以外でも異常が生じた場合は直ちに医師に報告する．

主なケア内容を以下に示す．

- 1～2時間ごとに状態の把握が必要であることを伝え，患者や家族に許可を得る．その際，患者や家族が何でも言いやすい雰囲気をつくることが大切である．
- 検査や処置を行うときには，患者が安心できるような，十分な説明を行い，了解を得るとともに，検査などの移動時は静かに行い，できる限り患者への刺激を少なくする．
- 精神的安定を図るため，患者を安心させ，過度に刺激しないように面会者は患者の了解を得た最低限の人数とし，面会時間なども調整する．不穏時は，指示の鎮静薬を投与する．
- 環境刺激の緩和として室内の照度，温度，騒音などをコントロールし，光（直接患者の目に入らないように工夫する），温度，音（テレビ・ラジオも制限し，一斉放送はオフにする，周囲の騒音にも気をつける）などによる刺激を緩和する．
- 排便に伴う努責は血圧上昇を招くため，緩下薬などを使用して便の硬さを調整する．
- 患者の状態を把握しながら，指示による鎮静薬の投与，頭痛時や悪心のあるときには鎮痛薬，制吐薬を投与し，患者の苦痛を軽減する．
- 指示による血圧降圧薬（ペルジピン®）を確実に持続投与し，収縮期血圧を指示範囲内でコントロールする．また，血圧が高い場合は，直ちに医師に報告する．
- 絶対床上安静のため，体位変換枕を用いるなど工夫して，安楽な体位や良肢位を保持する．
- 脳循環を良好に保つために，15～30°頭部を挙上する（挙上し過ぎると髄液圧が低下し，悪心や嘔吐，頭痛などの症状が発生する）．
- 静脈還流を妨げないように，頸部の屈曲，極端な頸部の回転やねじれ

を防ぐ．腹臥位も禁忌とする．
・CT検査による脳室拡大の有無を確認する．
・進行性の脳室拡大があり，脳槽・脳室ドレナージやV-Pシャント術，V-Aシャント術を施行している場合は，チューブの閉塞や屈曲，チューブの先端の脱出がないか否かを確認し，ドレーンからの髄液の排出状況（髄液の性状や排液量，髄液面の高さ，拍動）を患者の症状（頭痛，嘔吐，意識障害などの頭蓋内圧亢進症状）と併せてみていく．

このほか，教育的なかかわりとして，「患者と家族に安静の必要性とその方法を具体的に説明し理解してもらう」ことや「苦痛や疑問などは我慢せずに，すぐに伝えてほしいことを伝える」ことが重要である．

(3) 生命の危機的状態を回避するための援助（緊急時の援助）

危機的状況を回避するためには，異常の早期発見が重要になってくる．クモ膜下出血患者では，急激な頭蓋内圧亢進から脳ヘルニアとなり脳幹が圧迫されることで呼吸や循環の調節が障害され生命の危機に至る．意識障害の悪化は，危機的状態を示す指標ともなるので，特に注意してみていく必要がある．また，急激な頭蓋内圧亢進や意識障害による舌根沈下のために気道狭窄や閉塞が生じるため，気道を確保することも忘れてはならない．

危機的状態になった場合は，直ちに頭蓋内圧を下げる薬剤や脳室ドレナージなどの緊急的処置が行われるので，薬剤の投与やドレナージの管理などを的確に行い，状態の変化を経時的に観察していく必要がある．

(4) セルフケアの障害に対する看護

患者は治療上の活動制限，意識障害，あるいは運動麻痺などの状況によって，身体活動が制限され，入浴，清潔，更衣，整容，排泄セルフケアが障害される．しかしながら，患者には治療上必要なドレーンやカテーテル，点滴ラインといった感染のリスクとなるルートが多数装着されているため，清拭や口腔ケアなどの清潔ケアを提供し，感染を防ぐことが重要である．

また，これらのセルフケアは，これまで患者自身で行っていたものであるため，援助の際には患者の自尊心を傷つけないように，援助の必要性を理解してもらい，可能であれば，患者と相談しながら，患者が意思決定できるよう支援することが必要である．

(5) 患者や家族の不安や恐怖に対する援助

突然の発症や激しい苦痛，再出血による生命の危険，高次脳機能障害や意識障害，麻痺などから，患者も家族も今後の予測が不可能な身体状況への不安や死への恐怖を抱くことが多い．さらに，治療上の制限による家族の接触の制限は，家族間のコミュニケーションの障害となる場合もあり，それによってますます患者・家族の不安は増強される．そのような状況にお

いては，患者や家族の思いに耳を傾け，家族間のコミュニケーションに弊害を及ぼさないように努めることが要求される．また，患者にも，家族にも今の状況が理解できるように説明しながら治療を進めていくことが必要となる．

2 慢性期の看護

慢性期になると患者は家に戻り，地域社会生活を営んでいく時期である．クモ膜下出血患者は，リハビリテーションなどの補助的療法を受けて，機能回復や社会復帰に臨む．しかし，脳・神経機能障害の程度が強かったり，なかなか回復しないで日常生活に何らかの支障をきたすような場合，あるいは慢性期に生じない正常圧水頭症に対する治療として髄液シャント術を受けた場合などは，心身ともに不安定な状態で地域社会生活を営んでいくケースもある．

そのような場合は，患者が生活を営む場での人的・物的資源によるサポートが必要となるが，身近で患者をサポートしていく家族にとっても心身ともに負荷のかかる状況になりうる．したがって，看護者にこのような家族に対するサポートも重要となる．

1）アセスメントの視点と情報収集

(1) 正常圧水頭症の発症の有無の把握

正常圧水頭症は，血腫が脳脊髄液に吸収される過程でクモ膜顆粒の働きを障害し，髄液の吸収障害が起こり，脳室に髄液が徐々に逆流することで脳室の拡大が起こるが，髄液圧は正常範囲にとどまるものである．これは，発症後おおよそ1か月以降に生じ，「ある日，一直線上を歩けなくなった，物忘れがひどくなった，会話が成立しなくなった」など，歩行障害，精神活動の低下／知的障害（認知症症状），尿失禁といった症状として現れる．

歩行障害は，正常圧水頭症の初発症状であることが多いため，まずは歩き方（小刻み歩行で不安定ではないか，片足立ちができるかなど）の変化をみることである．次いで，物忘れ，自発性の低下，無関心，日常動作の緩慢化などがないか，尿失禁といった症状がないかを確認する．

正常圧水頭症の治療は，手術は脳室内にたまった髄液を人工のシリコン管を介して他の部位に導き，髄液の吸収を助ける髄液シャント術（図4-10）のみである．最も多く行われているのは髄液を腹部のほうに導く脳室・腹腔シャント術（V-Pシャント）である．シャント術後は，過度の髄液排出によって頭蓋内圧が必要以上に下がり，硬膜下の血管を損傷して硬膜下血腫を起こすこともあるので床上安静が続く．離床開始時は，低髄圧症状（頭痛，悪心，めまいなど）を起こさないように，症状の確認をしなが

図4-10●髄液シャント術

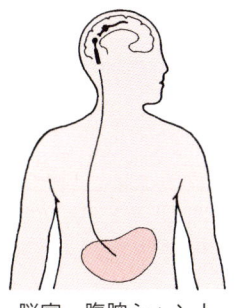

脳室ー腹腔シャント
（V-Pシャント）

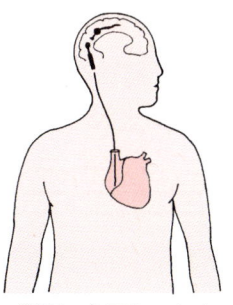

脳室ー心房シャント
（V-Aシャント）

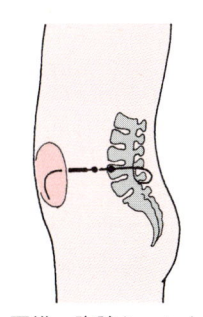

腰椎ー腹腔シャント
（L-Pシャント）

らゆっくり進める．

(2) 脳・神経機能障害による患者の日常生活への影響の把握

自立して地域社会で生活を営んでいくために，脳・神経機能障害の程度を把握するとともに，リハビリテーションでの実際の状況や日常生活動作の自立度（姿勢保持機能，移動機能，作業機能）を観察する．また，家屋の構造やサポート力など，日常生活を営んでいく環境についても把握し，患者の状態と併せて，どの部分にどの程度の援助が必要かを判断できるようにしておく．

正常圧水頭症の症状が強い場合には，うまく歩けず転倒する，危険な状態であるか判断できないなど，危険の認知・回避が困難となる．そのため，家族や周りの人たち，あるいは患者自身が過剰な行動抑制をかけて日常生活へ影響を及ぼしていることもある．そのような状況があるかどうかも把握すべきである．さらに「なぜできていないのか？」その理由も明らかにする．

(3) 患者や家族の現状認識の把握

この時期の患者や家族は，地域社会で自立して生活していかなくてはならない．脳・神経機能障害による症状や過剰な活動抑制によって生活意欲が低下したり，自尊感情が低下する場合もあるため，それらの状況把握を行う．現状の受け止めが困難であると生活意欲の低下や自尊感情の低下は，ますます助長されるため，患者や家族の現状の受け止め方について情報を得る．また，不安や心配なことがあるか，聞きたいことが聞けているかについても，現状の受け止め方に影響してくるので情報収集する．

2）生じやすい看護上の問題（図4-11）

①運動を調節する機能の障害，正常圧水頭症症状（歩行障害，精神活動の低下／知的障害）により日常生活活動が妨げられるおそれがある．

135

図4-11●慢性期に生じやすい看護上の問題

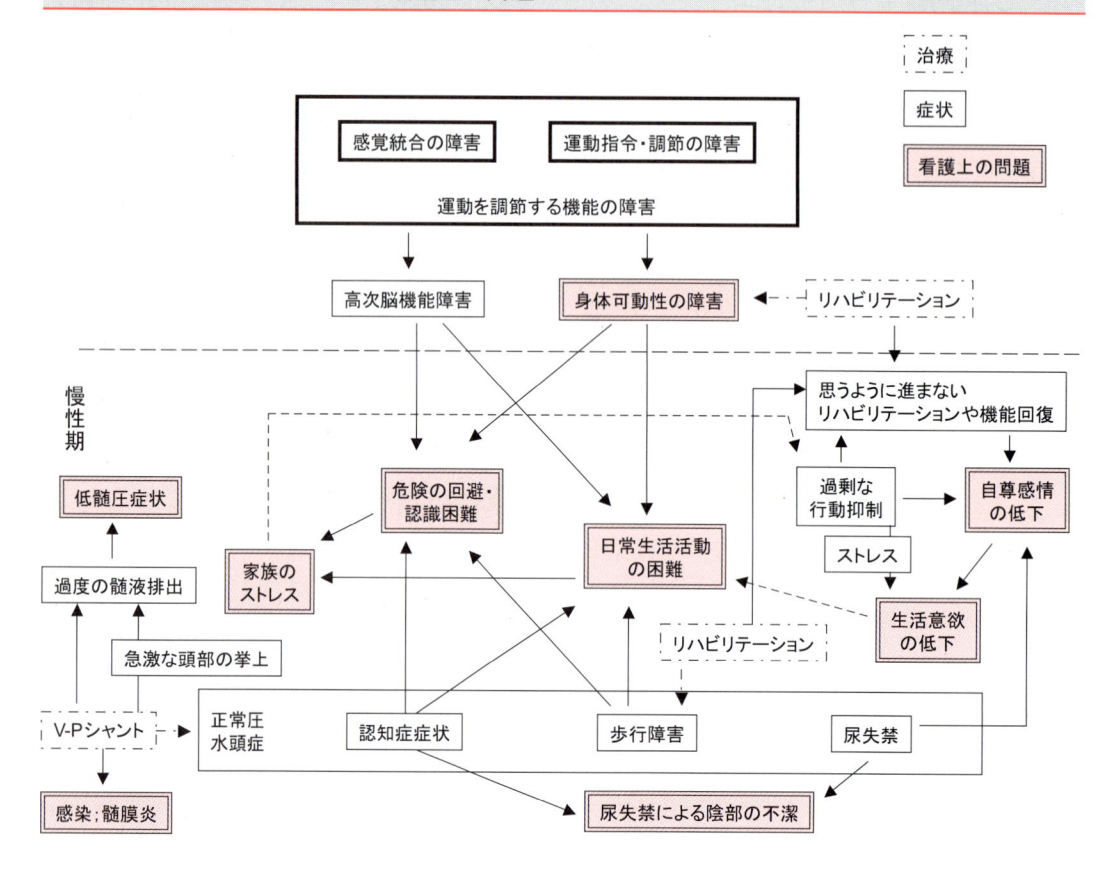

②運動を調節する機能の障害，正常圧水頭症症状（歩行障害，精神活動の低下／知的障害）によって危険の回避や認識困難が起こる危険性がある．

③日常生活活動の困難，過剰な行動抑制，正常圧水頭症症状，思うように進まないリハビリテーションや機能回復による自尊感情の低下，生活意欲の低下が起こる危険性がある．

④日常生活活動の困難，正常圧水頭症症状，思うように進まないリハビリテーションや機能回復といった患者の状況に対する家族のストレスが生じる危険性がある．

⑤過度の髄液排出，急激な頭部挙上などからの髄液排出の助長による低髄圧症状が起こる危険性がある．

⑥V-Pシャントによる感染により髄膜炎の危険性が考えられる．

⑦尿失禁，正常圧水頭症症状（精神活動の低下／知的障害）により陰部が不潔になる恐れがある．

3）目標と看護

(1) 正常圧水頭症の早期発見と症状緩和のための援助

正常圧水頭症によって生じる歩行障害，精神活動の低下／知的障害（認知症症状），尿失禁といった症状の出現がないかを観察する．また，自宅に戻ってからの発症もあるので，患者や家族に，正常圧水頭症によって生じる症状を理解してもらい，異常時家族が判断し，外来受診できるように説明する．

一時的にマンニトールやグリセオール®などの高浸透圧利尿薬で脳細胞内の水分を排泄する場合は，治療が円滑に進むように，患者の状態の変化を把握しながら適切に投与する．V-Pシャントが行われた後は，シャントが適切に行われているか（シャント閉塞が起きていないか），感染（髄膜炎）を起こしていないか確認し，シャント部の消毒などによって清潔を保持する．

髄膜炎を起こすと「発熱，髄膜刺激症状（項部硬直，ケルニッヒ徴候，ブルジンスキー徴候，頭痛，悪心・嘔吐）」が出現するので，それらの観察を行う．また，シャント部の発赤や疼痛，血液データ（WBC，CRP）や髄液の性状もチェックしておく．髄膜炎が悪化して脳炎を起こすと，意識が低下したり，痙攣を起こしたりするので注意が必要である．

(2) 危険を回避するための援助

歩行状態および障害の程度を観察しながら，環境整備を行い，事故の誘因とされるものは，除去する．また，頭蓋内圧亢進や脳血管の攣縮がなく，血圧，脈拍が安定し，発熱がみられなければ，できるだけ早い時期から他動的関節可動域訓練や，バランス訓練などのリハビリテーション訓練を開始する．さらに，認知症症状の変化を把握しながら，悪化しないように，書字，読書，ラジオなどの提供，散歩や他患者との交流を図るなど，刺激を与える．

(3) 患者の自尊感情の低下や生活意欲の低下，家族のストレスに対する援助

限られた時間内でのリハビリテーション訓練だけではなく，生活そのものがリハビリテーションになる．日常生活活動が行えないことによってストレスが大きいと思われるため，本人のペースを大切にしながら日常生活活動のなかで徐々に工夫していく．進めていくときには，患者なりの進度でよいこと，少しずつ良くなっていることを本人へ伝え，労をねぎらう．

しかし，なかなかうまくいかないときは，焦ったり，戸惑ったり，意欲をなくしたりするものである．接する際には，ゆっくりていねいに話したり，落ち着くまでそばにいたりしながら，受け入れられる体制が整ったこ

とを確認したうえで，状況の説明や今後の生活について患者と話をする．

そのほかに，患者ができる範囲（エネルギー的にも）を的確に判断し，部分的に補う援助も必要である．家族においても，患者の現状や変化，がんばっている状況を伝え，理解してもらうことが必要である．ともに，本人のペースを大切にしながら日常生活活動のなかで徐々に工夫していくことの重要性についても説明していく．

退院に向けては，安心して退院できるように，不安に思っている内容や気になっている事柄を聴き，それらが解決できるように支援していく．また，利用可能な福祉サービス，生活補助具の情報提供が必要だと判断される場合には紹介する．

障害を受容するのは難しいことであり，患者も家族も期待と挫折を繰り返し体験しながら，時間をかけて受容していく．看護師は，患者や家族の気持ちを受け止め，待つ姿勢でかかわっていく必要がある．

(4) 低髄圧症状の予防のための援助

低髄圧症状を観察し，シャントの管理を行っていく．また，活動はゆっくり行う必要性を説明し，急激な頭部の挙上を避けるように伝える．術後は定期的に状態と症状をチェックする必要があり，CTなどの検査結果も把握しておく．過度の髄液排出によって硬膜下血腫を起こすおそれもあるため，以下に示す症状についても観察する．

- 急性硬膜下血腫の症状；意識障害，めまい，悪心・嘔吐　など．
- 慢性硬膜下血腫の症状；頭痛，片麻痺，徐々に出現・進行する意識障害，認知症に似た症状　など．

C パーキンソン病（運動調節機能障害）患者の看護

パーキンソン病は，慢性進行性の錐体外路系の変性疾患であり，「運動指令・調節機能」のプロセスの「運動調節機能の障害」により起こる疾患である．

大脳基底核の一部である中脳黒質の神経細胞が変性し，ドパミン産生不足が起こり，ドパミンを神経伝達物質とする黒質から線条体への神経伝達がうまくいかなくなり，さらに線条体から淡蒼球・視床への神経伝達に異常が生じる．そのため，大脳基底核で行われている「運動調節機能」が障害される．なぜ黒質の神経細胞が変性するのかその原因は不明である．「運動調節機能」の障害により，不必要な不随意運動が出現したり，必要な随意運動が出てこなくなるため，日常生活が大きく障害される．安静時振戦（ふるえ），固縮（関節の屈曲・伸展がぎこちなくなる），動作緩慢，姿勢反射障害が本疾患の4大症候といわれる（表4-5，図4-12）．

表4-5 ●パーキンソン病の症候

＊1　安静時振戦（4～6Hz）
＊2　歯車様固縮
＊3　無動・動作緩慢に基づく症候
　　①動作の開始に時間がかかる
　　②動作の遂行に時間がかかる（特に臥位からの起き上がり，座位からの立ち上がり）
　　③手の巧緻運動が拙劣
　　④書字がだんだん小さくなる
　　⑤声が小さく抑揚に乏しい
＊4　姿勢・歩行障害に基づく症候
　　①前傾姿勢
　　②小刻み歩行
　　③突進歩行
　　④立ち直り反射障害（後方突進）
　　⑤すくみ足
　5　自動運動障害に基づく症候
　　①まばたきの減少
　　②自動的眼球運動の減少
　　③仮面様顔貌
　　④自動的嚥下運動障害（流涎の原因）
　　⑤歩行時の腕の振りの消失
　　⑥2つの異なった動作の同時遂行障害
　6　自律神経系障害に基づく症候
　　①便秘
　　②嚥下障害
　　③脂漏性顔貌
　　④陰萎
　　⑤尿意頻数
　　⑥起立性低血圧
　7　その他
　　①Myerson徴候
　　②Westphal現象

＊パーキンソニズム：パーキンソン病のほかに，脳血管障害性パーキンソニズムや薬物性パーキンソニズム，中毒性パーキンソニズムなどがある．
資料／厚生労働省特定疾患神経変性疾患に関する調査研究班，2000．

　症状の障害度を分類したものとして，Hoehn & Yahrの重症度分類が知られている（表4-6）．
　発症年齢は50歳代後半から60歳代が多い．日本における有病率は人口10万人当たり約100人と推定され，神経疾患のなかでは脳血管障害に次いで多く，1978（昭和53）年より特定疾患治療研究事業対象疾患に指定されている．重症度分類Ⅲ度以上で，生活機能障害度Ⅱ度以上（日常生活，通院に部分または全面介助を要する）の者が認定の対象となり，医療費の公費負担が受けられる．また，介護保険制度の特定疾病に定められており，40歳以上であれば，要介護認定を受ければ介護保険サービスが利用できる．
　治療は，ドパミンの補充を目的として，ドパミンの前駆物質であるL-ドーパ製剤が用いられる．また，ドパミンニューロン（ドパミンを神経伝達物質として放出するニューロン）の拮抗ニューロンであるアセチルコリ

図 4-12 ● パーキンソン病の典型的な姿勢

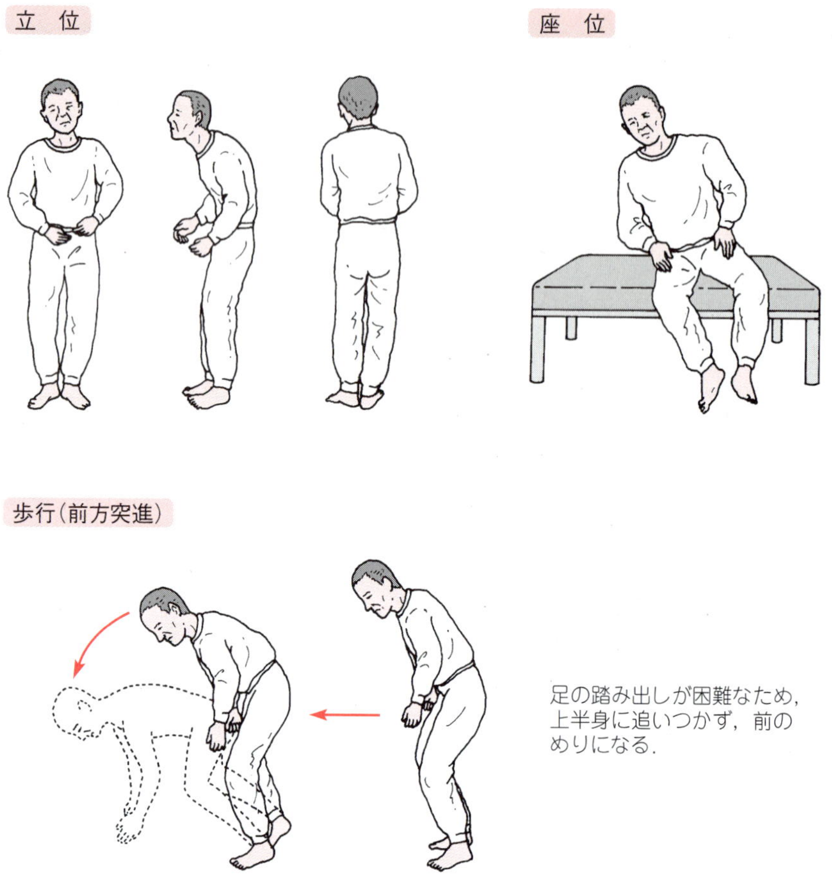

立 位   座 位

歩行（前方突進）

足の踏み出しが困難なため，上半身に追いつかず，前のめりになる．

表 4-6 ● Hoehn & Yahr 重症度分類と生活機能障害度

Hoehn & Yahr 重症度分類改訂版	生活機能障害度
ステージⅠ：身体の一側性の障害のみで，機能障害は軽微あるいはない．	Ⅰ度：日常生活，通院には介助をほとんど要しない．
ステージⅡ：身体の両側性障害があるが，バランスの障害はない．日常生活，職業は多少の障害はあるが行いうる．	
ステージⅢ：立ち直り反射に障害がみられる．活動はある程度制限されるが，職業によっては仕事が可能である．機能的障害は，軽ないし中等度だが，誰にも頼らず一人で生活が可能である．	Ⅱ度：日常生活，通院に部分介助を要する．
ステージⅣ：重篤な機能障害を呈し，自力のみによる生活は困難となる．起立や歩行は介助なしで，なんとか可能である．労働能力は失われる．	Ⅲ度：日常生活に全面的介助を要し，独立では歩行起立不能．
ステージⅤ：ほとんど寝たきりの状態，あるいは車椅子使用の生活で，日常生活全般にわたる介助を必要とする．	

ンニューロンの働きを抑制する目的で，抗アセチルコリン作動薬（抗コリン薬）が用いられる．1種類の薬物ではなく，作用機序の異なる薬物を組み合わせて用い，個々の症状を消すのではなく，日常生活活動を維持改善させることを目的としている．

薬物治療で改善されない場合は，外科的治療の適応が検討される．外科的治療は，脳定位手術法による定位的脳破壊術や脳深部刺激療法が試みられている．

パーキンソン病は緩徐に進行する疾患である．適切な薬物治療により症状をコントロールし，日常生活活動能力を維持し，社会生活や家庭生活が継続できるように援助することが重要である．看護師は，患者および家族に対し，疾患と症状についての理解を進めるとともに，長期的な展望のもとに，心身両面からの支援を継続していくことが必要となる．

1 発症初期（重症度分類Ⅰ～Ⅱ）の看護

1）アセスメントの視点と情報収集

① 症状による日常生活上の障害の程度を判断するための情報

患者は発症初期から，筋固縮と動作緩慢，振戦により日常生活活動に時間がかかるようになる．ボタン掛け，調理，書字など手指の巧緻性にかかわる動作障害によって，日常生活に支障をきたしている場合が多い．歩行時につまずいたり，転びやすくなるため，転倒の不安から外出が困難となることもある．舌がもつれたり，声が小さく聞き取りにくくなるため，コミュニケーションも取りにくくなる．

パーキンソン病の症状が日常生活活動に与える影響は大きく，その結果，社会活動の範囲が制限されたり，生活意欲が低下し，依存的になるおそれもある．症状の程度，コミュニケーション障害の程度，日常生活活動の自立度について把握し，日常生活活動が縮小傾向にないか判断する．

② 薬の副作用による日常生活上の障害の程度を判断するための情報

L-ドーパ製剤は，長期間の連用で薬効の日内変動がみられたり，消化器症状や不随意運動，精神症状などの副作用が現れることがある．患者が副作用をおそれて服薬が不規則になったり，服薬量を自分で調整してしまうことも考えられるため，服薬時間と服薬量について確認する必要がある．

パーキンソン病治療薬は，一生涯にわたり服薬する必要があるため，適切な薬物療法がなされるためには，副作用の症状を観察する必要がある．

2）生じやすい看護上の問題

①症状により生活の自立と自己管理が妨げられるおそれがある．

②パーキンソン病治療薬の副作用出現や，不規則な服薬，服薬量の自己調整などにより，効果的な薬物治療が行われないおそれがある．

3）目標と看護

(1) 生活の自立性の維持と自己管理への援助
① 日常生活行動の維持

患者および家族に，現在の機能を保持し，日常生活活動を可能な限り自分で行うことが大切である理由を説明する．家族には，患者は動作に伴う疲労が健常者よりも大きいこと，症状の特徴として緊張したり焦ったりするとますます動きが悪くなる理由を説明し，せかしたり焦らせたりしないように，時間的な余裕をもって援助する姿勢が大切である旨を説明する．

また，患者の疲労が強いときには，無理して最後までさせたりせずに，最初または途中から介助する重要性を話す．

言語障害や書字障害があったり，コミュニケーションをとりにくくなるので，会話はせかさず中断せず，ゆったりとした気分で接するように話す．

生活を，薬剤の効果に合わせて調節することも，日常生活行動の維持のうえでは重要である．午前中に身体活動能力がよいのであれば，患者が自分でしたいと望む生活行動（人によって入浴や家事など）を午前中に計画するとよい．

② 運動能力の維持訓練

関節拘縮の予防や筋の廃用性萎縮の予防，運動機能障害の悪化予防のために，運動能力の維持訓練が重要である．これは機能維持，改善のみならず気分転換を図り，生活に変化をもたせる効果もある．人によっては希望ともなる．生活のなかに，散歩や軽い体操を取り入れていくよう勧める．また，パーキンソン病患者向けの体操や，顔の体操のモデルが作成されている．患者には，理学療法士や作業療法士から自分に合った体操の指導を受けるように勧め，また，家庭でも毎日実行できるように働きかける．身体の動きや調子に日内変動があるため，調子のよい時間帯を選んで行う，好みの音楽を流す，家族と一緒に行うなど，単調にならず楽しく行えるように工夫することが，継続していくうえで大切である．

保健所や市区町村などで行っている保健事業があれば，外出や社会的交流の機会にもなるので，積極的に勧める．

(2) 薬物治療に対する理解と適切な服薬を行うための援助

薬物治療は，生涯にわたり続ける必要があるため，患者と家族に薬物の特徴や副作用をわかりやすく説明する．症状の改善がみられると，治ったと受け止めて服薬が不規則になることもあるが，服薬量を自己調整したり，服薬を中断すれば，症状が再発したり増悪することを説明し，指示された

表4-7 ● L-ドーパ製剤長期使用に伴う日内変動

Wearing-off現象	薬効時間の短縮により，本疾患の症状の日内変動が出現する現象．
on-off現象	L-ドーパ製剤の服用時刻，血中濃度に関係のない，あたかも電気のスイッチを入れたり切ったりしたときのような，急激な症状の変化を示す現象．

時間に，指示された量を，確実に服用できるようにする．大切なことは，どのように薬物を飲み，生活をしたいのかについての希望を聞いて，服薬の量と時間を主治医と相談するよう援助することである．薬物治療の効果に変化がみられた場合には，主治医に伝えるように説明する．

L-ドーパ製剤は，長期間の連用で，薬効の日内変動（Wearing-off（up and down）現象）がみられることがある（表4-7）．このような日内変動を把握するために，1日の運動障害の変化と服薬時刻との関係を一覧表にしてみるとよい．患者に自覚症状を併せて記録してもらい参考にする．日内変動がみられるときには，患者の生活リズムに合わせて服薬の効果が得られるように，主治医に調整を依頼する．

2 一部介助期（重症度分類Ⅲ～Ⅳ）の看護

1）アセスメントの視点と情報収集

① 症状による日常生活上の障害の程度を判断するための情報

この時期では，歩行障害，姿勢反射障害，転倒傾向などの起立歩行障害が，患者の生活に大きく影響を及ぼし，日常生活活動を低下させるおそれもある．日常生活活動の障害の程度を把握するとともに，家屋の段差や寝室，トイレ，廊下など，生活環境についても情報を得る必要がある．

自律神経障害も出現してくるので，障害の程度を把握して食事や排泄の援助を検討する必要がある．

2）生じやすい看護上の問題

①起立歩行障害の進行と起立性低血圧により，転倒や外傷の危険がある．
②日常生活活動能力が低下するおそれがある．
③嚥下障害，排泄機能障害を起こすおそれがある．

3）目標と看護

(1) 転倒や外傷を予防するための環境調整

床や敷居の段差，ドア，椅子，トイレ，浴室，廊下など，生活環境の見直しを行い，理学療法士，作業療法士と連携しながら，患者や家族と住宅

改修について検討する．家具類を整理して空間を広くとる．障害物を取り除く，廊下やトイレ，浴室に手すりを付ける．浴室のドアは割れない材質を用い，滑りやすい床は滑り止めマットを敷く．トイレは洋式にして，便座を高くすると，立ち上がりが容易になる．

住宅改修については，介護保険で要介護認定を受けている場合には住宅改修制度が適用となるので，医療ソーシャルワーカーや市区町村の福祉窓口に相談する．

外出時は一人での外出を避け，必ず介助者が付き添うようにする必要がある．靴は，運動靴やマジックテープで止められる訓練用シューズなどを使用する．手に物を持って歩かない．ズボン丈が長いと裾を踏んで転倒の原因になるため，丈は短めにする．

(2) 日常生活活動能力を維持するための援助

① 歩行と起居動作

歩行時は上肢を振るようにリズムをつけ，膝を屈伸させて歩く．方向転換のときには，なるべく大きく回る．

すくみ足が出現したときは，焦って歩き出そうとせずに，その場で足踏みや後ろ，または横に足を出し，次いで歩く動作に移る．

歩行時は「1，2」，「1，2」と号令をかけ，介助者が背中を軽く叩きながらリズムを取ると歩きやすい．また，床に目標となる目印をテープでつけたり，またげる程度の低い障害物を置くなど，視覚的な目標があると一歩を踏み出すことができる．一歩を踏み出すことができるとまた，しばらく歩行が可能となる．

突進歩行がみられるときには，患者と向き合い，手をつないで誘導する．たとえば，椅子からの立ち上がりでは，両足を揃える→足を肩幅に開く→肘掛けにつかまる→腰を上げる→背を伸ばして立つというように，一つひとつの動作を区切ることで動きやすくなる．

寝返り，臥位からの起き上がり，椅子からの立ち上がり，トイレなど狭い場所での動作などは，動作に区切りを加えると動きやすい．

② 排　泄

起き上がりからの移動に時間がかかり，失禁してしまうことがあるため，排泄時間を見計らって，早めにトイレに歩き，準備する習慣をつける．患者の状態に合わせて尿器，ポータブルトイレ，安楽尿器を使用する．

③ 食　事

可能な限り努力して，自力で摂取するように説明する．振戦のためにはしが使いにくい場合は，柄の太いスプーンやフォークに切り替えると握りやすくなる．すくいやすく，滑らない皿などの食器を使用する．食べ物をこぼす場合には，エプロンを用意する．

姿勢保持が障害されている場合には，車椅子や背もたれのある椅子を使用する．食べやすい姿勢，座位が保持でき，誤嚥を防ぐためにやや前傾姿勢がよい．

④ 更　衣

更衣の際に，バランスを崩して転倒しやすいため，椅子に腰掛けて動作を行うように説明する．

衣類はゆったりとした伸縮性のある物を用い，前開きにする．ボタンやホックではなく，ファスナーやマジックテープにして，着脱しやすいように工夫する．上衣はかぶりシャツにするとよい．

(3) 排泄機能障害，起立性低血圧，嚥下障害への対応

① 排泄機能障害への対応

排尿チェック表を作成し，排尿時間を把握する．失禁をおそれて，患者が水分摂取を我慢する場合があるので，尿路感染の予防のために，水分を摂取する必要性があることを説明し，積極的に水分を摂るように勧める．排泄後や失禁後は，陰部を清潔に保つ．尿閉がみられる場合には，排尿時に下腹部を手で圧迫し排出する．

便秘を予防するため，十分な水分摂取と繊維質の多い食事内容とし，散歩や運動を行うよう勧める．起床時や朝食後に定期的にトイレに行くなど，規則的な排便習慣をつける．温罨法，腹部のマッサージなどを行い，排便困難時は緩下薬，浣腸，摘便を行う．

② 起立性低血圧への対応

急な起立を避ける．まず，ゆっくりと座位となり，気分が悪くないことを確認してから起立するよう指示する．

歩行，入浴，トイレ，移動時には，必ず介助者が付き添う．意識レベルの突然の低下がみられたら，直ちに臥位とし，下肢を挙上する．血圧を測定し，正常となればゆっくりと座位にして血圧の変化を観察する．

下肢に血液がうっ滞する場合は，弾性包帯や圧迫性のストッキングを着用する．

③ 嚥下障害への対応

誤嚥を防止するために，食事時は介助者が見守り，必要時介助する．嚥下状態に合わせて，食事形態の工夫をする．飲み込みやすいよう，主食は軟飯や粥食にしたり，副菜はとろみをつける，細かく刻むなどの工夫をすると飲み込みやすく，むせるのを防ぐことができる．

酸味の強いもの，粗い繊維質の多いもの，粉っぽいものは，誤嚥しやすいので避ける．患者が焦らずゆっくりと食事ができるよう，環境を整える．

3 | 全介助期（重症度分類Ⅴ）の看護

在宅療養の場合は，社会資源の活用方法や介護の方法などを指導し，患者および家族が安心して療養できる態勢づくりが重要である．日常生活において介護者の介護の度合いも大きくなるため，介護者への支援も必要となる．

1）アセスメントの視点と情報収集

重症度分類Ⅴの時期は，起立，歩行が困難となり，日常生活に全面的な介助を必要とする．ベッド上で臥床して過ごす時間が長くなるため，臥床による合併症（褥瘡，気道感染，尿路感染など）が生じやすくなる．

① 感染症または脱水による発熱の把握

身体に触わると熱い，顔色が赤い，体温が高く脈拍や呼吸が促進している場合には，感染症を疑う必要がある．感染症でないことが明確になれば脱水を疑う．脱水は皮膚，口腔粘膜，舌が乾燥し，尿量は減少し，濃縮尿となる．また，唾液の量は低下する．

② 褥瘡の早期発見

褥瘡の好発部位（背部，仙骨部，腸骨部，殿部，踵部）の皮膚の状態，湿潤の有無について観察し，褥瘡発生の危険性について把握する．また，自発的な体動の有無，体位変換の実施状況，同一体位が継続される状況がないかを把握する．

食事摂取状況，栄養状態についても評価する．

③ 上気道感染

痰，鼻汁の量と状態，咳嗽の有無，体温，脈拍，呼吸の数と性質について観察し，呼吸音（左右差，空気の入り具合）を聴取する．

④ 尿路感染

1日の排尿回数，尿量，排尿間隔，尿の性状，浮遊物・混濁の有無，排尿時痛，下腹部痛，残尿感，残尿の有無と，体温とを総合して尿路感染を起こしているかどうかを判断する．

⑤ 関節拘縮と運動範囲

関節可動域，関節の拘縮・変形の有無，体動時や体位変換時の疼痛の有無について観察する．

⑥ 介護者の状況および家族の介護態勢

主として介護を担当する者の介護状況，健康状態，疲労の状況，家族内の介護態勢，介護保険などのサービスの利用状況を把握する．

2）生じやすい看護上の問題

臥床により褥瘡，気道感染，尿路感染，関節拘縮などの合併症が起こりやすい．

3）目標と看護

(1) 臥床による合併症を予防するための援助

合併症予防のために，以下の項目について援助するとともに合併症の早期発見に努める．

① 感染症の予防

口腔内の細菌の繁殖を予防するために口腔内を清潔に保つことは重要である．もし感染が疑われ痰が貯留しているようであれば体位ドレナージ，スクイージングなどにより，排痰を積極的に行う．痰が粘稠性の場合は，ネブライザーを使用する．自分で喀出できない場合は，口鼻腔吸引を行う．

頻回に体位変換を行い，日中はなるべく座位をとらせることによって痰の貯留を予防する．誤嚥による肺炎を防ぐために，食事はとろみをつけたり，ミキサーを使用するなどして飲み込みやすくする．それでも嚥下できないようであれば，経管栄養を検討する．

尿路感染の予防のためには，水分摂取を多くする．経口的に飲水が不可能であれば，経管栄養や点滴などにより水分を補給する．残尿量が多い場合は，膀胱カテーテルを留置する．

必要であれば無菌操作による膀胱内洗浄を行うが，再感染の危険性もあるので，できれば避ける．

陰部を清潔にすること，介助者がよく手を洗うことも尿路感染を予防するうえで重要である．

② 脱水の予防

経口的に可能なら水分摂取を勧める．経口的に飲水が不可能なら，経管栄養や点滴などにより水分を確保する．

③ 褥瘡の予防

皮膚の清潔保持に努め，排泄後すぐにおむつを交換し，必要があれば更衣する．

体位変換は少なくとも2時間以内に行う．それが不可能な場合にはエアマットなどを用いて除圧を行う．全身の栄養状態を維持または改善するために食事はバランスのとれた栄養価の高いものを勧める．

④ 関節拘縮の予防

関節拘縮があると褥瘡が生じやすくなる．また，痛みを伴うため患者の苦痛が大きく，生活の介助も困難となる．

体位変換や全身清拭のたびに関節を動かす．また，1日に1～2回はすべての関節を1か所5回ずつ屈伸させると拘縮の悪化を予防できる．体位変換後は良肢位を保つ．

(2) 介護者への支援

　患者が在宅での療養を続けられるためには，家族内で介護を分担できるような態勢を整え，主として介護を担当している者が健康を保ちながら無理なく介護が継続できるように支援することが必要となる．そのためには，介護者の疲労状況や健康状態を定期的に観察し，介護保険等のサービスが活用できるように助言するなど，介護者も含めた支援を行っていくことは重要である．

感覚機能障害

感覚機能障害

視覚機能障害

第1章　視覚機能障害と日常生活　　153

① 視覚機能とその役割 ──── 154
② 視覚機能とその障害 ──── 156
③ 視覚機能障害がもたらす生命・生活への影響 ──── 170

第2章　視覚機能障害の把握と看護　　175

第3章　視覚機能障害の検査・治療に伴う看護　　193

① 視覚機能の検査に伴う看護 ──── 194
② 視覚機能障害の治療に伴う看護 ──── 199

第4章　視覚機能障害をもつ患者の看護　　205

第 1 章
視覚機能障害と日常生活

1 視覚機能とその役割

A 視覚機能とは何か

毎日の生活では、食事を目で見て楽しんだり、景色を見て感動したりするだけでなく、場合によっては危険物を見て回避するなど、視覚機能によって安全な生活を送っている。

視覚機能は、光情報を検知する"検知機能"と、その情報を大脳の知覚野へ伝導する"伝導機能"という2つの機能から成り立っている。

1 検知機能

物が見えるという事象は、実際には物にあたって反射された光を見ているのである。そのため、物があっても、暗闇では何も見えない。検知機能は、適量の光が角膜、房水、水晶体、硝子体と通過し、網膜の視細胞の光受容体で検知される機能である。

2 伝導機能

検知された光情報は、眼球から出た左右の視神経を通じて頭蓋骨に入り、すぐ交叉（視神経交叉）し、再び左右に分かれて視索となり、外側膝状体という中継地点に達する。ここから、新しい神経線維（視放線）が出て、大脳の後頭葉の視覚中枢に光情報が伝導され、初めて物が見える。この光情報が脳へと伝導する視神経の経路は視覚路ともいわれる。

これが伝導機能である。

B 視覚機能と生命・生活

視覚機能には、自己動作の点検、人の動きの把握、環境把握、文化の味わいと学習といった役割があり、社会生活を豊かに送るために大切な存在である（図1-1）。

視覚機能を通じて得られる情報は、人間が得る感覚情報全体の80％を占めており、日常のなかで生命の安全や生活を守るのに重要な役割を担っている。そのため、この視覚機能が何らかの原因・要因で障害されると、日常生活において自己動作の点検、人の動きの把握、環境把握、文化の味わいと学習に関する役割が果たせず、多くの危険や困難、不便が生じる。身体に危険を及ぼす情報を検知・伝達ができなくなると、安全かつ安心し

図1-1 ●視覚機能とその役割

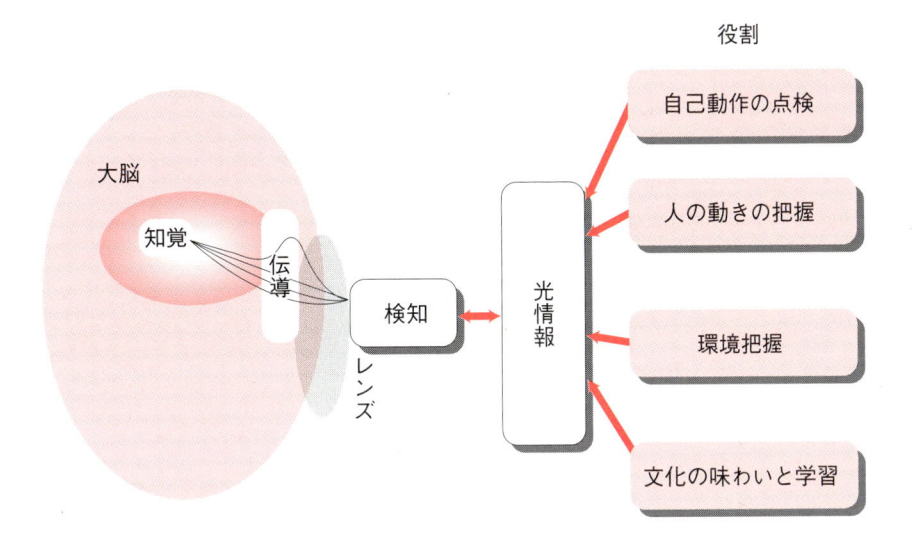

た生活そのものの実現が困難になる．

1 自己動作の点検

　自己動作の点検は，毎日の生活のなかの，様々な場面で現れる．清潔動作では安全に快適に入浴したり，食事動作では固形の食物や液体のスープなどを正しく口に運んだり，更衣動作ではTPOに合わせた衣服を身に着けたり，排泄動作ではプライバシーが確保できる場所で適切に排泄したりなど，自分の動作を安全かつ快適に行うために役立っている．

2 人の動きの把握

　人の動きの把握では，様々な人々の行動や交通事情を見て安全に通勤したり，仕事場でお互いに協力したり，家庭生活ではそれぞれの役割を果たしたり，またいつの場合も，相手と対話する際の反応や表情を見てコミュニケーションを図り，意思疎通をスムーズに行うために役立っている．

3 環境把握

　環境把握では，様々な状況や身の回りの様子を見ることをとおして，身近な生活環境の内容や変化を把握するために役立っている．また社会生活をより快適に，より安全に過ごすために役立っている．

4 文化の味わいと学習

　文化の味わいと学習においては，映画や絵画などを鑑賞したり，コンサー

トを見たりして文化的な楽しみを味わったり，新聞や書籍を読んで知識を得るなど学習を積み重ねるうえで役立っている．

2 視覚機能とその障害

A 検知機能とその障害

1 検知機能とその担い手

1）通　光

　角膜，房水，水晶体，硝子体は，それぞれの器官の働きが連動して，光を通す一つの通光器となる（図1-2）．

　角膜は目の外側表面を形作り，虹彩の前方に位置する．この角膜の部分のみが，眼球の外側表面のなかで強膜に覆われていない部分である．

　角膜と虹彩の間には眼房があり，そこを満たす水のような液体が房水である．房水は，2つの眼房を満たしており，その1つは角膜と虹彩の間にある前房，もう1つは虹彩と水晶体の間にある後房である．房水は，この2つの眼房の境にある様々な組織に酸素と栄養分を運ぶ．

　水晶体の後部と網膜の間には，眼球の内部の大部分を占める大きな空洞があり，硝子体とよばれる透明なゼラチンのような組織で満たされている．

　角膜，房水，水晶体，硝子体は，適切な量の光を通過させ，網膜に正し

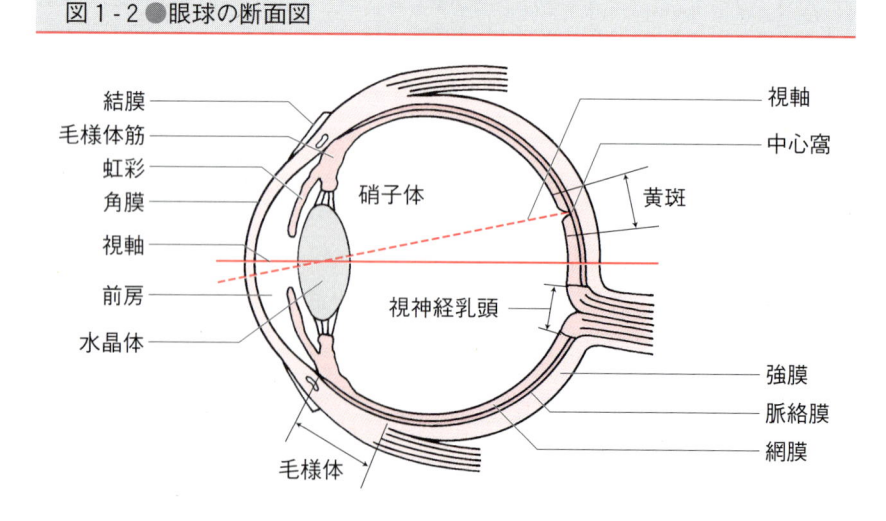

図1-2 ●眼球の断面図

図1-3 ●水晶体と毛様体の働き

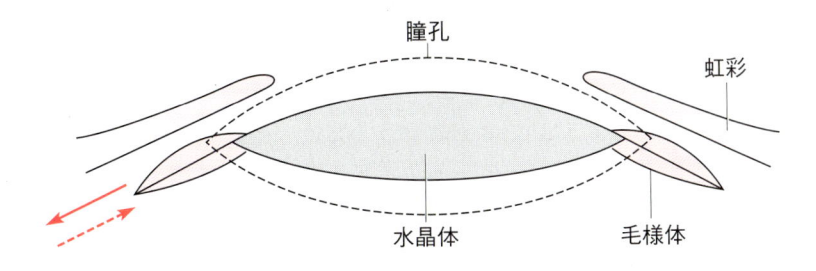

瞳孔　虹彩　水晶体　毛様体

い像を結ぶレンズの役割をしている．このレンズのしくみは，カメラのレンズに似ている．水晶体は透明な凸レンズ状の器官でピントの調節を行い，オートフォーカス機能に相当する．そのため，4つの器官のどこかが濁っていると，きれいな像を結べなくなってしまう．

　光の屈折率を調整しているのは，毛様体筋の働きと水晶体の弾力性である．近くの物を見るときには毛様体筋は収縮し，水晶体を厚くする．遠くの物を見るときには毛様体筋は弛緩し，水晶体を薄くする（図1-3）．この毛様体筋の働きと水晶体の弾力性によって，ヒトの眼は，焦点を合わせ，網膜に正しく像を結ぶことができるのである．

2）入光量の調節

　瞳孔からの入光は，虹彩の働きによって反射的に適量に調節される．虹彩は目の黒目の部分で，カメラでいう光の量を調節する「しぼり」の機能に相当する．光が強すぎる場合は，虹彩を縮めて瞳孔を縮小し，入光量を調節する．光が弱い場合は虹彩を弛緩させて，瞳孔を拡大し入光量を調整する．瞳孔が暗い場所では自然に拡大し，明るい場所で縮小するのは，虹彩の入光量の調節機能による．この反射を光反射という．

3）結　　像

　眼球の奥にある内側の0.2～0.3mmの薄い膜は網膜とよばれ，感覚細胞を1億個以上もっている．この網膜で，光刺激によって像を結ぶ結像が行われる．網膜は写真のフィルムの役割を果たしており，眼底の部分で像を結ぶ．網膜に映し出された像は，視神経から大脳の視覚中枢へと伝導され，その像を見ることができる．

2 検知機能障害とその要因

1）疾　患

　検知機能の障害は，通光，入光量の調節，結像のいずれかが障害されることによって発生する（図1-4）．

⑴ 通光の障害

　通光の障害には，水晶体そのものの屈折力の低下によって起こる屈折障害と，角膜，水晶体，硝子体のいずれかの混濁や外傷，炎症，疲労によって起こる通光障害がある（図1-5）．

① 屈折障害

　屈折障害は，入光してから網膜で像が結ばれるまでの前後軸の長さと屈折率の障害に分けられる．入光し，眼球から像を結ぶまでの前後軸が短い場合は，網膜の前で像が結ばれる．これを近視といい，遠方の物は像がぼやけて見える．反対に，入光してから像を結ぶまでの眼球の前後軸が長い場合は，網膜よりも後ろで像が結ばれる．これを遠視といい，この場合に

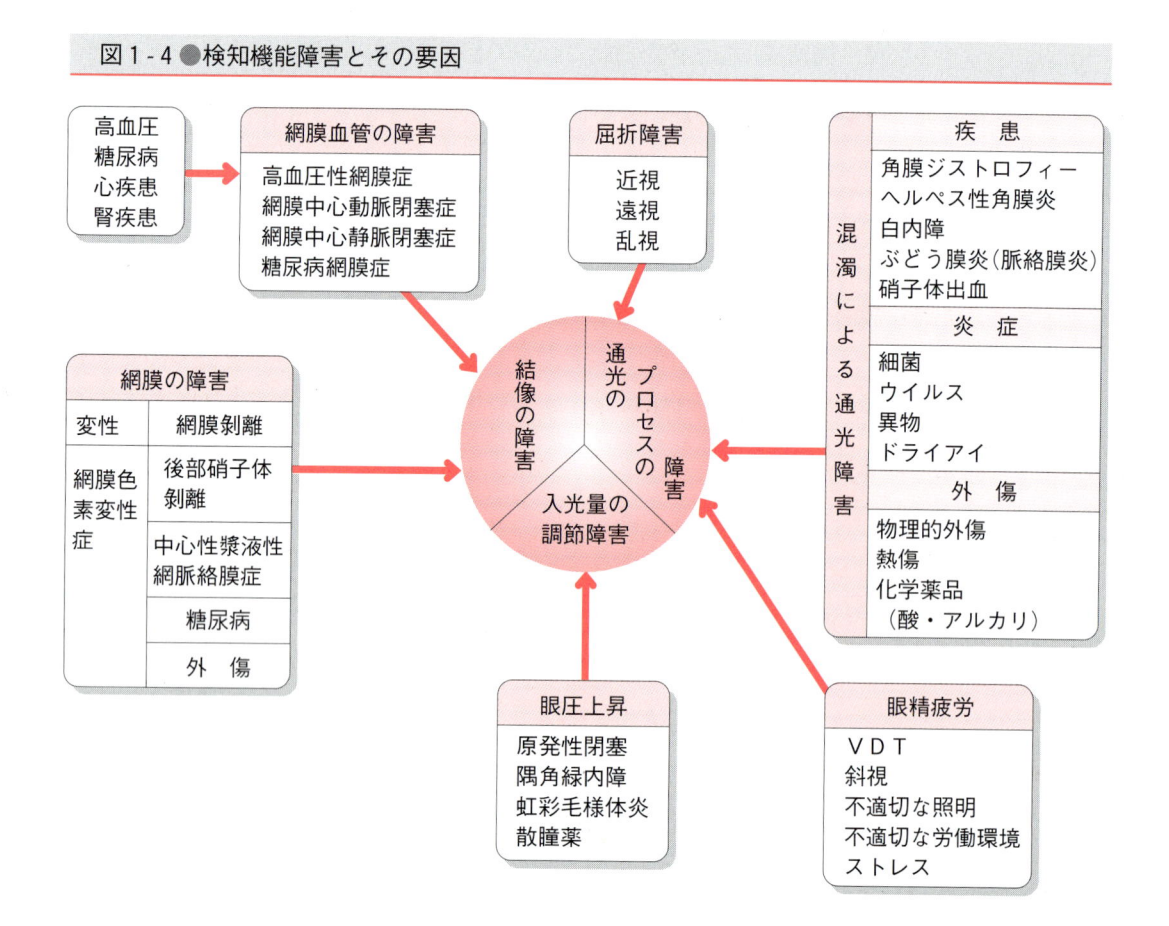

図1-4 ●検知機能障害とその要因

網膜血管の障害
- 高血圧（高血圧，糖尿病，心疾患，腎疾患）
- 高血圧性網膜症
- 網膜中心動脈閉塞症
- 網膜中心静脈閉塞症
- 糖尿病網膜症

屈折障害
- 近視
- 遠視
- 乱視

疾患（混濁による通光障害）
- 角膜ジストロフィー
- ヘルペス性角膜炎
- 白内障
- ぶどう膜炎（脈絡膜炎）
- 硝子体出血

炎症
- 細菌
- ウイルス
- 異物
- ドライアイ

外傷
- 物理的外傷
- 熱傷
- 化学薬品（酸・アルカリ）

網膜の障害
- 変性：網膜色素変性症
- 網膜剝離
- 後部硝子体剝離
- 中心性漿液性網脈絡膜症
- 糖尿病
- 外傷

眼圧上昇
- 原発性閉塞隅角緑内障
- 虹彩毛様体炎
- 散瞳薬

眼精疲労
- ＶＤＴ
- 斜視
- 不適切な照明
- 不適切な労働環境
- ストレス

中央：プロセスの障害（通光の障害，結像の障害，入光量の調節障害）

第1章　視覚機能障害と日常生活

図1-5 ●通光のプロセスにおける障害

原因　　　　障害のプロセス　　　　　　　　　　　障害

屈折の障害
- 老眼（視） → 毛様体の張力の低下 → 水晶体の調節障害
- 加齢 → 水晶体の硬化
- 近眼（視） → 通光器前後径の短縮 → 屈折力の増大 → 視力低下
- 乱視 → 角膜面のゆがみ，凹凸 → 屈折光の乱射 → 視力低下 → 失明
- 角膜 → 外傷 → 破壊
- 　　 → 炎症 → 感染
- 原因不明 → 浮腫 → 眼圧上昇 → 視神経乳頭の圧迫 → 視神経萎縮

白内障
水晶体
- 母親のウイルス（風疹） → 加齢 → 水晶体内たんぱく質の変化 → 水晶体の白濁 → 視力低下
- 原因不明 → 先天性 → 　　　　　　　　　　　　　　　　　　　→ 光の散乱 → 羞明
- 　　　　 → 外傷
- 食生活 → 併発性 → ぶどう膜炎
- 　　　　　　　　 → 緑内障
- 運動量 → 中毒薬物性

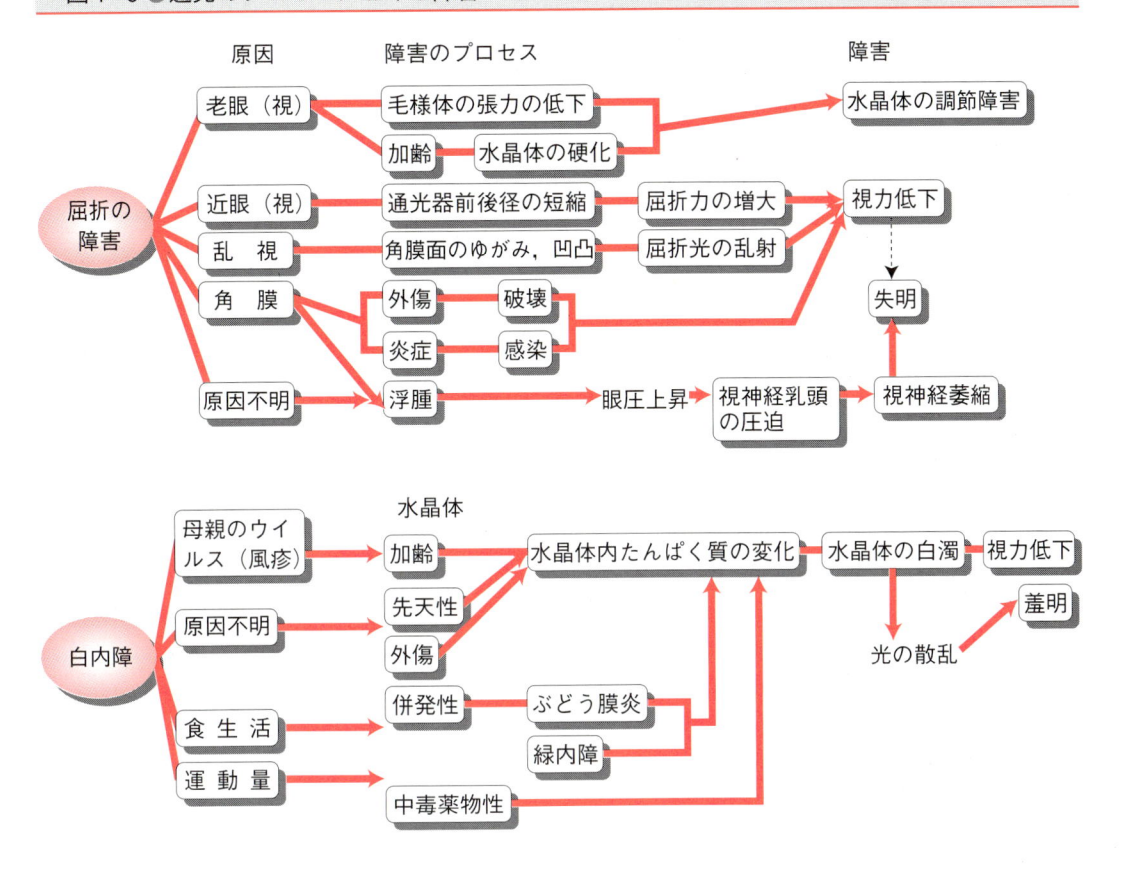

は，近くの物は像がぼやけて見える．

角膜に不規則なでこぼこがあって，屈折率が一定でないものを乱視といい，物が二重三重にぶれて見える．

近視は凹レンズ，遠視は凸レンズで，それぞれの強弱に合わせてレンズの度数で矯正する．乱視の場合はレンズによる矯正が行われるが，それが困難な場合には，角膜を直接被い，不規則面をなくすコンタクトレンズで矯正する（図1-6）．

② 混濁による通光障害

角膜，房水，水晶体，硝子体は，その器官のいずれかが何らかの原因により混濁すると，通光が妨げられ，通光障害が起こる．

原因となる疾患は，表1-1のとおりである．また細菌，ウイルス，ゴミやほこりなどの異物，事故による外傷，熱傷，化学薬品が原因でも，通光障害は起こる．その場合，疾患や炎症，外傷によって，角膜，房水，水晶体，硝子体が濁ることにより光の通過が悪くなり，網膜に明確な像を結ぶことができない．そのために，物がぼやけて見え，混濁が悪化すると，

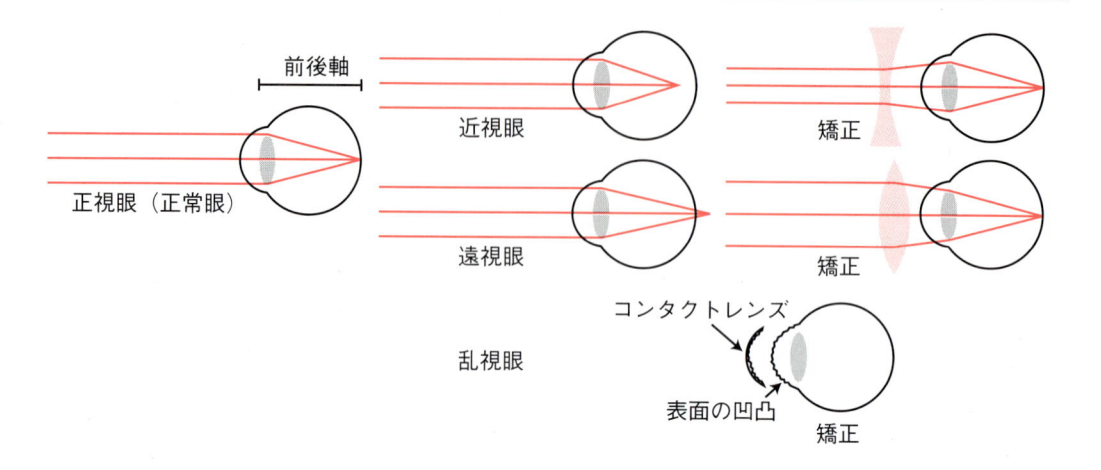

図1-6 ●正視眼，近視眼，遠視眼，乱視眼

表1-1 ●混濁を生じる代表的な疾患

角膜	角膜炎，角膜ジストロフィー
房水	緑内障
水晶体	白内障
硝子体	硝子体出血

物が見えなくなってしまう．

③ 眼精疲労

眼精疲労は，疲れ目とは異なり，物を見ているだけで目が疲れたり，痛みを感じたり，目のかすみ症状としても現れる．眼精疲労がひどい場合は，悪心・嘔吐も現れる．睡眠をとっても症状が回復しないほどの重症例を眼精疲労という．

何らかの原因で屈折障害を生じた場合，焦点を合わせようとして，目を細めて物を見ようとするために，水晶体を調節する毛様体筋に過度な緊張がかかる．そのために，毛様体筋の疲労を引き起こし，ぼんやりとかすれて見えたり，目の痛みや頭痛が現れたりする．

また斜視がある人の場合は，物を見るとき，もともと焦点が合わない目で，無理に焦点を合わせようと調節するために毛様体筋が疲労しやすいという条件が加わり，眼精疲労を生じやすくなる．

特に壮年期にある成人は，仕事で目を酷使する一方で，各種の全身の機能低下とともに，眼の調節機能が少しずつ退化し始めている．そのうえ近年では，パソコン操作をしながら業務を遂行する職業が増加している．パソコン操作に伴うVDT（Visual Display Terminals）作業のように，視線がディスプレイ画面と書類を頻回に往復する場合は，その視線に併せて

目が屈折率の調節を頻回に行うために毛様体筋が疲労し，眼精疲労を起こしやすい．そのほか，照明や彩光が不適切な職場環境でも，眼精疲労は起こりやすい．

(2) 入光量の調節障害

虹彩の中央にある黒い円の部分は，瞳孔とよばれる開口部で，目に入る光の量を制限する働きをする．虹彩は小さな筋肉でできており，瞳孔の大きさを変えることができる．虹彩の作用を障害する原因としては，虹彩そのものの疾患，ならびに毛様体の疾患がある．また，隅角を閉鎖して房水の流れに支障をきたす開放性隅角緑内障，原発性閉鎖隅角緑内障などによっても，入光量の調節に障害を生じる．

(3) 結像の障害

網膜は10層からなり，結像を映し出す．硝子体に接する最外層は色素細胞からなる色素上皮層である．それに接して光の受容体である視細胞層がある．光が入ると視細胞層で化学反応が起こり，電気刺激となって視細胞に伝わる．視細胞で光から神経信号へと変換され，その信号は最終的に網膜の表面に存在する神経節細胞から視神経を経て，脳中枢へ情報が伝えられる．この結像に至るまでの過程において，網膜に映し出された像を障害する原因・要因は，網膜の血管障害と網膜の障害とに分けられる（図1-7）．

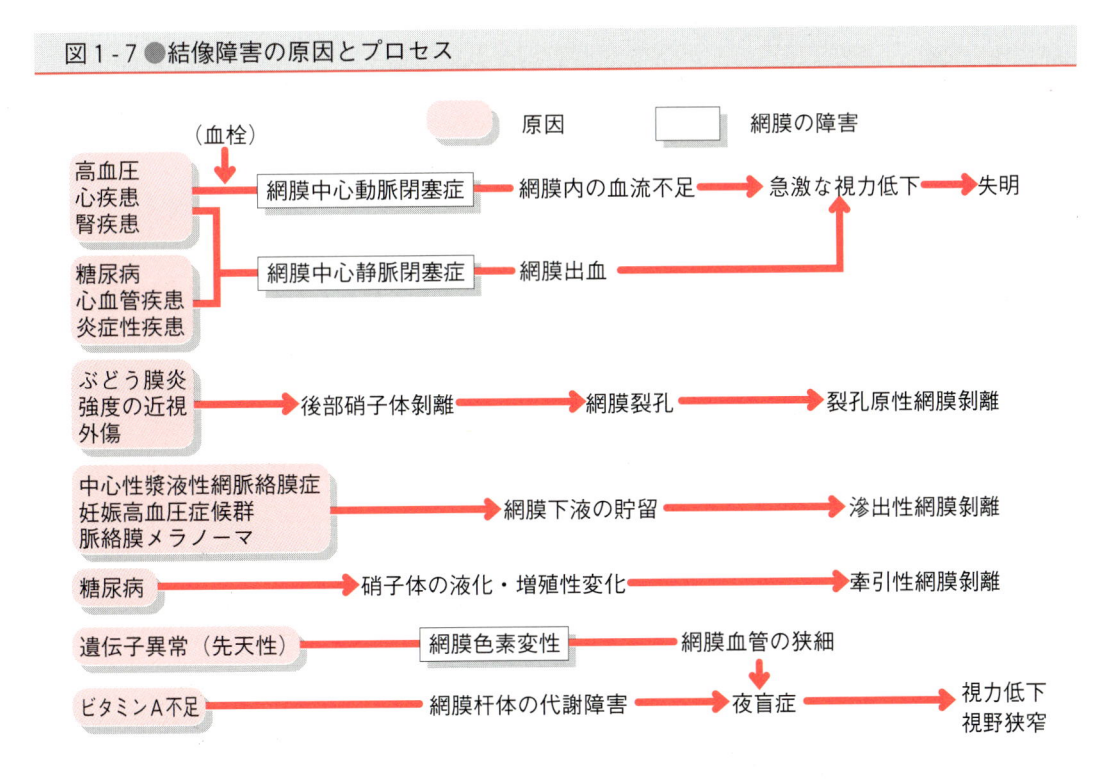

図1-7 ● 結像障害の原因とプロセス

① 網膜血管の障害

網膜血管は，栄養素や酸素を運搬する役割を担っている．特にビタミンAは視力に関して重要な役割を果たしている．

網膜血管の障害は，全身の血管の動脈硬化に伴う高血圧，糖尿病，心疾患，腎疾患などによって生じやすい．代表的な疾患としては，高血圧性網膜症，網膜中心動脈閉塞症，網膜中心静脈閉塞症，糖尿病網膜症などがある．

高血圧性網膜症において，高血圧により網膜血管に最初に現れる影響は，動脈が細くなる狭細化という現象である．網膜血管の壁から血液や血液成分が染み出してできる出血斑や滲出斑，血流が不足しているところにできる軟性白斑，血管から漏れ出た血液成分が網膜内にたまって起こる網膜浮腫などの所見が眼底に現れる．高血圧性網膜症は，自覚症状を感じにくい．そのため，治療せずに放置していると，網膜内に血流が途絶えた部分（虚血部位）ができ，その部分に酸素や栄養を届けようとして，新生血管ができる．この血管は，もろくて破れやすいために，出血斑を生じる．出血から網膜剥離に至る場合があり，そうなると高度の視力障害を引き起こす危険性が高くなる．

この進行過程は，糖尿病における増殖網膜症の経過とほぼ同じである．高血圧網膜症も増殖網膜症となってしまうと，適切な処置をしないと徐々に進行し，失明に至る．

② 網膜の障害

網膜の障害には，網膜剥離と網膜の変性がある．

網膜剥離には，裂孔原性，滲出性，牽引性があるが，通常，裂孔原性網膜剥離を指す場合が多い．裂孔原性網膜剥離は，ぶどう膜炎，強度の近視，外傷によって網膜にできた裂け目や穴，すなわち網膜裂孔が原因となる．この網膜裂孔から，網膜の前にある硝子体液が網膜の下に入り込んで網膜剥離が広がり，硝子体剥離を引き起こす．放っておくと剥離が拡大し，失明することもある．

滲出性網膜剥離は，網膜血管内の病変で血中の水分や脂肪が漏れ，網膜中にたまった状態が原因で起こる網膜剥離である．中心性漿液性網脈絡膜症や妊娠中毒症，脈絡膜メラノーマなどによって感覚網膜（内層）と網膜色素上皮層（外層）との間に，滲出液が貯留して起こる．

牽引性網膜剥離は，網膜に裂孔を生じるわけではない．糖尿病が原因で硝子体の液化が発生して，増殖性の組織ができ，それが網膜を引っ張るために網膜剥離を引き起こしたものである．

網膜の変性である網膜色素変性症は，網膜に異常な色素沈着が起こり，網膜にある神経細胞（錐体と杆体）が機能を停止するものである．症状は

千差万別であるが，夜に物が見えなかったり，暗いところで物が見えにくかったりという夜盲が見受けられる．徐々に視野異常が進行し，失明に至る場合もある．網膜色素変性症は，杆体の遺伝子異常が報告されている．そのため，治療法としては遺伝子組み換え，ビタミンAの多量投与が効果的といわれているが，現在のところ決定的な治療方法は確立されていない．

2）生活習慣への影響

(1) 食生活への影響

網膜血管は栄養素や酸素の運搬の役割を担っており，その障害は毎日の食習慣による影響が大きい．高エネルギー，高脂質の食事を毎日続けていると，高脂血症，糖尿病，高血圧症，心疾患，腎疾患など生活習慣病を引き起こしやすくなる．摂取エネルギーの摂り過ぎに運動不足が加わると，血管の動脈硬化が起こる．この状態が長期間続くと動脈硬化が促進され，血圧は徐々に高くなり，全身にある小血管の梗塞を引き起こす．その梗塞が網膜の血管にまで至ると，視力障害の原因となる（図1-8）．

結像障害の原因となる代表的な疾患として，糖尿病網膜症がある．糖尿病網膜症は，糖尿病に罹患した患者の50％が合併症として発症するといわれ，その18％が失明に至る．高血糖の状態が続くことにより，血液の流れが悪くなり，網膜の血管障害や閉塞性病変などを生じる．糖尿病は良好な血糖コントロールが一義的な治療法であり，食生活との関係が深い．

(2) 睡眠への影響

睡眠と視力障害との関連は，医学的には解明されていないが，一日のな

図1-8● 視覚機能障害と食生活

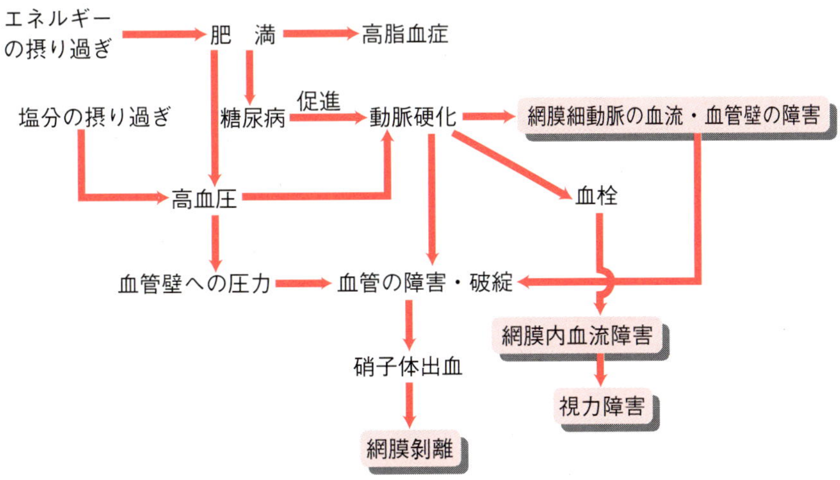

かで睡眠をとることは，目を休めるために必要である．起きている時間が長ければ長いほど，物を見ている時間が長くなり，目に負担がかかりやすい．また，仕事の忙しさや心配事により，睡眠不足が続くと，目が疲れたり，物がかすんで見えたりする．睡眠時間は1日平均7〜8時間が平均的であるが個人差も大きく，次の日に目や身体の疲れが残らない程度に，良質の睡眠をとることが望ましい．

(3) 職業への影響

最近では，パソコンを用いて業務を遂行する職業が増加してきている．パソコンを用いたVDT作業に携わっている人の60％以上が，目の疲れやかすみ，肩こり，腰痛などの症状に悩んでいるといわれる．VDT作業(図1-9)は，視線がディスプレイ画面とキーボードの往復，場合によっては参考資料の3か所を常に移動しているため，結像や屈折率の調節を頻回に行っている．そのため，作業を継続して行い，目を使い続けることにより，水晶体の調節を担っている毛様体の疲労や緊張が続き，過度の調節による毛様体の痙攣や仮性近視を生じ，視力障害を引き起こす場合がある．

3）環境への影響

(1) 光の影響

目の前の像が見えるのは，光刺激に対する視覚機能の反応である．そのため，物を見るには適度な明るさの光を必要とする．光の弱い暗い中で物

図1-9 ●VDT作業

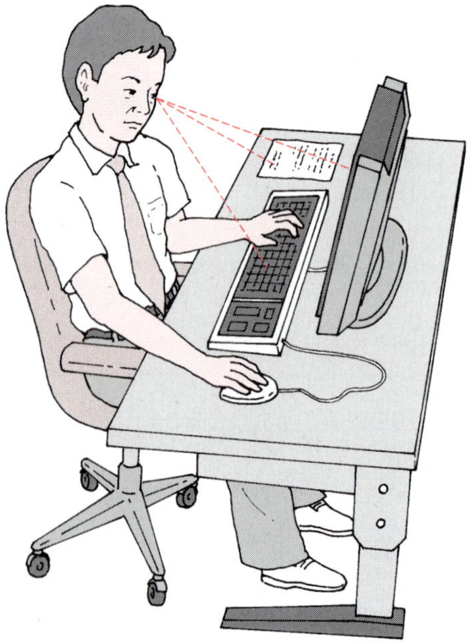

を見たり作業を遂行したりすると，目に過度の負担がかかり，動作に困難をきたす．また光不足は，作業能率を低下させ，眼の疲れにもつながる．一方，まぶしすぎるほどの過度の入光では，残像が生じて一時的に視力を失う．

　また，眼はレーザー光に弱い．レーザー光は一定の波長の連続した光で，目に入ると一気に網膜に集光するため，太陽光の約100倍の刺激を目に与えることとなり，危険である．日常の場面でレーザーを目にする機会は少ないが，万が一，レーザー光による刺激を受けると，光化学反応が起きて過酸化脂質が生成され，たんぱく質の変性が起こり，網膜が損傷し，視覚障害を生じる．

(2) 塵埃の影響

　塵埃にはゴミや砂など日常的なほこりと，職業病として問題になる木材，石，鉄の粉塵がある．

　毎日の生活のなかで，時折，日常的なほこりが目に入り，痛みを感じたり，涙が出たりする．この場合は一時的な目の痛みによる視覚障害であり，ほとんどは涙とともにほこりは目から流れてしまう．

　しかし，多くの粉塵の中で作業する鉄鋼業などでは，目に粉塵が入る機会が多く，場合によっては粉塵が角膜に刺さったりする．この場合は，粉塵に付いていた細菌やウイルスから角膜が感染して角膜炎を起こし，視力障害を生じることもある．

(3) 乾燥の影響

　空気が乾燥していると，ドライアイを生じる．また，意識障害のある人のなかには，疾患により，まばたきや閉眼ができない場合があり，開眼したままにしておくと角膜の表面が乾燥し，ドライアイを生じる．ドライアイは，目の涙成分が少なくなり，目の乾燥を感じるだけではなく，目の表面も傷つきやすくなり，物が見えにくくなったりする．さらに，身体防御機能が低下している状態のため，空気中のほこりとともに細菌が目の中に落下して，角膜に細菌やウイルスが付着すると角膜炎を起こす．放っておくと潰瘍へと発展し，視力低下が進行し失明に至る．

(4) 外傷の影響

　交通事故や転落などの突然の外傷により，眼球に裂傷を受ける場合がある．また，ボクシングやプロレスの練習や試合で，眼球に外傷を受けることがある．眼球が傷つくと，外傷部位に細菌が付着して炎症を引き起こし，そのために損傷部位が拡大して網膜剥離を起こすので，比較的重度な視覚障害を起こす．

(5) 化学薬品の影響

　酸やアルカリ性の薬品を扱う工場や実験室，研究室では，操作中に薬品

が誤って眼に入る場合がある．

　基本的には，できるだけ早く蒸留水で洗い流す処置がなされるが，化学薬品が残留していたり，処置のタイミングを逃したりして放置しておくと，角膜のたんぱく変性が起こる．角膜のたんぱく変性に伴い白斑が残り，通光が妨げられるために，視力低下を生じる．

4）薬物治療の影響

(1) ステロイド薬

　治療薬として重要な位置づけにあるステロイド薬は，強力な抗炎症作用，抗アレルギー作用により薬効を発揮する．しかし，ステロイドは，効果的な作用に伴い，免疫抑制作用も有し，これによって抵抗力を弱くするため，ステロイド使用時には細菌やウイルスなどに感染しやすくなる．

　また，点眼にステロイド薬を用いることによって眼圧が上昇することがある．この場合を，ステロイド緑内障という．ステロイド緑内障では，視野が損なわれ視力も低下する．緑内障を放置すると失明の危険性もある．さらに，長期の全身投与により，レンズの役割をしている水晶体が濁ってきて，白内障を起こす場合がある．これをステロイド白内障という．物がかすんで見えたり，視力低下をきたしたりする．いずれの場合も，処方された適量を薬として用いることが重要である．異変があれば，早めに医師や看護師に相談するのがよい．

(2) インターフェロン

　インターフェロンは，ウイルスに感染したとき，身体防御のために体内で生産されるたんぱく質の一種である．白血球やリンパ球などの免疫に関与している細胞からつくられる物質で，ウイルスを排除したり，ウイルスの増殖を抑えたりする働きがある．

　本来，インターフェロンは，すべての動物が必要に応じて生体内につくり出す物質であるが，C型肝炎にかかった患者は，体内で生産するインターフェロンだけでは不十分で，肝炎を治すことはできない．そのため，人工的に製造したインターフェロンを薬として体外から投与し，肝炎ウイルスに対抗できるだけの量を薬として用いる．

　このインターフェロン療法の効果には個人差があり，長期間用いることで，副作用として，視力の低下，眼の奥の痛み，眼がチカチカするなどの自覚症状が現れやすい．また，前増殖網膜症の症状の一つである軟性白斑と網膜出血を生じる場合がある．可逆性であるため，服薬を中止すれば改善する．

(3) 塩酸キニーネ® (抗マラリア薬)

　マラリア寄生虫を駆除する薬で，マラリアの治療に用いる．マラリアは，

ハマダラカという蚊が媒介するマラリア寄生虫（原虫）により引き起こされる感染症で，熱帯地域への旅行で感染する場合がある．

塩酸キニーネ®は，血液中のマラリア寄生虫に作用して，その増殖を抑制，制圧する．3日熱に対して効果が高い．通常，成人1回0.5gを1日3回，経口服用する．

しかし，長期間の投与による視神経障害や血液障害，腎障害などに注意が必要である．物の見え方に違和感があったり，皮下出血，出血傾向などがみられたときは医師や看護師に相談する必要がある．また，角膜炎やクロロキン網膜症を発症する場合がある．さらに，進行すると周辺視野狭窄が起こり，著しい視力障害を生じる．

B 伝導機能とその障害

1 伝導機能とその担い手

1）視覚伝導路

網膜からの光情報を伝える神経線維は，視神経乳頭に入って束となり，太い視神経を形成して大脳の視覚中枢（視覚野）へ向かう．経路の途中にある視神経交叉で，両眼内側の半分だけ交叉して，他方の眼からきた外側の視神経の半分と一体となって，視索を形成し，視覚野に至る．この神経路を視覚伝導路という．

左右の視覚野には左右両眼の情報が伝導される．たとえば，左脳の視覚野では，右眼の右側外側の視野と，左眼の内側（鼻側）の視野の情報を得られる．右脳の視覚野では，左目の左側外側の視野と，右側の内側（鼻側）の視野の情報を得られる．この両眼視により，人間は物を立体的に見ることができる（図1-10）．

2）視覚中枢（視覚野）

目でとらえた視覚情報は，眼球から後方に延びる視神経を通じて大脳の後頭葉にある視覚中枢に情報が伝達され，感覚として認知される．

2 伝導機能障害とその要因

視神経から視覚中枢までの視覚伝導路のいずれかに，何らかの原因・要因により障害が発生すると，視野の異常と視力低下を生じる．

図1-10●伝導のプロセスと障害

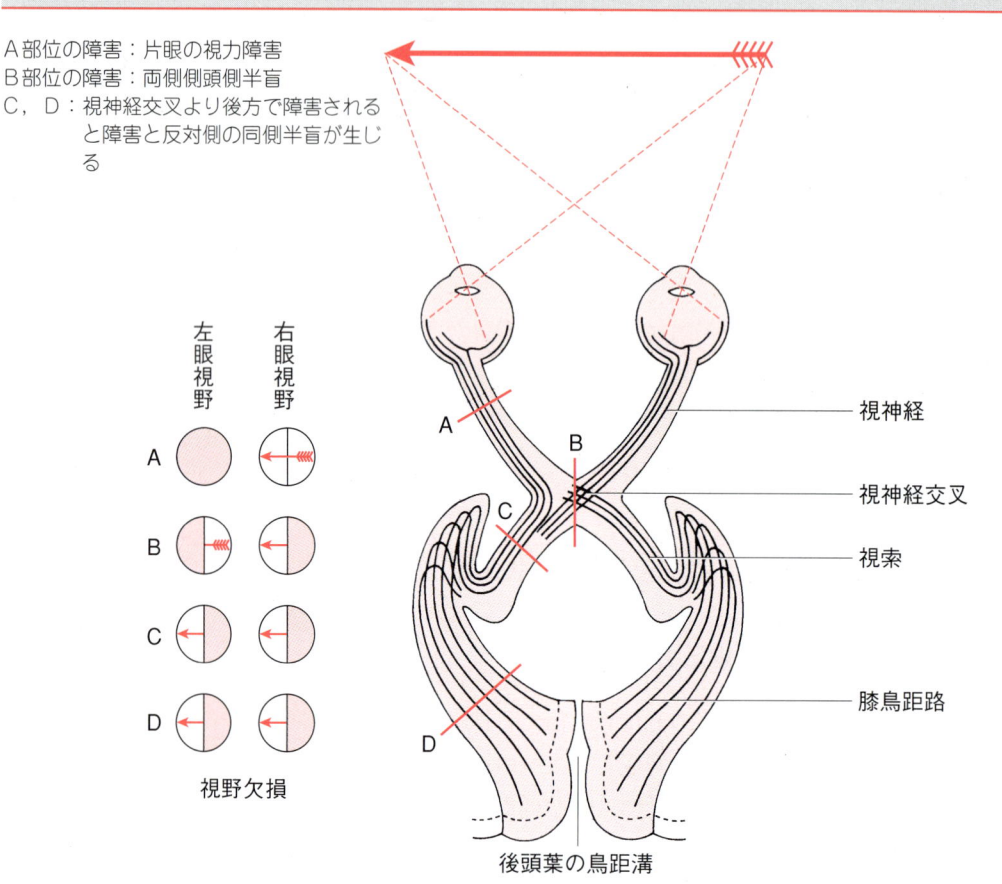

A部位の障害：片眼の視力障害
B部位の障害：両側側頭側半盲
C，D：視神経交叉より後方で障害されると障害と反対側の同側半盲が生じる

左眼視野　右眼視野

視野欠損

視神経
視神経交叉
視索
膝鳥距路
後頭葉の鳥距溝

1）原因となる疾患

　視覚伝導路の障害の原因・要因は，視神経の虚血，圧迫，外傷，炎症，遺伝，栄養障害，中毒，緑内障，脱髄によるものである（図1-11）．
　視覚伝導路の障害では，視力低下と視野の異常が現れる．障害された部位によって，特徴的に視野欠損が現れるので，障害部位を推定することが可能である（図1-10）．

(1) 視神経の障害
① 視神経の虚血
　脳梗塞，動脈硬化，高血圧症，側頭動脈炎などがあげられる．
② 視神経の圧迫
　脳腫瘍，脳出血，副鼻腔炎，視神経症などがあげられる．
③ 視神経の外傷
　視神経管損傷，視神経損傷などがあげられる．
④ 視神経の炎症

図1-11●視覚伝導路の障害とその要因

緑内障
視神経の欠損
視神経乳頭の陥没

脱髄
多発性硬化症

虚血
脳梗塞
動脈硬化
高血圧症
側頭動脈炎

中毒
メチルアルコール
シンナー
エタンブトール
キノホルム

圧迫
脳腫瘍
脳出血
副鼻腔炎
視神経症

栄養障害
ビタミンB_1・B_{12}の欠乏

遺伝
レーベル病

炎症
視神経乳頭炎
視神経炎
うっ血性視神経乳頭

外傷
視神経管損傷
視神経損傷

中央：視神経の萎縮／視神経の炎症

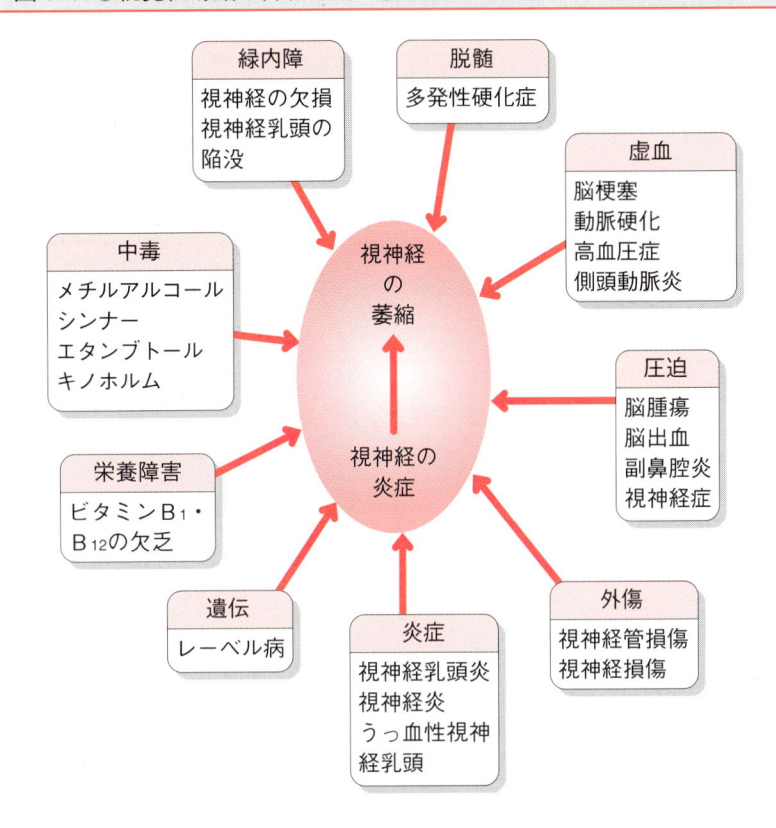

視神経乳頭炎，視神経炎，うっ血性視神経乳頭などがあげられる．うっ血性視神経乳頭は自覚症状のみられない場合が多いが，長期間放っておくと視神経が萎縮して障害を起こす．

⑤　視神経の遺伝

ミトコンドリアの DNA に突然変異がみられ，酸化的リン酸化効率の低下により発症するとされるレーベル病がある．10～30歳代にかけて，両眼性に盲中心暗点を伴う急性または亜急性の視力低下で発症する．

⑥　視神経の栄養障害

ビタミン B_1，B_{12} の欠乏によって起こる．ビタミン B_{12} の欠乏は，胃切除術や胃の萎縮によって発生する．ビタミン B_{12} の吸収に必要な内因子は胃の壁細胞から分泌されているが，胃を切除すると内因子の分泌が減少するため，ビタミン B_{12} の吸収が減少する．

⑦　視神経の脱髄

多発性硬化症によるものがある．

(2) 中　毒

メチルアルコールや抗結核薬の塩酸エタンブトール，シンナー中毒，キ

ノホルムによるものがある．

(3) 緑内障

視神経の欠損，視神経乳頭の陥没が起こり，適切な治療を行わないと失明する．

2）生活の影響

虚血や圧迫が原因となって発生する視覚伝導路の障害は，動脈硬化や高血圧症，脳梗塞，脳出血が要因となる．この場合の視覚伝導路の障害の発症は，毎日の生活習慣の結果によるところが大半である．食物によるカロリーや塩分の過剰摂取と運動不足によって動脈硬化を促進し，その結果，高血圧を引き起こす．さらに，過剰摂取と運動不足の状態が続くと，脳出血や脳梗塞を生じる．毎日の生活習慣との深い関連がみてとれるだろう．

なお，栄養障害による視神経の萎縮は，食事中のビタミン B_1・B_{12} の不足によって起こる．

3）冷感刺激の影響

動脈硬化症や高血圧症を基礎疾患としてもっていると，冬場などの寒い時期に，室内と外部の急激な温度変化が刺激になって，脳出血または脳梗塞を誘発し，大脳の視覚中枢が障害され，視野異常や視力低下をきたす場合がある．

3 視覚機能障害がもたらす生命・生活への影響

A 障害のレベルとその影響

視覚障害のレベルは，軽症から重症まで様々である．直接的には生命維持には影響しない．具体的に障害のレベルをみると，視力障害を軽減する矯正用の眼鏡やコンタクトレンズ，人工水晶体挿入などの補助具を適切に使用すれば，社会生活に影響しない程度から，眼鏡やコンタクトレンズがあっても見えにくい，かなり見えにくい，光を感じたり人の動きを感じたりする程度，ほとんど見えない，まったく見えないという段階がある．

視力障害のレベルが重症になるにつれて，セルフケアのみでは生活を送れなくなる．快適な生活どころか生活の不便さは増し，生命や身体を傷害する危険度も増す（図1-12）．

図1-12●視覚機能障害のレベルと生活への影響

縦軸：障害のレベル　横軸：生活への影響

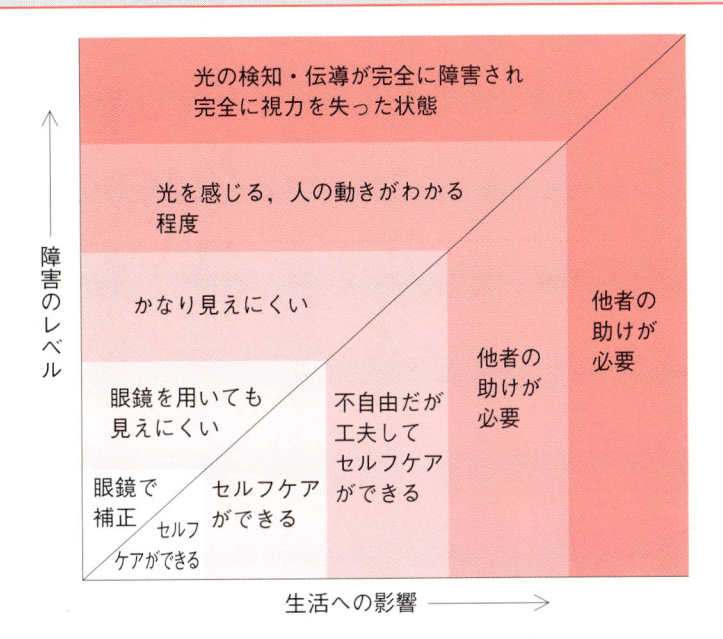

- 光の検知・伝導が完全に障害され完全に視力を失った状態
- 光を感じる，人の動きがわかる程度
- かなり見えにくい
- 眼鏡を用いても見えにくい
- 眼鏡で補正
- セルフケアができる
- 不自由だが工夫してセルフケアができる
- 他者の助けが必要
- 他者の助けが必要

B 障害が生活に及ぼす影響

　視覚機能障害は，検知機能障害と伝導機能障害に分けられる．

　視覚機能が何らかの原因・要因で障害されることによって，直接的に生命を奪われるという危険はないにしても，本来，視覚機能障害がなければ回避できる危険物や障害物から，自己を守らなければならないという困難を生じる．結果として，生きていくための生活手段や生活上の楽しみの喪失につながることもある．

　このように視覚機能の障害は，生命の安全や毎日の生活活動への影響が大きい．そのため，視覚機能障害の悪化を予防したり，生じた障害を補完するなど，必要に応じた看護が求められる．

1 検知機能障害

　近視，遠視，乱視など，通光プロセスのうちの屈折障害によって，環境の把握，自己動作の点検，文化の味わいと学習，人の動きを点検する働きが障害される．しかし，眼鏡やコンタクトレンズで補正すれば，生活行動に対する支障は軽減できる（図1-13）．

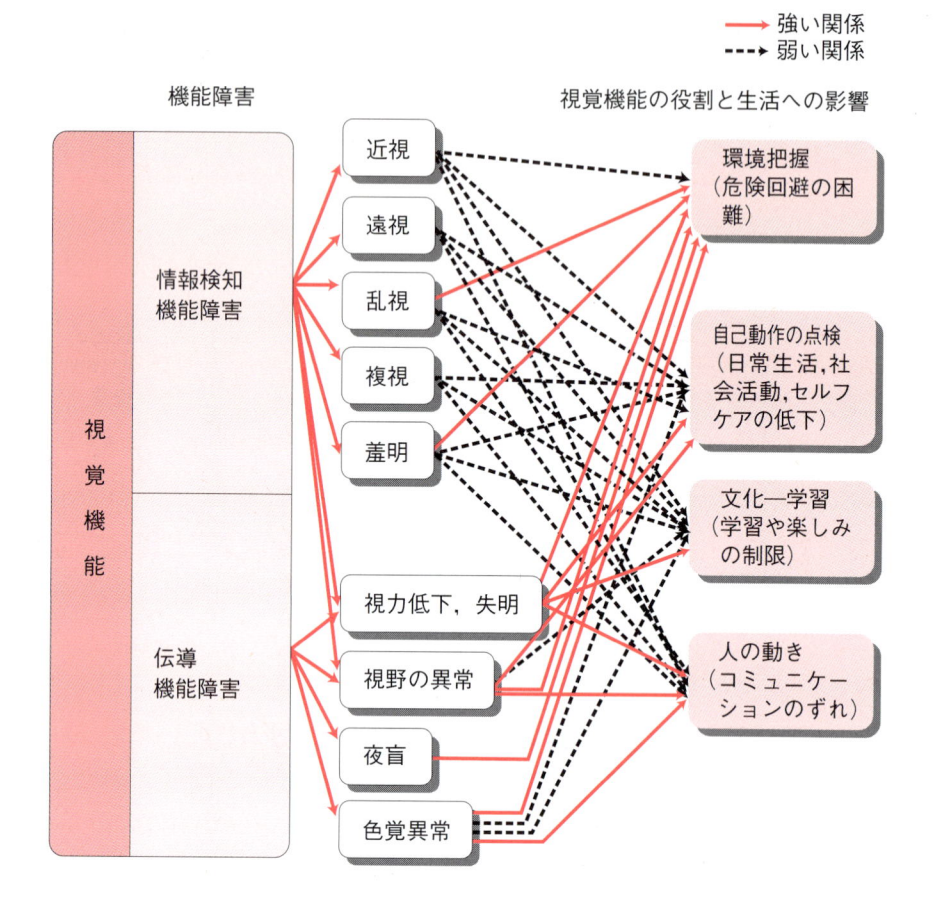

図1-13●視覚機能障害の日常生活への影響

→ 強い関係
--→ 弱い関係

機能障害　　　　　　　　　　　視覚機能の役割と生活への影響

視覚機能
- 情報検知機能障害
  - 近視
  - 遠視
  - 乱視
  - 複視
  - 羞明
- 伝導機能障害
  - 視力低下，失明
  - 視野の異常
  - 夜盲
  - 色覚異常

- 環境把握（危険回避の困難）
- 自己動作の点検（日常生活，社会活動，セルフケアの低下）
- 文化―学習（学習や楽しみの制限）
- 人の動き（コミュニケーションのずれ）

1）複　視

　目を動かす筋肉が麻痺する眼筋麻痺が原因で起こってくる場合が大半である．眼筋麻痺を起こすと，眼球の動きが悪くなり，斜視の状態になる．生まれつき，あるいは幼児期に斜視になっている場合には，その状態に慣れているので複視は起きにくいが，それまで正常だった人が急に斜視になると，めまいがしたり，物が二重に見えたりする複視が起こり，視機能に混乱が生じる．

　眼筋麻痺は外傷，腫瘍，炎症などの目の疾患のほかに脳や神経，全身の病気でも起こる．その原因を治療しても複視が消失しない場合は，眼科的に眼筋を短縮したり後転する手術をすれば，複視そのものは治る．そのため，適切な治療を施せば，生活への影響はそれほど大きくはない．

2）強い羞明感

　光のために開眼できないので，物を見ることや環境把握を困難にする．さらに，自己動作の点検や人の動きを把握することや，演劇や映画などの文化的な味わい，書物などの文字を読むことにも支障が出て，生活へ影響を及ぼす．

3）失　　明

　視覚機能のすべてが障害されるので，生活への影響は大きい．そのため，視覚機能を補完するためにほかの感覚機能を強化する必要がある．たとえば，触覚機能により，点字を活用して書籍を読んだり，聴覚機能により，生活行動を支障なく過ごす訓練をしたり，盲導犬と暮らすなど，様々な方法で視覚機能を補完しながら日々の生活をしなければならない．

2 伝導機能障害

　伝導機能障害と結像機能障害により生じる視野の異常は，特定の視野が欠損するために，部分あるいはある一定の領域が見えなくなる．そのために盲点が発生し，視覚機能の働きが部分的に障害される．視野の欠損が軽度の場合は，欠損があることを知らないで生活していることもまれにあるが，視野欠損が大きいと障害物や危険の回避を困難にし，生活に危険を伴う頻度が増える．

1）夜　　盲

　暗い場所や夜間での視力低下が著しく，夜間の生活を困難にし，夜間の行動に危険を伴う機会が高くなる．

2）色覚異常

　障害の程度にもよるが色の区別が困難なため，身近な生活では不便を感じる．色彩を感じることが困難になるため，食事の楽しみや食欲が低下する場合もある．また四季折々の景色を楽しむなど，文化的な味わいが低下する場合もある．色彩感覚が重要となる職業もあるため，職業選択の問題にもかかわってくる．

第2章
視覚機能障害の把握と看護

A 視力低下

視力低下は，眼球から脳の後頭葉の視覚野に至る，視覚に関係する器官のどこかに障害が生じることで起こる症状であり，物を見る力が低下した状態をいう．

この状態が悪化すると，失明に至る場合がある．

1 視力低下の要因

視力低下の要因は視覚機能の障害であり，視覚機能の障害は，第1章で述べたように，検知機能の障害と伝導機能の障害に大きく分けられる（図2-1）．

1）検知機能の障害

検知機能の障害には，通光のプロセスの障害と，結像の障害とがある．

(1) 通光のプロセスの障害

通光のプロセスとは，瞳孔から入ってくる光が，角膜，房水，水晶体，

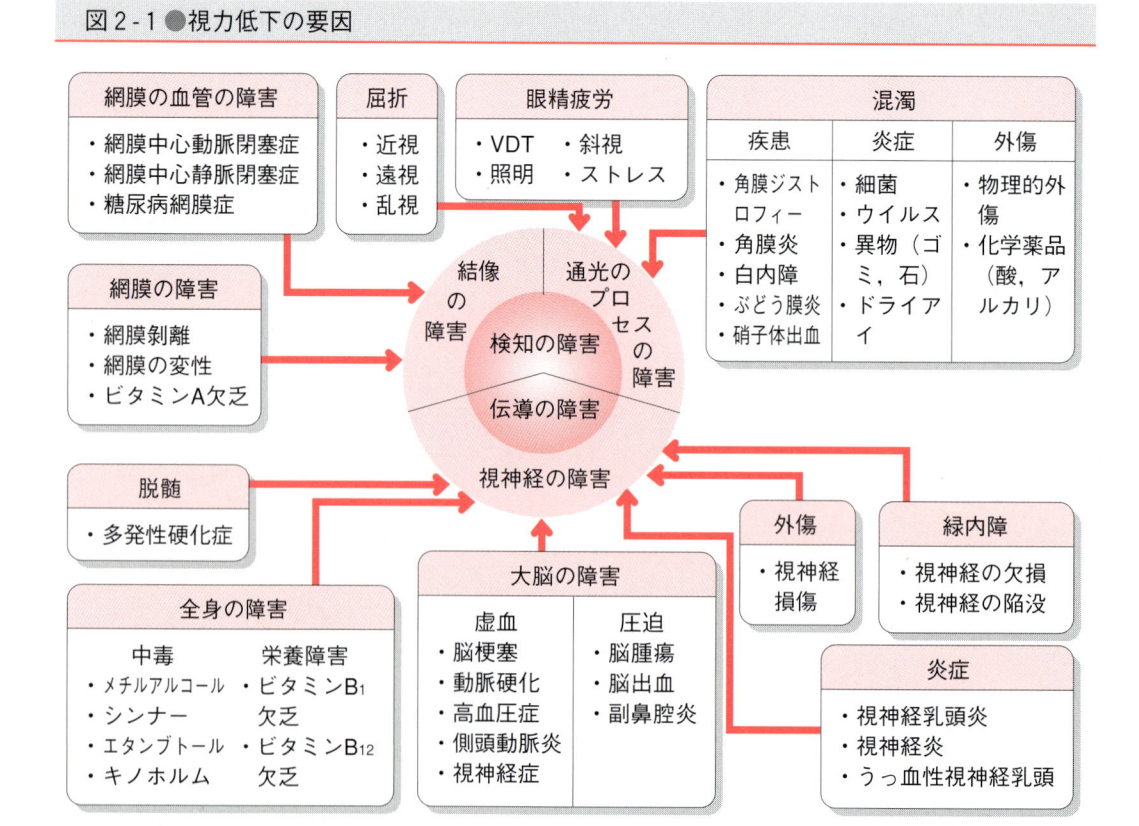

図2-1 ● 視力低下の要因

網膜の血管の障害
- 網膜中心動脈閉塞症
- 網膜中心静脈閉塞症
- 糖尿病網膜症

屈折
- 近視
- 遠視
- 乱視

眼精疲労
- VDT ・斜視
- 照明 ・ストレス

混濁

疾患	炎症	外傷
・角膜ジストロフィー ・角膜炎 ・白内障 ・ぶどう膜炎 ・硝子体出血	・細菌 ・ウイルス ・異物（ゴミ，石） ・ドライアイ	・物理的外傷 ・化学薬品（酸，アルカリ）

網膜の障害
- 網膜剥離
- 網膜の変性
- ビタミンA欠乏

（結像の障害／通光のプロセスの障害／検知の障害／伝導の障害／視神経の障害）

脱髄
- 多発性硬化症

全身の障害

中毒	栄養障害
・メチルアルコール ・シンナー ・エタンブトール ・キノホルム	・ビタミンB_1欠乏 ・ビタミンB_{12}欠乏

大脳の障害

虚血	圧迫
・脳梗塞 ・動脈硬化 ・高血圧症 ・側頭動脈炎 ・視神経症	・脳腫瘍 ・脳出血 ・副鼻腔炎

外傷
- 視神経損傷

緑内障
- 視神経の欠損
- 視神経の陥没

炎症
- 視神経乳頭炎
- 視神経炎
- うっ血性視神経乳頭

硝子体を経て網膜に達する過程をいう．このプロセスにあるいずれかの器官が，外傷や疾患などで障害を受けたり何らかの理由で混濁すると，視力低下を生じる．

① 外　傷

角膜にごみや金属片などが刺さると，角膜の表面が傷つけられる．この傷が，細菌やウイルスの感染によって炎症を起こし，化膿して潰瘍化すると瘢痕が生じ，角膜が混濁する．混濁は，熱傷，酸やアルカリなどの化学薬品の付着によっても起こる．この混濁により光の通過が妨げられると視力低下を生じる．

② 疾　患

通光のプロセスは，角膜ジストロフィー，角膜炎，白内障，硝子体出血などの疾患によっても障害される．たとえば白内障では，原因は明らかにされていないが，水晶体に含まれるたんぱく質の成分が変性するため，水晶体の混濁が起こる．また，網膜剥離などにより出血が生じると，硝子体の線維が固まり，混濁が生じる．

(2) 結像の障害

結像の障害とは，外界の事物が正しい像として網膜に映し出されないことであり，主として網膜および網膜血管の障害に由来する．

① 網膜の障害

網膜は硝子体と密着している．硝子体は眼球の大部分を占めるゲル状の組織で，成分はほとんどが水分であり，残りが硝子体線維である．この硝子体線維が加齢などの理由により硬くなると硝子体の液化が生じ，図2-2に示すような変化が起こり，進行すると網膜剥離となる．

網膜剥離により網膜の裂け目（網膜裂孔）ができ，出血すると，光視症，目のかすみが生じる．また，硬くなった硝子体線維が固まりになると硝子体が混濁し，小さい黒点状や糸状のものが視野に浮遊して見える飛蚊症が生じる．

これらの症状が結像の障害につながる．

なお，同じ網膜剥離でも，糖尿病網膜症，ぶどう膜炎，眼内腫瘍などによるものでは，網膜裂孔は起こらない．

② 網膜血管の障害

動脈硬化などが原因して網膜や脈絡膜の毛細血管に閉塞が生じると，突発的に視力障害が起こる．この閉塞により新たな毛細血管ができるが，この血管は破れやすく，出血しやすい．出血すると，眼底出血，硝子体出血などが起こり，視力が障害される．

網膜中心静脈が閉塞されると，血液が網膜血管の内部に貯留するため浮腫や出血が生じ，視力の低下が現れる．糖尿病網膜症の場合は，微小血管

図2-2 ● 硝子体の液化と網膜剝離

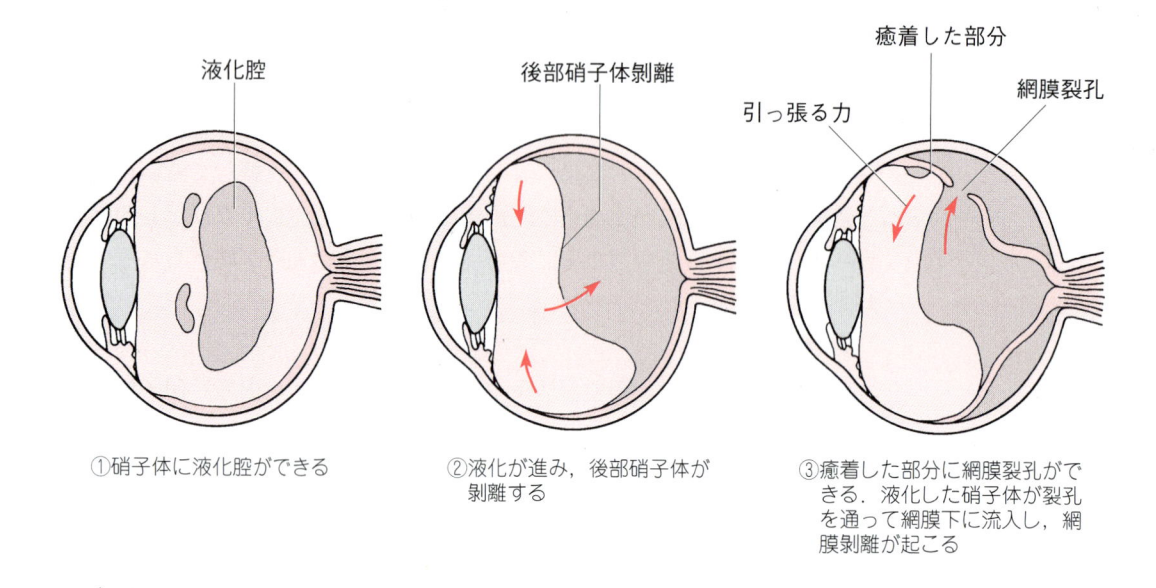

①硝子体に液化腔ができる

②液化が進み，後部硝子体が剝離する

③癒着した部分に網膜裂孔ができる．液化した硝子体が裂孔を通って網膜下に流入し，網膜剝離が起こる

の劣化や，血液凝固能の異常により，血管の閉塞が起こり，これが硝子体出血や網膜剝離を招来して，視力を低下させる．

2）伝導機能の障害

伝導機能とは，通光のプロセスを経て網膜に結ばれた像を，視神経の経路すなわち視覚路によって，大脳の後頭葉にある視覚中枢に伝える機能をいう．

視神経の障害は，視神経の炎症，緑内障，大脳の障害，薬物中毒，栄養障害，外傷，脱髄などにより生じる．視神経が障害されると，視野の障害や視力低下が起こる．

(1) 視神経の障害

視神経の炎症には，視神経乳頭炎，視神経炎，うっ血性神経乳頭などがある．これらが生じると，網膜からの結像の伝達が途絶えたり，変形したりして視覚異常が起こる．

(2) 緑内障

眼圧は，眼球の形態を保ち，角膜の彎曲を支えている．この眼圧が上昇すると眼球が圧迫され，視神経の欠損，視神経乳頭の陥没などが起こる．これらの症状は，視力低下の原因となる．

(3) 大脳の障害

脳梗塞，動脈硬化，高血圧症，側頭動脈炎，視神経症などの大脳の障害は，大脳にある視覚中枢に影響を及ぼし，視力低下の原因となる．また，

脳腫瘍や脳出血による圧迫，副鼻腔炎によっても，視神経が障害されることがある．

(4) 薬物中毒

視神経を障害する薬物には，メチルアルコール，シンナー，塩酸エタンブトール，キノホルムなどがある．

(5) 栄養障害

ビタミン B_1，ビタミン B_{12} が欠乏すると視力低下が生じる危険がある．

2 視力低下のある人のアセスメント

視力低下の原因疾患は，すでに述べたように様々である．その原因疾患によって看護の方法が異なるので，まずは，視力低下の原因を把握するようにする．

1) 視力低下の原因の把握

(1) 通光のプロセスの障害

通光のプロセスを担う器官に疾患があると，光の屈折障害，混濁，眼精疲労，眼圧の上昇などの症状が現れる．

- 屈折障害：眼の前後軸の長さの違いにより生じる近視，遠視，屈折率の異常による乱視などが，屈折障害の原因となる．
- 混濁：様々な疾患，炎症，外傷により生じる．
- 眼精疲労：屈折障害，斜視，眼の調節機能の退化，職業病などで生じる．
- 眼圧の上昇：眼圧は，原発緑内障をはじめ，続発緑内障などにより上昇する．

(2) 結像の障害

結像の障害は，網膜や網膜血管の障害により生じる．

- 網膜の障害：網膜剥離，網膜の変性などがあり，糖尿病網膜症，ぶどう膜炎，眼内腫瘍，外傷などにより起こる．
- 網膜血管の障害：高血圧，糖尿病，心疾患，腎疾患，などが原因となる．

(3) 視覚伝導路の障害

視覚伝導路の障害の原因は，虚血，圧迫，外傷，炎症，遺伝，栄養障害，中毒，緑内障，脱髄など様々である．これらのうち，動脈硬化や高血圧を基礎疾患とする虚血や緑内障が多くみられる．そのため，患者の生活習慣について情報収集する必要がある．

栄養障害については，食生活の内容を把握し，ビタミン B_2, B_{12} の欠乏がないかをみる．

中毒については，シンナーやメチルアルコールの誤飲あるいは乱用などを確認する．

諸検査の結果，患者の訴えなどから，どこに障害があるかを把握し，原因疾患への対応も含めてアセスメントする．

2）視力低下の程度と生活への影響

視覚機能障害は，他の感覚器の障害に比べて日常生活への影響が大きい．そのため，視力低下についてアセスメントする場合には，以下の諸点について十分に情報を収集する必要がある．

(1) 環境把握に対する障害

人は，自身を危険から守るために，無意識的に，あるいは意識的に周辺の環境を把握し，安全を確認している．この行動には，主として視覚機能が大きく関与している．

視覚障害があると安全の確認に問題が生じるので，どの程度の障害であるかを把握し，障害によっては，援助方法を検討する．

(2) 自己動作の点検，人の動きの把握に関する障害

衣服の着脱や身づくろい，食事の準備など，日常生活上の動作は，視覚による判断に基づいて行われることが多いので，それらが障害されていないかを確認する．また，ほかの人と共同して何かをしたり，外出する場合には，人の動きを見ながら行動することになるが，それらの社会生活上の問題が生じていないかを把握する．

(3) 文化活動や学習への影響

見るという行為は，人の文化活動や学習に重要な役割を果たしている．作品を作る，文章を書く，本を読む，映画やテレビを観るなどの文化的活動や学習，娯楽などに関する活動に支障がないかを確認する．

3 視力低下のある人の看護

視力低下のある人の看護では，安全の確保と日常生活の自立に向けての支援が中心となる（表2-1）．

1）安全の確保

(1) 生活範囲の安全を守るための援助

日常生活での安全を確保するには，以下の点が必要であることを説明し，指導する．

・行動の妨げとならないよう，不要品はできるだけ整理する．

・けがをしないよう，生活用品のなかで破損している物がないかを確認し，あれば交換する．

表2-1 ● 安全と自立の支援のポイント

援助項目	援助の目標
病院環境	仮の生活の場である病院環境になじみ，安全に過ごすことができる
家庭環境	家族と患者の共通の理解のもとに，生活しやすい環境を整えることができる
歩行	各種の誘導の方法により歩行ができる
食事	時計の時間の方向で料理の位置を知らせれば，一人で食事ができる
コミュニケーション，学習	視覚以外の手段を利用して，コミュニケーションや学習ができる

- 床などに水をこぼさないようにし，転倒を防止する．
- 廊下や室内の移動経路に物を置くと歩行の妨げになるので注意する．

(2) 急な刺激に対する驚きとパニックの予防

- 視力が低下している人のからだに突然さわったりすると驚くので，声をかけてから触れるようにする．
- 標識などが見えず，移動する場所がわからなくなると，パニックに陥ることがある．場所を教えるときには，できるだけわかりやすく伝え，また誘導する場合は，常に進む方向がわかるように説明しながら行う．

2）日常生活の自立への援助

(1) 新しい生活の場への適応

入院などにより新しい場所での生活が必要となることがある．その場合は，生活に必要な場所，物品の位置をきちんと説明しておく．

病院内では，以下のように支援する．

- 階段，エレベーター，治療室や検査室，トイレ，洗面所，浴室，電話，売店，などの位置を説明する．一人で行けない場合には，行けるようになるまで同道する．
- 病室内では，ベッド，床頭台，ナースコール，電灯のスイッチ，その他の備品の位置が覚えられるよう支援する．また，患者の身の回り品は，患者と一緒に場所を決めて置くようにする．
- 同室者を紹介し，名前を覚えてもらう．

(2) 生活する環境の整理

- 自宅での生活では，視力低下の程度を説明し，家族の協力を得るようにする．
- 家族に事故防止などのための支援方法を指導するが，患者ができるだけ自立できるよう，手をかけすぎずに見守ってもらう．

- 室内の備品の位置，ドアなどは，患者が使いやすいように工夫するよう指導する．

(3) 食事の援助

視力低下が強くなると，目の前の物がよく見えなかったり，左右の物がわからなかったりするので注意が必要である．

- 食事の際には，まず食事の時間になった旨を知らせる．
- ご飯やおかずの皿の位置は，時計の文字盤にたとえて説明する．
- 料理の内容について説明し，熱いものか冷たいものかを伝え，においをかいだり，さわったりして患者が確認できるようにする．
- 患者が食べにくければ，患者の意向に沿って皿の位置を変えるなど，患者が自ら工夫して食事ができるよう支援する．

(4) 歩行の援助

視力低下の進行により極端に視野が狭くなったときは，歩行が困難になり，移動の際に援助が必要となる場合がある．したがって看護師は，以下のような歩行の援助法を身につけている必要がある．

- 誘導の際には目的地を伝え，進行方向を示す．
- 方向を変える場合は，進む方向に正対してから，改めて進むように指導する．
- 歩くときには，介助者の上腕を持ってもらう（図2-3）．
- 狭い場所を歩くときには，介助者は患者の前に立ち，腕を後ろに回して患者に上腕を持たせ，一列になって患者の前を歩くようにする．
- 階段の昇降では，階段の前で一度停止し，階段があることを伝えてから，一緒に昇降する．昇降が終わったら，終了したことを告げる．

一人歩きのための白杖を使う訓練は，視力障害者生活支援センターなど

図2-3 ● 視力障害者の誘導方法

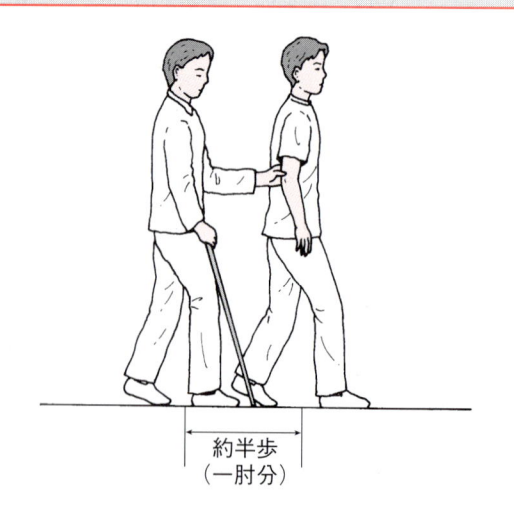

約半歩
（一肘分）

の専門施設で受けることができる．

(5) コミュニケーション，学習

　視覚が大きく障害されると，日常生活でコミュニケーションをとったり，学習したりするときには，代替手段によらなければならない．したがって看護師は，患者の聴覚，視覚，触覚などの代替手段の状態がどうなっているか，言語障害などはないか確認し，支援の方法を考える．

　患者には，音声や点字，パソコンなどを利用すれば，コミュニケーションや学習が可能であることを伝え，それらを習得できるよう支援する．

3）生活の再適応への援助

　先天的な視力障害をもつ人とは異なり，後天的に視力が障害された人，特に失明にまで至った人は，その受容に困難をきたすことが多い．生活の再出発にあたっては，それまでの行き方や生活の仕切り直しが必要であり，そのためには，障害を受容する心理的プロセスを経て，新しい生活に希望を見出さなければならない．

　看護師は，患者の否認から受容に至る心理的プロセス（表2-2）を理解し，個々の患者の意思を尊重しながら援助することになる．

　以下に，否認から受容，社会への再適応に至るプロセスの概要を示す．

(1) 否　認

　自分が失明したことを認められず，「なぜ自分だけが」と絶望的になる．将来の希望も失い，仕事を辞めようかと考えるなど，葛藤の最も激しい時期である．

　患者の否認に対しては，否定したりせず，患者の思いを率直に受け止めて見守ることが大切である．

(2) 悲嘆，怒り

　否認の時期が過ぎると，張りつめていた気持ちが途切れ，もう視力が回復しないことへの悲嘆が現れる．仕事も辞め，今までのすべてが無駄だったように感じ，これからの自分と過去が断絶してしまったように思う．そのような気持ちから，何事にも投げやりになり，家族や周囲の人たち，看

表2-2● 失明から生活の自立までの心理的プロセス

過　程	心理状態
視力が失われていく過程	否認
視力の低下	否認の断念
退職（社会からの引きこもり）	悲嘆，怒り，引きこもり
自宅の一室に閉じこもる	閉じこもり，抑うつ（どん底体験）
何かをしなければならない	立ち上がり（社会的自覚の芽生え）
自立の準備学習 ／ 仲間の発見	自立へ向かう
生活の自立	再適応

護師などに不満や怒りをぶつける．

　このような態度についても，辛抱強く受け止めていく．

(3) 抑うつ

　悲嘆や怒りが治まると，患者が「底のない淵に落ちていく感じ」と表現するように，することもなく，自分の内側に閉じこもってしまう．

　このような時期の患者に対して，「元気に，頑張ってください」，「前向きに生きましょう」などの励ましの言葉をかけることは避ける．励まされると，患者は抑うつ傾向を増幅させ，対話の機会を失うことになる．じっと見守る姿勢が必要である．

(4) 受容と立ち上がり

　抑うつ傾向から脱出してくると，自分を支えてくれている家族や友人などに対して申しわけないと思い，失明という状態を受容する気持ちが出てくる．やがて，障害を抱えながらも何とか生きていきたいと考えるようになり，視力障害者支援センターなどの社会資源に興味を示し始める．

　看護師は，患者の積極性を引き出すようにかかわり，社会資源についての情報を提供するなどして支援する．

(5) 生活の自立

　障害を受容すると，生活の自立に向けて訓練するようになる．訓練の成果が出てくると，それまでできないと思っていたことができるようになるため，自信につながる．同じ障害をもった人々との交流も生まれる．自分にできること，できないことを冷静に判断し，自分の将来像を描けるようになり，職業選択の意思が高まる．

　この時期には，看護師は積極的に働きかけることが求められる．

(6) 再適応

　生活上の不自由さは，失明前の状態と比べると格段に多くなる．しかし，「見えない」ことを自分の一部として受け入れ，できる方法で社会生活を送ろうとする．新しい仕事を見つける人もいる．家族と離れて独立する人もいる．再適応には個人差があり，また長い年月が必要なので，その時々の状況に応じた支援が必要である．

4) 視力低下を予防するための指導

　これまで述べてきたように，視覚機能の障害は，悪化すると，その人の人生を一変させかねない．看護師は，以下に述べるような方法により，視力低下が悪化しないよう指導することが大切である．

- ほこりやゴミなどの異物が眼に入ったときには，手でこすったりしないで，眼を閉じ，涙で流れ出るのを静かに待つか，水で洗い流すよう指導する．異物が除去できない場合は，眼科医を受診するよう指導す

る.
- 感染症が疑われるときには,速やかに受診するよう指導する.
- 白内障や緑内障のある患者には,継続して定期的に受診するよう勧める.
- 高血圧や糖尿病のある患者には,症状を悪化させないため,生活習慣を改善するよう指導する.
- VDT作業などに携わる人に対しては,疲れ眼やドライアイが生じないよう,環境を調整し,適度な休息をとるよう勧める.

B 視野の異常

　視野とは,眼前のある一点を凝視するときに見える範囲のことをいう.視野には,網膜で直接見ている中心視と,その周辺に見えている周辺視がある.この視野に異常が生じて狭くなる場合を視野狭窄,視野の内部の感度が低くなる場合を視野沈下,視野の半分が見えなくなるのを半盲,視野の内部に見えない部分が生じるのを暗点という.

　これらは,網膜の視細胞から視覚中枢までの,視覚経路(視路)に障害が生じた場合に発生する.

1 視野の異常の要因

1) 視神経の障害

　左右の眼のどちらかの視神経が,外傷や網膜剝離により障害されると,その側の眼球の視力が失われる(図2-4A).

　視神経の障害では暗点が生じる(図2-4M)が,中心暗点は中毒,栄養障害,遺伝,脱髄,圧迫などで生じ,視力の最もよい部分が侵されるので重要である.そのほか,マリオット(Mariotte)盲点などがあるが,これは日常生活では自覚することはないので,問題にはならない.

2) 視神経交叉部の障害

　下垂体腫瘍,髄膜種,粘液囊腫,脱髄,炎症性疾患などで視神経交叉部(視交叉)の鼻側からの視覚路が障害されると,両側耳側半盲(異名半盲)が生じる.これにより左右の眼の外側視野が欠損し,視野の狭窄が起こる(図2-4B).

3) 視神経交叉部以降の障害

　視神経交叉部以降の神経で右側が障害されると,左右の眼の左側の視野

図2-4 ●視覚路の障害と視野の異常の関連

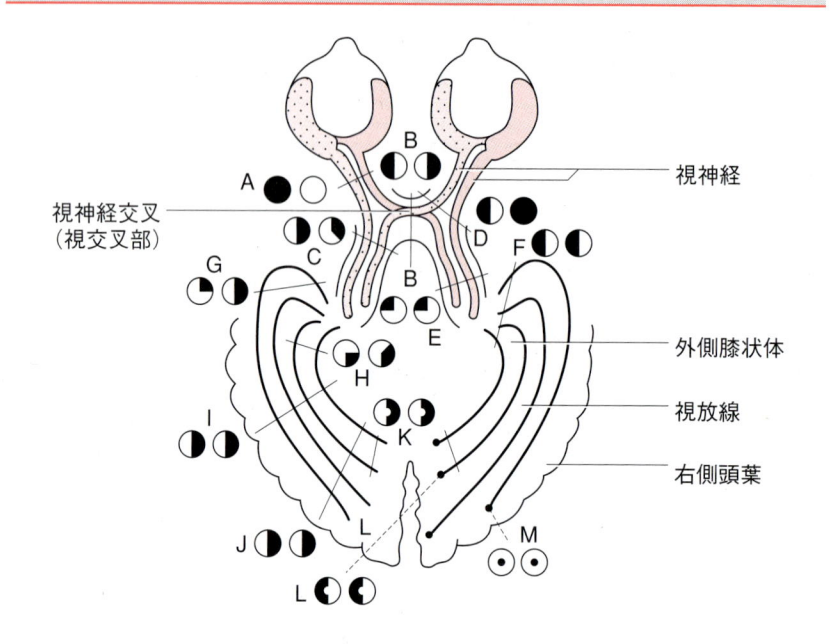

	障害部位		視野の異常
A	視神経の障害	左視神経	左眼完全失明
B	視神経交叉部の障害	視交叉	両耳側半盲（異名半盲）
C	視神経交叉部以降，中枢までの障害	視索	左右不一致な同名半盲
D			右完全失明，左半盲
E			1/4半盲
I		外側膝状体	同じ側の半分の視野欠損（同名半盲）
J			
F		視放線	反対側の完全または不完全な半盲
G			
H			
K		視中枢	黄斑回避を伴う障害部位の反対側の同名半盲
L			
M		視神経	中心暗点

が欠け，右側の半分が障害される．これが左同名半盲である（図2-4 F）．また，左側が障害されると，左右の眼の右側の視野が欠け，左側の半分だけが見える．これが同側半盲である（図2-4 I，J）．これらは，脳血管障害，脳腫瘍，手術による障害，脱髄，炎症性疾患，外傷などにより生じる．

　外側膝状体の障害では，左同側上1/4半盲が生じる（図2-4 E）．

　視放線は，外側膝状体から生じて扇状に広がるニューロンの神経線維で，この一部が障害されると左右不一致の半盲が生じる（図2-4 G，H）．

また，視放線の内側だけが障害されると，障害が起こった反対側の同名半盲が生じるが，視野の中心部（黄斑部）のみ視野が残ることがある（図2-4K，L）．

2 視野の異常のある人のアセスメント

1）視野の異常の程度と原因

障害された視野の範囲と程度を知るために，まず両眼の視野を，次いで片眼ずつの視野を確認する（図2-5）．

視野の異常の原因を推定し，視野の障害の拡大を予防するため，以下の点について情報収集する．

- 既往歴，現病歴，家族歴．
- 高血圧，脳血管疾患，動脈硬化，脳腫瘍，炎症，中毒，ビタミン不足，緑内障などの原疾患：これらは視野の異常を引き起こすが，それぞれ障害の現れ方は異なる（表2-3）．

初期の緑内障では，両眼視の場合は視野の異常がわかりにくいので，片眼ずつ確認するようにする．

2）生活への影響

視覚路のどの部分の神経が障害されるかにより，視野の異常の現れ方が

図2-5 ●視野の観察法

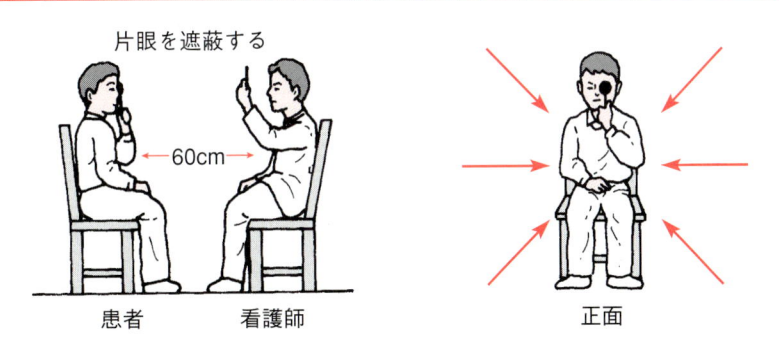

片眼を遮蔽する
60cm
患者　看護師　正面

表2-3 ●視野の異常の原因となる疾患

障害の部位	疾患
視神経の障害	外傷，網膜剥離，緑内障，腫瘍
視神経交叉部の障害	下垂体腺腫，髄膜腫，粘液嚢腫，動脈瘤*，神経膠腫，脱髄・炎症性疾患
視神経交叉部以降，中枢までの障害	血管障害（脳出血，脳梗塞），脳腫瘍，術後障害，脱髄，炎症性疾患，外傷

＊頻度が高い

異なるので，生活への影響も様々である．

たとえば緑内障は，初期にはほとんど障害を意識しないが，悪化すると視野がまだらに侵され，さらに進行すると失明する．また，半盲，特に同側半盲では，視野の半分が見えなくなるため，その側を無視するようになる．そのような状況では，生活上，様々な不便や危険が生じる．

障害と生活活動の関係を推測して，どのような支障をきたすかを考える．

3 視野の異常のある人の看護

視野の異常は突然に発生する．そのため患者は，なぜそのような事態が生じたのかがわからず混乱する．見えなくなった部分への対応がわからず，物にぶつかったり，つまずいて転倒したり，生活上の不便も多い．看護にあたっては，これらについての指導，援助を行うとともに，疾患の進行を予防するための援助を行う．

1）危険を回避するための看護

視野が欠損した部分が見えないので，その部分にある物を避けることができず，ぶつかったり，つまずいたり，転倒したりする．歩行時には，以下のような援助を行う．

・見えない側に注意を促す．
・視野が欠損している側に立ち，物にぶつからないように誘導する．
・患者の頭を回して，視野の欠損部分が見えるようにする．

また，欠損部分にある物や人などの環境を把握することによって，危険を回避する方法について指導する．

2）生活上の不便に対する援助

視野の欠損があり，その対処法がわからないと，日常生活や仕事のうえでの困難が生じる．看護では，欠損している視野を意識して，それを補うことができるよう援助する．

たとえば，左半分の視野が欠損している場合は，頭を左に向けて，右側の視野で物を見るよう，食事のときや読書などで練習する．

3）予防と進行を防止するための援助

脳血管の疾患などで生じる視野の異常は，以下のように，食事の内容，血圧の調整など，生活習慣を整えることで予防できることを説明し，指導する．

・栄養障害では，ビタミンAを十分に摂る．

- 緑内障では，定期的に受診して検査を受け，進行の有無と程度を確認する．
- 眼圧を調整するために，治療薬は回数，量を守り，正しく点眼する．
- 点眼薬や内服薬を使用すると，眼の症状として，瘙痒感，疼痛，異物感，視力低下，結膜や角膜の充血などが，また全身症状として，血圧低下，頭痛，徐脈，めまい，脱力感，喘息発作などが現れることがある．これらが生じたら，すぐに受診する．

進行の程度をみたり，治療方法を変更したりするためにも，定期的に受診し，検査を受けることが大切である．

C 眼　　痛

1 眼痛の要因

眼痛や，眼のゴロゴロした異物感は，眼窩内の知覚神経である三叉神経の第1枝が刺激されて生じる．眼痛には，眼球の痛みと球後痛がある．眼痛が生じる原因を以下に示す（図2-6）．

- 角膜の炎症により生じる流行性角結膜炎，アレルギー性結膜炎，結膜フリクテン，び漫性表層角膜炎，角膜ヘルペスによる．
- ゴミや細菌による炎症が原因のものがあり，放置すると匐行性角膜潰瘍となる．
- 強膜，網脈絡膜や，虹彩，毛様体の炎症による．
- 緑内障では，眼圧が上昇すると生じる．
- 球後痛は，眼窩蜂巣炎や副鼻腔炎により生じる．
- 眼窩痛は，眼窩腫瘍，眼精疲労，外傷などによっても生じる．

2 眼痛のある人のアセスメント

1）痛みの原因の把握

眼痛に対しては，以下の諸点について情報収集し，アセスメントする．

- 痛みの程度，痛み方，いつ始まったか，痛みの原因となる出来事があったかを聞く．
- 眼球に発赤や腫脹がないか，ゴミなどの異物が入っていないか，角膜に変化がないかを観察する．
- 既往歴，治療薬を確認する．
- 家族に眼疾患にかかっている人がいないかを聞く．
- 職業について尋ねる．ゴミやほこりの多い職場，化学薬品などの刺激

図2-6 ● 眼痛の種類と原因

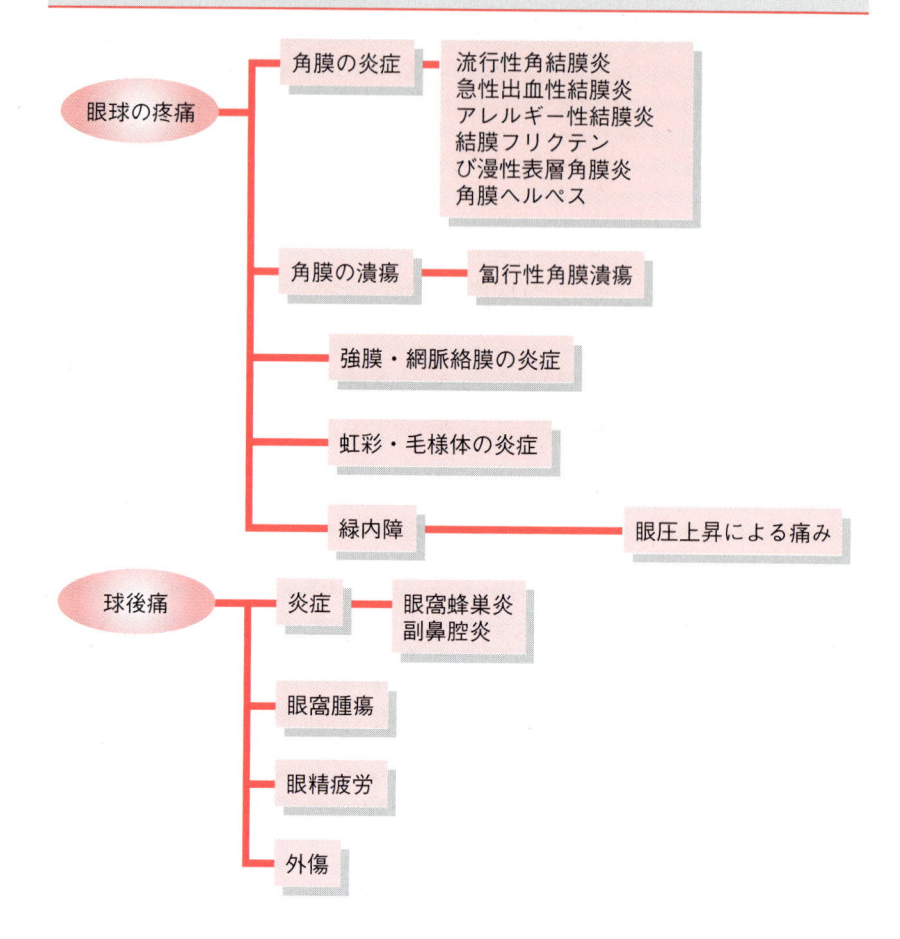

- 眼球の疼痛
  - 角膜の炎症
    - 流行性角結膜炎
    - 急性出血性結膜炎
    - アレルギー性結膜炎
    - 結膜フリクテン
    - び漫性表層角膜炎
    - 角膜ヘルペス
  - 角膜の潰瘍
    - 匐行性角膜潰瘍
  - 強膜・網脈絡膜の炎症
  - 虹彩・毛様体の炎症
  - 緑内障 — 眼圧上昇による痛み
- 球後痛
  - 炎症
    - 眼窩蜂巣炎
    - 副鼻腔炎
  - 眼窩腫瘍
  - 眼精疲労
  - 外傷

物を扱う職場では，眼を傷つける可能性が高い．

2）生活への影響

眼痛があると集中できず，日常生活や仕事，学業に影響する．以下について確認し，アセスメントする．

- ・眼痛はどの程度，生活に影響しているか．
- ・一時的なものか，長期化する可能性があるか．
- ・患者はどのように対処しようとしているか．
- ・入院を必要とする疾患によるものか．
- ・入院する場合，家庭内にどのような影響が及ぶか．

3 眼痛のある人の看護

以下の点について指導し，援助する．

- ・眼痛の軽減を図るため，閉眼して安静にする．

- ゴミが眼に入ったときは，手でこすらず，涙で自然に流れ出すのを待つか，水で洗い流す．
- 感染が疑われるときは，抗生物質の点眼薬が処方されるので，正しく点眼する．
- 炎症が強いときは，清潔なガーゼやタオルなどを冷やして眼の上にのせると効果がある．
- 緑内障が原因の場合は，眼圧が高くなると，眼痛のほかに頭痛や悪心が生じることがあるので，横臥して安静を保ち，治療薬の点眼，内服，点滴などにより眼圧を下げる．
- 眼痛が強い場合は，静かな環境で静養できるようにする．

視力低下を補うためのセルフケアへの援助

　視力・視野障害をカバーしようとして眼を酷使しないよう，休養とほどほどの作業とのバランスがとれるように指導する．

　紫外線の波長をカットする特殊な遮光眼鏡は，像がぼやけるのを補正する効果があるといわれているので，使用を勧めてみる．視力低下時の外出に眼鏡を使用することは，眼を外傷から守る効果もある．

　ビタミンA不足にはビタミンAを多く含む食物が摂れるよう支援する．

　進行性の疾患の場合，いずれ失明に至る．患者は物の見えにくさと，それに対処するために一人で悩み苦しんでいる．進行と失明を認めて，自立への道を歩み始めるまでには長い道のりがある．長い否認があるかもしれないが，この過程を認め支援し続けなければならない．

第3章

視覚機能障害の検査・治療に伴う看護

1 視覚機能の検査に伴う看護

視覚機能に関する検査には，視力検査，眼底検査，視野検査，眼圧検査，色覚検査などがある（図3-1）．これらの検査結果を確認し，看護のアセスメントに活かすようにする．また患者が身体的・心理的に苦痛を感じる特殊な検査もあるので，患者の様子を観察し，必要があれば声をかけるなどして，安全に，正しく検査を受けられるよう援助する．

1 視力検査

視覚機能の障害を調べるための最初の検査であり，視力表を用いて，以下の手順で行う．

- 5m離れた位置から視標を見る．片眼ずつ行う．
- 視標の0.1が見えないときは，見えるまで近づく．
- 50cmの距離から0.1の視標が見えない場合は，指数弁，手動弁，光覚弁*の判定を行う．

指数弁，手動弁，光覚弁：指数弁は，検者の指の数がわかる距離を測って判定する．手動弁は，検者の手を患者の眼前で動かして，動きがわかるかどうかで判定する．光覚弁は，暗室で検者が患者の眼に光をあてて，光を感じるかどうかで判定する．

図3-1 ● 視覚機能と検査

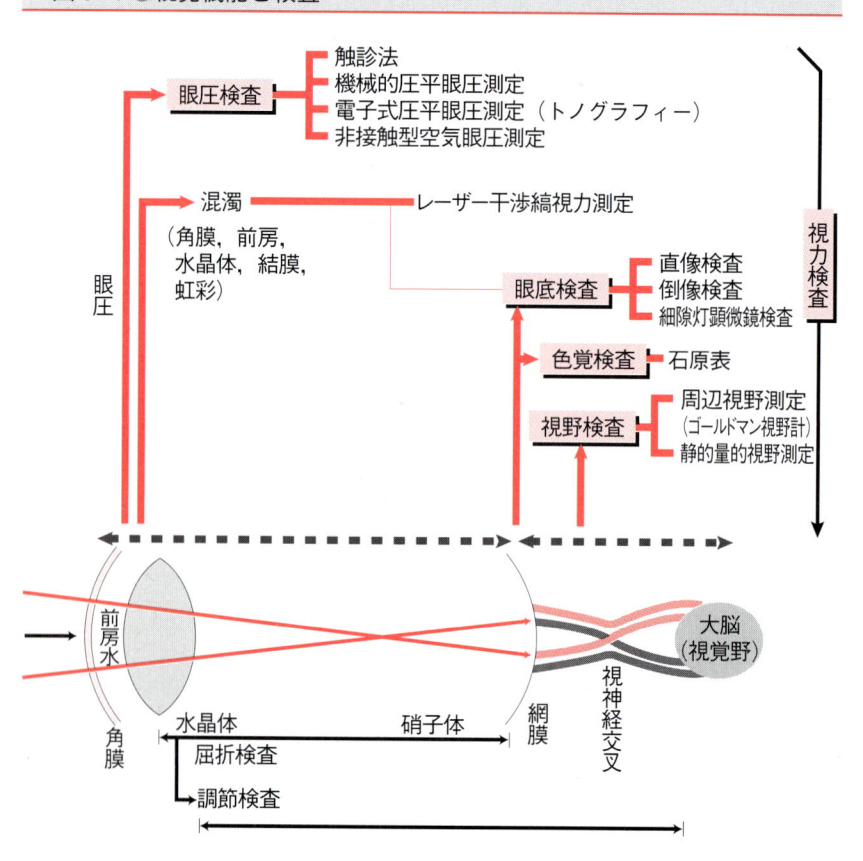

・光の存在が判別できない場合は視力0と判定する．

　検査は，正しい位置に立って，片眼を遮蔽して行う．反対側の遮蔽されていた眼を検査するときは，明るさに慣れるよう，しばらく時間をおいてから行う．

2｜眼底検査

　視力障害は，眼底にある網膜や視神経の異常に原因する場合が多いので，眼底検査により，異常の有無を確認する．

　直像検査法や倒像検査法（図3-2）は簡便にできるので，健康診断などにも用いられる．

　倒像検査法は，瞳孔を散大させ，細隙灯顕微鏡を用いて，瞳孔の小さな孔を通して眼底の網膜を観察する．細隙灯顕微鏡にカメラを接続し，写真を撮る場合もある．

　眼底にみられる異常には，出血，白斑，浮腫，血管の変化，萎縮，変性などがある．

1）散瞳に伴う援助

　眼底検査では，散瞳薬を用いて瞳孔を散大させるので，この散瞳によって問題が生じないよう援助する必要がある．

　散瞳する場合の看護のポイントを以下に示す．

- 点眼する散瞳薬（ミドリンM®など）が変質していないかを確認する．
- 点眼の際には，眼球には触れないよう注意し，眼球内に正しく点眼する．
- 点眼後は約1分間，患者に軽く閉眼してもらい，薬を眼球内に吸収させる．
- 散瞳されると，羞明感や眼のかすみを生じるので，その旨を患者に説

図3-2 ●倒像検査法の原理

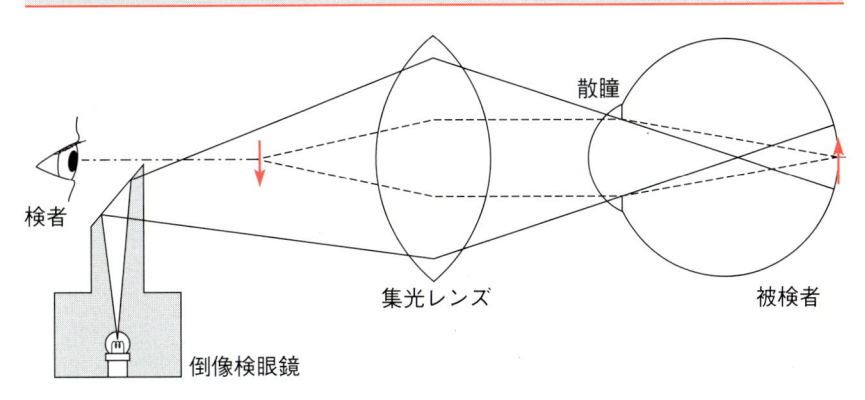

明する．
・眼に刺激を与えないよう，カーテンなどを用いて明るい光を避ける．

2）安全に検査を受けるための援助

安全に検査が受けられるよう，次の点に注意する．
・瞳孔が，角膜の大きさ程度に開くまで（ミドリンM®では30〜40分後），患者を見守る．
・散瞳したら患者を検査室に誘導し，検査器械の前に座ってもらう．このとき，患者には羞明感があって開眼しているのがつらいこと，また検査室が暗いことなどで，物につまずいたり，ぶつかる危険があるため，注意が必要である．
・検査中は，できるだけ眼を閉じないように説明する．
・散瞳による症状がなくなるまでには，検査後4〜5時間を要することを伝える．その間は，自動車の運転などは危険なので避けるよう指導する．

3 視野検査

視野検査は，視野に異常をきたす緑内障の診断や，経過を継続的に診るために重要な検査である．

視野計には，ゴールドマン視野計とハンフリー視野計（図3-3）の2種類があり，それぞれ特徴がある．視神経のどこに障害があるかによって，障害の種類が異なるが，主に狭窄と暗点が生じる．

検査は片目ずつ行い，集中力が途切れないよう，環境を整えることが大切である．

1）検査前の援助

検査前の援助のポイントは以下のとおりである．
・患者が身体的・精神的に集中できるか否かをアセスメントする．
・暗室で行うことを説明する．
・検査に時間がかかるので，排尿を済ませておくよう説明し，確認する．
・検査室は，集中できるように適切な温度とし，患者を誘導して椅子に座らせ，10分間ほど，視野計の背景光に慣れてもらう．この間に検査の方法を説明する．
・検査に集中できる安定した姿勢ができているかを聞き，できていなければ介助して正しい姿勢をとってもらう．
・使わない眼には，眼帯を当てるかガーゼで覆いをして，接着テープでとめる．

図3-3 ●ゴールドマン視野計（左）とハンフリー視野計（右）

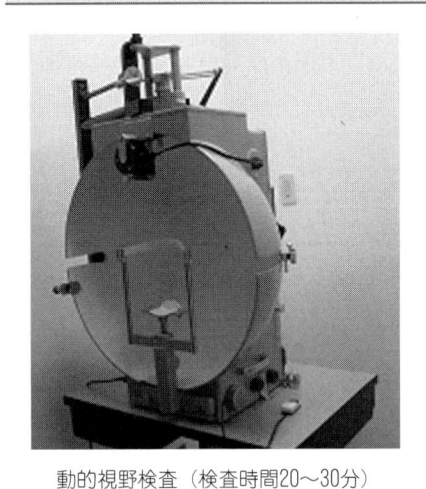

動的視野検査（検査時間20〜30分）
・外側から内側に動く光が見えたらブザーを押す検査である．全体の視野の形状を検査で把握できる．

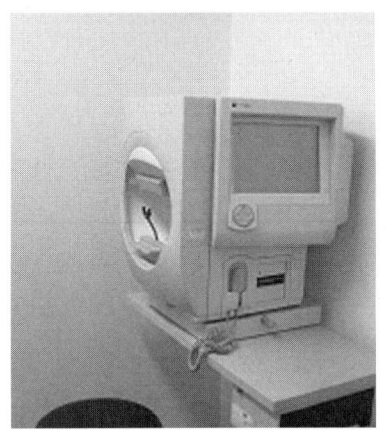

静的視野検査（検査時間10〜20分）
・特定の位置に出る明るさの違う光が見えたらブザーを押す検査である．主に中心部の視野（30度以内）を詳しく把握できる．

・眼の焦点を視野計の中心の孔に置き（固視），視標に気がついたらブザーを押すよう説明し，何度か練習してもらい，確認する．

2）スムーズに検査を受けるための援助

・検査中は，固視が継続されているか，疲労はないかを確認する．
・適宜，残り時間を伝えたり，検査が続けられるよう声をかける．
・一方の眼が終わったら，反対の眼の検査を行う．覆いをはずしたばかりなので，光に慣れるよう少し時間をおく．
・検査が終了したら，終わったことを伝える．指示どおりにできたかどうか，患者が不安を感じることがあるので，患者をねぎらい，安心させる．

4 眼圧検査

　眼圧検査は，眼球の内圧を調べる検査で，圧平眼圧計，非接触型空気眼圧計，シェッツ（Schiötz）眼圧計，触診法，トノグラフィーなどがある．
　非接触型空気眼圧計は，空気を角膜に吹き付けて，一定の面積が平面となるときの圧力（圧平）を測定する．眼圧計を直接，角膜に触れさせる必要がないので，感染の危険も少なく，また，先端恐怖症がある人にも施行可能である．
　その他，シェッツ眼圧計などは，器械を直接，眼球に当てて計測する．

眼球の内圧を計測することで，房水の産生・流出の状態，硝子体の充実度などが推測できる．眼圧の平均値は10～21mmHgである．10mmHg以下では低眼圧症が，21mmHg以上は高眼圧で，緑内障が疑われる．

1）検査前の援助

検査前には以下の援助を行う．
- コンタクトレンズははずしておくよう説明する．
- 安楽な姿勢で座るよう説明する．
- 非接触型空気眼圧計は座位で行うこと，ポシュと音がして発射された空気が眼に当たるが，痛くはないことを伝える．
- まばたきを防止するため開眼器を使うことを伝える．
- 眼の前に器械がくると，恐怖を感じて眼を閉じてしまう患者がいるので，怖くないので眼は閉じないよう説明する．

2）検査による感染を予防するための援助

- 患者ごとに器具を消毒するか，ディスポーザブルの器具を使用して，感染を防ぐ．
- 術者は，患者ごとに手洗いを実施する．

3）事故防止のための援助

- 急に暗い部屋へ入るため，方向がわからなくなったり，足元の物品がわからず転倒する危険がある．そのため，入室に際しては，進む方向に手を引くか，肩を押して誘導する．
- 眼鏡を使っている人には，検査終了後，眼鏡の置き場所を知らせる．

4）安楽を保つための援助

- 検査で器械が眼前に迫ってくると，患者は緊張し，額を固定する金具に額を強く押し付けるため，痛みを感じることがある．その場合は，患者に，深呼吸してリラックスするよう声をかけるなどして援助する．
- 検査中，できるだけ安楽な姿勢が保てるよう配慮する．
- 検査が終了したら，角膜の乾燥を防ぐために，しばらくは閉眼しているよう説明する．非接触型空気眼圧計での検査では，特に乾燥に注意する必要がある．

② 視覚機能障害の治療に伴う看護

視覚機能障害をもった患者の治療には，薬物治療，光凝固治療，小切開治療などがある．これらの治療に伴う看護の要点を以下に示す．

A 薬物治療

1 薬剤の静脈内点滴時の援助

緑内障により眼圧が高いときの薬物治療としては，D-マンニトールやグリセリン（アミラック®）などの静脈内点滴がある．これは，点滴により血流の浸透圧を高め，血漿と房水の間に浸透圧の差を生じさせて，房水が血漿に移行して眼圧が低下することを目的とする．

静脈内点滴を行うと利尿が促進され，口渇が生じるが，水分を補給すると血漿の浸透圧を高める効果がなくなるので，水分は摂取しないよう説明する．

2 薬剤の内服時の援助

緑内障の治療に内服で用いられる薬剤には，炭酸脱水酵素阻害薬のアセタゾラミド（ダイアモックス®）がある．房水の産生を抑制し，眼圧の上昇を防ぐ目的で使用される．

副作用としては代謝性アシドーシスがあり，発見が遅れると生命の危機に陥ることがある．そのため内服中は，悪心・嘔吐などや意識障害などの副作用に注意し，血中の炭酸ナトリウム量を観察するなど，アシドーシスの早期発見に努め，発生した場合は医師に伝えて対処する必要がある．

また，尿のアルカリ化により腎結石が生じやすいので，服用にあたっては適宜，尿のpHを確認するようにする．

3 薬剤の点眼時の援助

点眼は，結膜が薬液を吸収しやすい粘膜であることに注目し，結膜に直接，与薬することで効果を高めようとする方法で，眼疾患に特有の与薬方法である．

薬剤には，水溶剤と軟膏がある．

1）点眼方法の指導

(1) 点眼薬の種類と使用法

点眼薬には，散瞳薬，縮瞳薬，眼圧降下薬，抗アレルギー薬，非ステロイド性抗炎症薬，抗ウイルス薬，抗菌薬，副腎皮質ステロイド薬などがある（表3-1）．薬剤の使用にあたっては，その副作用に注意して観察する．

以下に，主な点眼薬の使用上の注意点，指導のポイントについて述べる．

① 散瞳薬

散瞳薬の点眼は，眼底検査などの検査時に，医師か看護師により行われる．

- 眼圧を上昇させる作用があるので，緑内障の患者には禁忌である．点眼前に必ず，緑内障の既往があるか否かを確認する．
- 点眼後は，頭痛，眼痛，悪心などが生じていないかを観察し，眼圧が上昇していないかを確認する．
- 瞳孔が散大すると羞明感が強くなるので，カーテンなどを用いて，できるだけ室内を暗くする．
- 検査終了後は，散瞳の症状がなくなるまでは，自動車の運転や危険な作業を控えるよう指導する．

② 抗ウイルス薬（感染症治療薬）

抗ウイルス薬は，ウイルスによる感染症の予防，あるいはウイルスの増殖を防止するために用いられる．

- イドクスウリジンは抗癌薬としても用いられ，副作用が強い．そのため，点眼中や点眼後は副作用の出現に注意して観察する．
- 抗菌薬の点眼では，炎症の軽減効果を観察するとともに，過敏症や刺激感，瘙痒感，充血などの副作用の早期発見に努める．副作用が強い場合は点眼を中止し，医師に相談する．

③ 副腎皮質ステロイド薬（抗炎症薬）

網膜炎，角膜炎，強膜炎などが対象となる．薬の効果は大きいが，副作用も強いので注意が必要である．

- 使用前に，過敏症や糖尿病の既往について確認しておく．糖尿病ではステロイド薬の投与により血圧が上昇するので注意する．
- 使用中は，炎症の軽減の程度を観察するとともに，刺激症状，頭痛，発熱などの副作用の出現に注意する．
- 強い副作用が出ても自己判断で中止しない．急に使用を中断するとショック症状が起こる危険があるので，医師に相談し，徐々に薬を減量していくようにする．

④ 抗アレルギー薬

表 3-1 ●点眼薬とその薬理作用と副作用

	薬剤名	薬理作用と副作用
散瞳薬	硫酸アトロピン トロピカミド 塩酸フェニレフリン	虹彩の括約筋や毛様体調節筋を麻痺させて瞳孔を拡大させる．緑内障などの眼圧上昇の素因のある患者には禁忌である． 副作用として，過敏症，眼のかすみ，まぶしさ，頭痛，眼痛が起こる．
縮瞳薬	塩酸ピロカルピン（サンピロ®） 臭化ジスチグミン（ウブレチド®） ヨウ化エコチオパート（フォスフォリンアイオダイド®）	緑内障の治療に用いられる．毛様体を緊張させ，静脈を拡張させて房水の流出を促進している． 副作用に，結膜過敏症がある．
眼圧降下薬	〈抗ウイルス〉 イドクスウリジン 〈β遮断薬〉 マレイン酸チモロール（チモプトール®） 塩酸ベフノロール 塩酸カルテオロール（ミケラン®） 〈プロスタグランジン薬〉 イソプロピルウノプロストン ラタノプロスト	ウイルス細胞のDNAに取り込まれて，DNA毛様体のβ-受容体を遮断して，房水の産生を抑制する． 副作用は，気管支喘息，心不全，徐脈の誘発である． 房水の流出促進作用により眼圧を低下させる．
抗アレルギー薬	クロモグリク酸ナトリウム（インタール®） フマル酸ケトチフェン トラニラスト	アレルギー性結膜炎の抗原誘発反応を防ぐ効果と，結膜組織内のヒスタミン濃度を抑える効果がある． 副作用として，眼の刺激感，結膜の充血，眼瞼浮腫が現れることがある．
非ステロイド性抗炎症薬	プラノプロフェン（ニフラン®） アズレン（AZ®） ジクロフェナクナトリウム インドメタシン	外眼部前眼の炎症の対症療法として用いる． 副作用として過敏症がある．
抗ウイルス薬	イドクスウリジン アシクロビル（角膜ヘルペスの治療に使用）	ウイルス細胞のDNAに取り込まれて，DNAの合成を阻害することにより薬理の作用を示す． 副作用として，結膜の充血，瘙痒感などが現れる．
抗菌薬	オフロキサシン スルフイソキサゾール 硫酸ミクロノマイシン 硫酸ゲンタマイシン	結膜の感染症は，細菌，クラミジアなどによって起こる．薬は原因菌に応じて選択される．細菌の増殖を阻害する． 副作用として，過敏症や刺激感，瘙痒感，充血，異物感などが現れることがある．
副腎皮質ステロイド薬	デキサメタゾン（オルガドロン®） リン酸ベタメタゾンナトリウム（リンデロン®） フルオロメトロン（フルメトロン®）	細胞内の受容体に結合し，核内に移行し，DNAと結合，特定のたんぱく質の合成が促進され，そのたんぱく質によって酵素の活性が阻害され，炎症が抑制される． 副作用としては，刺激症状，疼痛，発熱，過敏症，創傷治癒の遅延，糖尿病の悪化が現れることがある．

花粉症などで生じたかゆみや，強いアレルギー性結膜炎に対して用いられる．

⑤ 非ステロイド性抗炎症薬

アレルギー性結膜炎や，非化膿性の炎症に用いられる．
・炎症の経過を観察し，軽快すれば中止してよい．
・過敏症の副作用に注意する．

⑥ 眼圧降下薬

緑内障の患者の眼圧を下げるために用いられる．
・β遮断薬は長期に使用すると全身への副作用が出現する可能性がある．そのため使用中は，気管支喘息，心不全，徐脈などの副作用に注意する．
・副作用が出現した場合は，直ちに使用を中止し，医師に相談する．

⑦ 縮瞳薬

緑内障の治療に用いられる．
・副交感神経作動薬の塩酸ピロカルピンは，作用機序に不明な点もあるが，毛様体を緊張させて静脈を拡張し，房水の流出を促進しているとされている．副作用には結膜過敏症がある．
・抗コリンエステラーゼ阻害薬の臭化ジスチグミン（ウブレチド®），ヨウ化エコチオパート（フォスフォリンアイオダイド®）は，副交感神経の刺激を増幅する薬剤である．臭化ジスチグミンは可逆的で作用時間が短い．ヨウ化エコチオパートは不可逆的で作用時間が長い．両薬ともに利点，欠点があるので，長期に使用するときは副作用に注意する．

(2) 点眼方法の指導

点眼は簡単に思われがちだが，薬剤の使用に際しては細かな注意が必要となる．
以下のような薬剤の使用上の注意と扱いについて指導する．

① 点眼の方法

・点眼する前に，感染防止のため，石けんで手を洗ってから，清潔な拭き綿かティッシュペーパーなどで眼の周囲を拭き，点眼する．
・点眼は1回に1滴でよい．
・点眼するときは，薬びんの汚染を防止するため，びんを眼から1cmほど離して滴下する．
・点眼したら，拭き綿またはティッシュペーパーで眼から漏れ出た薬液を拭き取る．
・点眼後は約1分間，眼を閉じて，目頭を軽く指で圧迫し，眼の全体に行き渡らせるようにする．瞬きをすると，薬剤が眼内に吸収される前

に涙道から排泄されてしまうので注意する．
- 点眼薬が2種類以上あるときは，続けて点眼すると，前に滴下した薬剤が押し出されてしまうので，必ず5分以上の間隔をあけて行うようにする．軟膏は油剤が多いので，最初に点眼すると，後で点眼した薬剤をはじいてしまうので，複数の薬剤を点眼するときには最後に行う．
- 軟膏はべたべたしており，見えにくくなることがあるが，それらは徐々になくなっていくので，心配ないことを説明する．
- 点眼後は，感染予防のため必ず手を洗う．

② 薬剤の扱い
- 封を切った薬剤は1か月以内に使用し，期限が切れたものは新しいものに交換する．
- 遮光保存，冷所保存が必要な薬剤は，冷たい状態で点眼するとしみるので，手で温めて点眼するようにする．
- 溶解して使用するものは必ず溶解し，点眼前によく振ってから用いる．
- 同じ点眼薬を両眼に用いるときには，感染予防のため，まず健側の眼から点眼するようにする．

2）洗　　眼

異物（ゴミやほこり）や有害な化学物質などが眼に入ったときは，洗眼して，それらの有害物質を洗い流す．手術前の眼の洗浄，眼脂が多い場合にも行われる．

洗眼液には，生理食塩水，2％ホウ酸水，0.05％ヒビテン液などがある．

B 光凝固治療

レーザー光を使って光のエネルギーを組織に吸収させ，発生する熱により組織を凝固させる方法で，非観血的手術療法である．使用するレーザー光には，固定波長のアルゴンレーザー，波長の長さが変えられるダイアレーザーがある．

糖尿病網膜症，網膜剝離，網膜静脈閉鎖症，中心性網脈絡膜症などの眼底の疾患が適応となる．また，前眼部，外眼部の治療にも用いられる．

痛みがほとんどなく，処置も短時間なので，外来で行うことができる．

治療後に疼痛が出現したり，視力が変化することがあるので，その場合は受診するよう説明する．

C 小切開手術

小切開手術は麻酔の量も少なく，身体への影響も少ない手術法で，霰粒腫や麦粒腫が適応となる．

手術が安全に行われるよう看護する．

(1) 手術前

- 糖尿病や高血圧などの生活習慣病と関連する疾患で手術を受ける患者の場合は，それらの疾患のコントロールについてアセスメントしておく．
- 手術の方法や手術室の様子などを説明し，患者の不安の軽減に努める．
- 術後の体位や安静度は手術方法により異なるので，事前に術式について確認し，適切な体位をとってもらう．患者には，その体位の必要性を説明し，できるだけ安楽な体位がとれるよう工夫し，援助する．
- 患者に動かないよう説明するとともに，頭部の固定を十分に行う．

(2) 手術中

- 局所麻酔で手術が行われるときは，術者の会話は慎重に行う必要がある．
- 手術の進行について，適宜，患者に説明し，不安を取り除くことが大切である．

(3) 手術後

- 手術終了後は，緊張した気持ちをほぐし，身体をリラックスさせられるよう配慮する．
- 血圧や脈拍の変化，眼痛，創部からの出血の有無を観察する．
- 手術した眼を清潔に保つため，洗顔するときに水を眼に入れないよう説明する．
- 薬を正しく点眼ないし内服するよう指導する．
- 頭痛が強い場合はすぐに連絡するよう説明する．

第4章

視覚機能障害をもつ患者の看護

A 白内障（検知機能障害）で手術を受ける患者の看護

1 手術を受けるための看護

白内障の手術は外来または入院で行われる．
ここでは，入院して手術する患者の看護について述べる．

1）情報収集とアセスメントの視点

入院中の事故を防止し，生活環境を整えるため，障害がもたらす生活上の不便について情報収集する．

視力検査によって，どの程度の大きさの文字が読めるかを知り，両眼の視力障害の程度を判断する．

患者がどのような不便を感じているか，歩行への影響があるかを聞く．また，患者の生活習慣，点眼の手技，眼の感染の有無，発赤，かゆみ，頭痛などの症状があるかを聞き，術後の感染の予防に活かす．

2）生じやすい看護上の問題

- 視力障害や病院環境の不慣れから，傷害，事故が生じる可能性がある．
- 退院後の生活習慣によっては，感染が生じる可能性がある．

3）目標と看護

(1) 目　　標

傷害や事故を防止するため，また生活上の不便を緩和するために，患者の視力障害の程度や生活への影響を考慮して環境を調整し，安心して手術を受けられるようにする．

(2) 目標に向けての看護

① 生活環境の調整

- 患者と相談して，ベッドの昇降をするときの位置，歯ブラシ，ティッシュペーパー，タオルなどの生活必需品の置き場所，それらの位置関係などを決める．また，使用後は必ず同じ場所に置くよう指導する．
- 廊下やベッドの周囲には，車椅子や医療機器など，事故の危険が生じるものは置かないようにする．
- 病棟を案内し，トイレや洗面所の位置を教え，歩数を数えて距離を把握できるようにする．必要に応じて，患者に見える大きさの目印をつける．
- 必要時には援助を求めることができることを説明する．

- ナースコールが使えることを説明し，その使用法を指導する．

② 感染の防止

感染の予防が大切なことをよく説明し，予防に必要な事項を患者自身ができるように指導する．

- 手洗いを習慣化して，手指の清潔を心がける．
- 術後は，汚れた手で眼をこすらないよう注意する．
- 点眼前には必ず手を洗う．
- 洗顔するときは，水が眼に入らないよう注意する．
- 術後の眼球の傷が治癒するまでは，感染防止のために抗生物質が投与されるので，決められたとおりに点眼する．点眼の期間は術後1～3か月間である．
- ゴミやほこりの多い場所へは出かけないようにする．やむをえず外出する場合は眼鏡をかける．

2│手術の準備のための看護

1）情報収集とアセスメントの視点

身体が手術に耐えられるかどうかを観察し，情報収集する．

手術後は力みを避ける必要があるので，軟便となるよう排便をコントロールする方法を考える．

循環器疾患，呼吸器疾患，アレルギー疾患などは手術に影響を与えるので，疾患の種類，程度を把握しておく必要がある．

2）生じやすい看護上の問題

- 手術，および手術後の視力回復についての不安がある．
- 手術のため，既往疾患が悪化する可能性がある．

3）目標と看護

(1) 目　　標

手術の目的や内容および方法，麻酔，手術室について，痛み，運動範囲，手術の経過などを理解し，安心して手術を受けることができるよう援助する．

(2) 目標に向けての看護

患者の視力障害の程度，理解力に合ったわかりやすい方法でオリエンテーションする．患者が理解できないところは，文字だけでの説明ではなく，イラストを用いたり，患者が繰り返し説明を聞けるようテープレコーダーを利用するなどの工夫をする．説明内容は以下のとおりである．

- 手術前に，身の回りの品を準備する．
- 手術後1週間は洗髪，洗顔などができないため，入浴，洗髪，爪切りは手術前日にしておく．
- 手術時の感染を予防するため，手術直前に，手術する眼全体と涙嚢の洗浄が行われる．必要があれば，まつげの切除，抗生物質の点眼も行われる．
- 手術時には，瞳孔を散大させておく必要があるので，散瞳薬が点眼される．
- 手術中は排尿ができないので，手術前に済ませる．
- 手術時間は，吸引法では約30分である．
- 麻酔は点眼麻酔のため，意識ははっきりしている．
- 手術室へ行く前から術中・術後にかけて鎮痛薬が注射されるので，安心して手術を受けられる．

また，術後の経過についても，その概要を説明しておくとよい．

3 手術中の看護

1）情報収集とアセスメントの視点

手術中はバイタルサインの変化に注目し，手術や麻酔の影響がないかを観察する．

患者の気分や，不安はないかを見守る．

2）生じやすい看護上の問題

意識が清明なため，手術中のまぶしさや，器具が触れる感触により，不安や恐怖が生じるおそれがある．

3）目標と看護

(1) 目　　標

安心して手術が受けられる．

(2) 目標に向けての看護

- 手術開始時や切開が入るときには声をかけ，患者が安心できるよう配慮する．
- 気分の良し悪し，脈拍，血圧，顔色などを観察し，見守る．
- 適宜，一点を見つめているよう促す．
- 手術の時間経過を伝え，励ます．
- 手術終了時には，終了したこと，および創部を動かさないようにするため，引き続き頭部を安静に保つことを伝える．

4 手術後の安全と安楽を守るための看護

1）情報収集とアセスメントの視点

手術後には，手術操作のため，充血，異物感，流涙，眼がかすむなどの症状が出る．

治癒経過が正常か否かを判断するため，経時的に，出血，異物感，眼痛の程度を観察する必要がある．また，頭痛，悪心・嘔吐などの症状を観察して，眼圧の上昇などの危険な徴候がないかを判断する．

2）生じやすい看護上の問題

術後の出血や感染が生じる可能性がある．

3）目標と看護

(1) 目標
術後の出血，感染を予防し，退院後のセルフケアができる．

(2) 目標に向けての看護
・手術した眼を保護するため眼帯をする．
・手術後1時間はベッド上で安静を保つが，その後はトイレへの歩行が可能になることを説明する．
・感染を予防するため，術後1週間は洗顔，洗髪が禁止されることを伝える．それ以後に洗顔，洗髪を行うときは，軽く眼を閉じて水が入らないようにするよう指導する．
・手術当日の入浴は避け，翌日からの入浴に際しては，首から上に湯がかからないようにし，簡単に済ませるよう説明する．

5 視力回復に向けた看護

1）情報収集とアセスメントの視点

(1) 術後の視力の回復
手術前と後とで，視力がどのように変化しているかを観察する必要がある．

術後の眼痛，出血，頭痛，悪心・嘔吐などの症状の経過を把握する．また，眼痛や異物感が軽快しているか，眼球に埋め込まれたレンズが動いたり混濁していないかを観察する．

(2) 日常生活への影響
手術後の日常生活がどのように行われているかを把握する．

治療上のセルフケアがどの程度できているか，患者が正しく点眼できているか，眼の保護や清潔の方法について理解し，実行しているかを確認する．

2）生じやすい看護上の問題

- 視力が回復するまでは，眼を保護するためのセルフケアが必要だが，おろそかになる危険がある．
- 眼の保護についての知識や技術が不足していると，視力の回復が遅れる可能性がある．

3）目標と看護

(1) 目　　標

手術した眼の視力が遅滞なく回復し，社会復帰できる．

(2) 目標に向けての看護

① 手術した眼の保護とセルフケアへの援助

- 処方された治療薬は，指示どおりに用いるよう指導する．
- 術後1週間は，寝ているときに，無意識のうちに手を眼に当ててしまうことがあるので，眼に眼帯をしたままで寝るよう説明する．
- 眼内レンズがまぶしく感じられるときには，サングラスをかけるよう勧める．
- 排便時のいきみが強いと手術部位に力がかかり，挿入したレンズがずれる可能性がある．改めて排便コントロールの重要性を説明し，適宜，緩下剤を使用するよう指導する．

② 手術後の社会復帰

- 40～50歳代の患者で身体に異常がなければ，退院後1週間程度で職場復帰ができることを伝える．
- ゴミやほこりの多い職場では，眼帯を用いて眼を保護するよう指導する．
- 掃除は1週間程度は控えるよう説明する．

③ 点眼の指導

- 退院時には，改めて点眼の方法を指導し，正しく行えるかを確認する．
- 使用する薬がわからないときは，患者と共に，触れればわかるように薬びんに凹凸のあるものを貼るなどの工夫をする．
- 家族が手伝える場合は，患者と家族に点眼の方法を指導する．

B 網膜剥離(検知機能障害)で光凝固治療を受ける患者の看護

レーザー光を用いて視覚機能障害の治療を行う光凝固治療については第3章で述べた．

網膜剥離の治療では，患者の視力がかなり低下しているで，事故の防止(前項-1「手術を受けるための看護」参照)，レーザー光の照射に対する不安の軽減のための看護を行う．

1 治療に伴う看護

1) 情報収集とアセスメントの視点

- 循環器疾患，呼吸器疾患，アレルギー疾患など，治療に支障をきたすような疾患の有無を確認する．
- 身体各部の機能低下が生じていないかを確認し，あれば援助の方法を考える．
- 排便時に強くいきむと，手術した眼の治療に影響するので，排便コントロールは必須である．便秘傾向を確認し，必要があれば緩下剤の投与を検討する．

2) 生じやすい看護上の問題

治療についての不安，治療の効果（視力回復）に対しての不安がある．

3) 目標と看護

(1) 目　標

治療方法や治療後の経過について理解でき，安心して治療を受けることができる．

(2) 目標に向けての看護

① 治療の準備への援助

患者の視力障害の程度や理解力に合わせて，以下の諸点をていねいに説明する．

- 治療前に排尿を済ませておく．
- 眼底を見ながら治療するため，暗室で行う．
- 治療部位に焦点を合わせる必要から，治療中は頭は動かすことができない．
- 治療中は麻酔薬が投与されるので痛みはないが，術後に麻酔が切れると痛みが生じるので，鎮痛薬が処方される．

- 照射の回数は患者によって異なり，1回だけでなく，数回に分けて行われることがある．
- 治療時には瞳孔を散大させておく必要があるので，治療前に散瞳薬の点眼を行う．
- 麻酔は局所麻酔であり，眼球の動きと痛みは抑えることができるが，意識はなくならない．
- おおよその治療時間を患者に話しておく．

② 治療中の安全と安楽のための援助
- 治療の直前に患者の気分を尋ね，緊張を和らげる．
- 頭部の固定が安全に，しっかりと行われていることを確認する．
- 治療が開始されるときには，その旨を患者に伝え，動かないように話す．
- 脈拍，呼吸，血圧を測定し，麻酔の影響や体調の変化を観察する．
- 治療が終了に近づいたら，患者に知らせ，励ます．

③ 治療後の援助
- 治療が終わったら，患者に知らせ，ねぎらいの声かけをする．
- 医師が，治療の結果や今後の治療予定などを説明するが，患者のわからないこと，聞き逃したことがないかを確認し，必要があれば，重ねて説明する．
- 外来での治療の場合は，休息後に帰宅してもらう．
- 入院して治療を受けた場合は，病室のカーテンを閉め，環境を整えて休息してもらう．

2 治療後のセルフケアへの看護

1）情報収集とアセスメントの視点

- 手術後の眼の感染予防，治療薬の扱いなどのセルフケアについての知識と能力をアセスメントする．
- 仕事の内容，日常生活習慣，運動量などを再確認し，網膜剝離の再発を防止するための方策を検討する必要がある．

2）生じやすい看護上の問題

- 治療後に痛みなどの症状が生じる可能性がある．
- 網膜剝離が再発する危険がある．

3）目標と看護

(1) 目標
- 痛みなどの症状が軽減する．
- 網膜剥離の再発を予防する．

(2) 目標に向けての看護

① 症状軽減のための指導
- 散瞳薬の効果がなくなるまでは，まぶしさが残ることを説明し，行動するときは十分に注意するよう伝える．
- 痛みが強いときは，処方された鎮痛薬を指示どおりに服用するよう説明する．
- 痛みが続くときは受診するよう指導する．
- 重いものを持ったり激しい運動をすると眼に負担がかかるので，避けるよう指導する．
- 強い精神的な負荷や疲労などは，血圧の上昇を招き，網膜に影響を与えるので，1週間程度は静かに休むことを勧める．

② 網膜剥離の再発予防と早期発見のための指導
- 強い近視がある人，あるいは家族に近視が多い場合には，網膜剥離の再発の危険が高いので，定期的に眼底検査を行うよう指導する．
- 飛蚊症や光視症は網膜剥離の初期症状であり，進行すると視野欠損が生じる危険があるので，それらの症状が生じたら，すぐ受診するよう伝える．
- テレビやコンピュータの画面を見すぎるなどして，眼を酷使しないよう指導する．

C 網膜剥離（検知機能障害）で手術を受ける患者の看護

網膜剥離の手術には，網膜復位術とタンポナーデ法がある

網膜復位術は，眼球を外から圧迫して眼球壁を網膜に接近させる方法である．

タンポナーデ法は，眼内に空気またはガス（SF6）を注入し，内側から網膜を眼球壁に接着させる（図4-1）．

ここではタンポナーデ法について述べる．

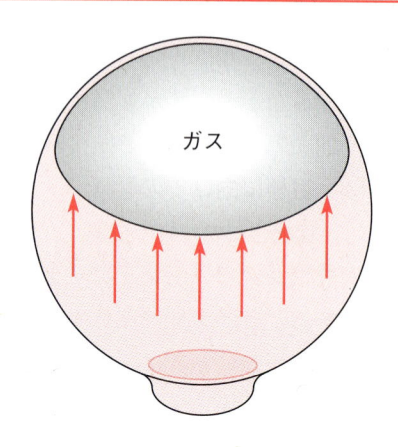

図4-1 ●ガスを充填した状態の眼球

1 手術の準備への看護

1）情報収集とアセスメントの視点

(1) 網膜剝離の程度
網膜下に入り込んだ硝子体液の吸引，および剝離の進行を防止するため，剝離の程度を把握し，アセスメントする．

網膜剝離後の時間経過について情報を得る．

(2) 生活への影響
網膜剝離が起こると，突然，視力低下や視野欠損が生じるため，患者の不安は大きい．この不安をそのままにしておくと，手術による創部の快復や再発の予防に影響するため，不安の内容を把握し，対処する必要がある．

入院の必要があるため，患者だけではなく家族の不安も大きいので，病状の説明時には家族に参加してもらうなど，面会やケアの機会を利用して情報を得るようにする．

視力低下や視野欠損により日常生活が制限されたり，危険が生じたりするので，患者や家族の訴えをよく聞き，生活状態を把握するよう努める．

2）生じやすい看護上の問題

・網膜剝離による視力低下や視野欠損により，将来，失明するのではないかとの不安がある．
・入院による環境の変化と，手術に対する不安がある．
・視力障害により事故が生じる危険がある．
・視力障害と入院環境により，日常生活に支障が生じている．

3）目標と看護

(1) 目標
- 視力低下や，手術，入院による環境の変化などから生じる患者の不安を軽減する．
- 視力低下や環境の変化により生じる可能性のある危険を回避する．

(2) 目標に向けての看護

① 不安の軽減

患者が，不安に感じていることを表現し，その内容を具体的にすることにより不安が軽減されるよう援助するとともに，疾患と治療を理解し，安心して手術を受けるための支援を行う．

- 突然，視力が低下し緊急入院すると，疾患や治療，予後に対して大きな不安を感じる．患者の気持ちを汲み取り，対話しながら患者の不安の軽減に努める．
- 患者が入院すると家族の不安も大きくなる．家族にも患者の病状や治療内容を説明し，理解と協力を求める．

② 危険の回避
- 視覚機能障害と新しい生活環境により，物にぶつかったり転倒する危険があるので，ベッド周りや患者の行動範囲の物品を整理し，安全の確保に努める．
- 洗面所やトイレに案内し，その位置を記憶してもらうとともに，廊下の壁や手摺りに付けられた視力障害者用の点字ブロックの使い方を指導する．
- 術後は網膜剥離の悪化を防止するため，一定の姿勢を保たなければならず，また，術後の眼が遮蔽されるため生活上の不安があるので，患者が安心して生活できるよう支援する．

2 手術後の回復を促す看護

1）情報収集とアセスメントの視点

(1) 手術後の身体への影響

網膜剥離の手術後には，眼痛，結膜浮腫，眼脂，眼圧の上昇などが生じる．特に，眼圧の上昇は治療の結果に影響するので，頭痛，悪心・嘔吐などの症状を注意深く観察する必要がある．

手術後は，一定の姿勢が指示されるので，筋肉痛，関節部痛などの有無を把握する．術後経過を表4-1に示す．

表4-1 ● タンポナーデを行った場合の術後経過

	安静	食事	排泄	入浴	洗面	洗髪
術直後〜14日：ガスが抜けるまで	Ⅱ 腹臥位または側臥位	部屋で下向きで自力摂取	トイレで下向き歩行	不可	不可	不可 医師の指示により下向きで，看護師が介助
ガスが抜けたら	Ⅲ	食堂で	トイレで	可	不可	可 上向きで，看護師が介助

(2) 生活への影響

患者が，日常生活の制限について，その必要性をどのように理解しているか，また術後に指示された姿勢が保持されているかを把握し，生活の援助方法をアセスメントする．

視力の低下や片眼の状態が，日常生活にどのような影響を及ぼしているか，危険はあるかを把握し，退院後の生活への影響を予測する．

2）生じやすい看護上の問題

- 感染や眼圧上昇など，術後の合併症が生じる可能性がある．
- 手術後に指示された体位，姿勢の保持，安静からくる筋肉痛，関節部痛などにより，ストレスが生じる可能性がある．
- 視力低下があり，片眼で行動しなければならないため，傷害や転倒などの事故の危険がある．
- 視力の回復に対する不安がある．

3）目標と看護

(1) 目標

- 合併症を予防するため，手術した眼の清潔と安静の保持ができる．
- 指定された体位，姿勢を保ち，安静を守れる．
- 視力低下や片眼による不便さに対応でき，危険を回避できる．
- 視力回復や日常生活への影響を緩和できる．
- 退院後は，手術した眼のセルフケアができる．

(2) 目標へ向けての看護

以下の諸点について援助し，指導する．

① 手術した眼の清潔や安静の保持，合併症予防のための援助
- 点眼薬や内服薬を指示どおりに用いる．
- 与薬に際しては，手などの清潔に留意する．

・許可が出るまでは，眼帯をはずしたり，手で眼をこすったりしない．
② **指示された姿勢や安静を保持するための援助**
・術後の回復経過や姿勢保持の必要性を理解し，眼の安静を保つ．
・眼球に充填した空気やガスは軽く，眼球内で上昇する．そのため，術後は腹臥位になるか，後頭部を上にし，頭を前に垂らした姿勢（図4-2）で，術後の回復を促進する．
・姿勢保持による苦痛を軽減するため，安楽枕，スポンジ，アーチスタソフトを使用するとともに，制限の範囲内で最も楽な姿勢を工夫する．
・必要に応じて，背部，頸部のマッサージや湿布により，筋肉痛や関節部痛の軽減を図る．
・同一の姿勢を保ち続けることから，同一部位が圧迫され，皮膚の発赤が生じたり，夏季には汗疹が生じることがあるので，適宜，皮膚の観察を行う．
・日常生活の制限があり，しばらくは，ベッド上の生活が続くので，ストレスを軽減するための方法を考える．
③ **視力低下による不便さに対応し，危険を防止するための援助**
・患者の安全を確保するため，病棟全体の環境を整える．
・患者ができるだけ一人で歩行できるよう，患者と相談して歩行の方法を考える．
・安静により下肢の筋力が低下するので，歩行時の危険を避けるため，適度な運動を行って下肢の筋力を高める．
・手術していない眼の視力低下がある患者の食事では，食事のメニュー

図4-2 ●術後の姿勢

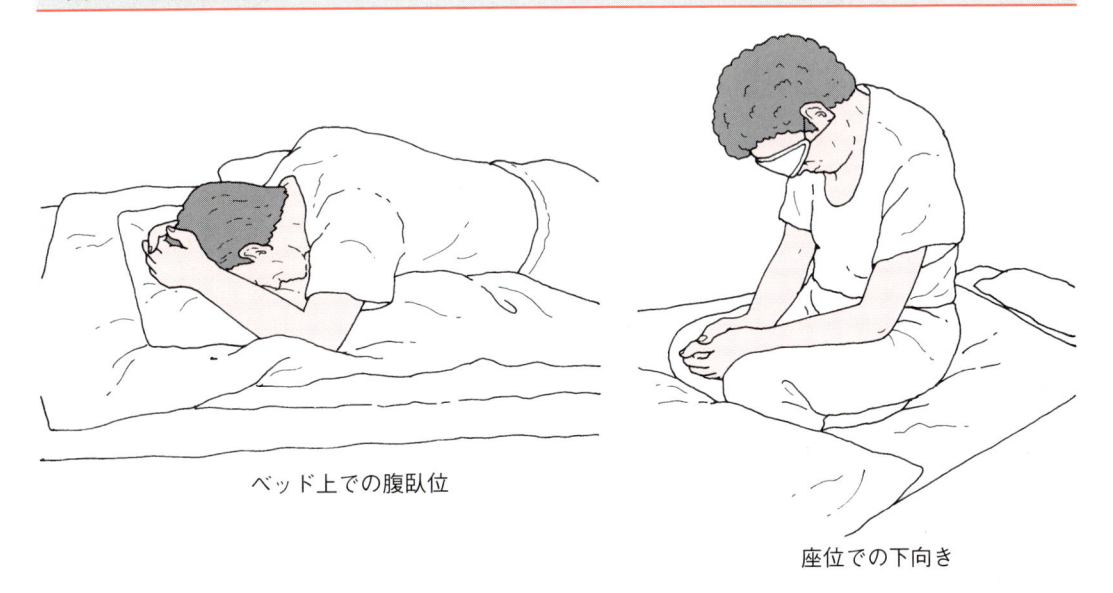

ベッド上での腹臥位

座位での下向き

を説明し，それぞれの場所を示し，調味料などはパックを開けて使いやすくする．
・姿勢が制限されているため，安眠するのは精神的・肉体的に難しい点に配慮し，緊張を和らげたり，睡眠薬を使用して，できるだけ眠れるようにする．

④　視力回復や日常生活への影響を緩和するための援助
・退院後の生活が具体的にイメージできるようにする．
・点眼薬や内服薬は，必要がなくなるまで続ける．
・視力障害が回復せず，生活環境が手術前と大きく変化する場合は，医療ソーシャルワーカー（MSW）を加えて，経済的問題や生活環境を調整する．

⑤　退院後の過ごし方の指導
・退院後1か月で社会復帰は可能だが，3か月くらいまでは，眼への影響を避けるため，重い荷物を持ち上げたり，激しい運動は避けるようにする．
・手術後は定期的に受診し，治療が終了しても数年は，年に1〜2回の検診を受けるようにする．

感覚機能障害

聴覚機能障害

第1章　聴覚機能障害と日常生活　　221

1. 聴覚機能とその役割 ——— 222
2. 聴覚機能とその障害 ——— 224
3. 聴覚機能障害がもたらす生命・生活への影響 ——— 228

第2章　聴覚機能障害の把握と看護　　231

第3章　聴覚機能障害の検査・治療に伴う看護　　239

1. 聴覚機能の検査に伴う看護 ——— 240
2. 聴覚機能障害の治療に伴う看護 ——— 243

第4章　聴覚機能障害をもつ患者の看護　　247

第1章
聴覚機能障害と日常生活

1 聴覚機能とその役割

A 聴覚機能とは何か

　聴覚機能とは，音波を集めて振動や電気信号に変換させ，大脳皮質の聴覚野に伝え，音として認識する機能である．この機能は，音波を検知する"検知機能"と，大脳に伝える"伝導機能"からなる（図1-1）．

　音の性質には音の大きさと高さが含まれる．知覚される音の種類には，音声言語，信号音や警報音，生活音や環境音がある．音声言語は，主に情報伝達やコミュニケーションに用いられる音である．信号音や警報音は，電話の着信，機械の不具合や操作の終了，火災の発生，緊急車両の接近などを示す音である．生活音や環境音は，とりたてて意識をしないでも伝わるふだんの音で，人の暮らしや自然の営みのなかで発生しており，生活の背景となる音である．

　人は聴覚機能を活用し，身の回りにある音を常に意識化しているというより，そのときの自分にとって意味のある音を選択的に知覚している．たとえば，意識を集中させると，音楽の繊細な表現までよく聴き取ることができたり，ふだんは気にとめない足音や物音が，体調の悪いときやイライラしたりする際には非常に耳障りとなるなどである．また，ある特定の音情報に，選択的に敏感に反応することもある．たとえば，母親は赤ちゃんの泣き声に目を覚ますが，父親は寝ていることがあったり，街の喧騒のなかで自分の名前を呼ばれると，その音だけが際立って聞こえ，敏感に反応できたりするなどである．聴覚機能は，単なる音の検知伝導機能というだ

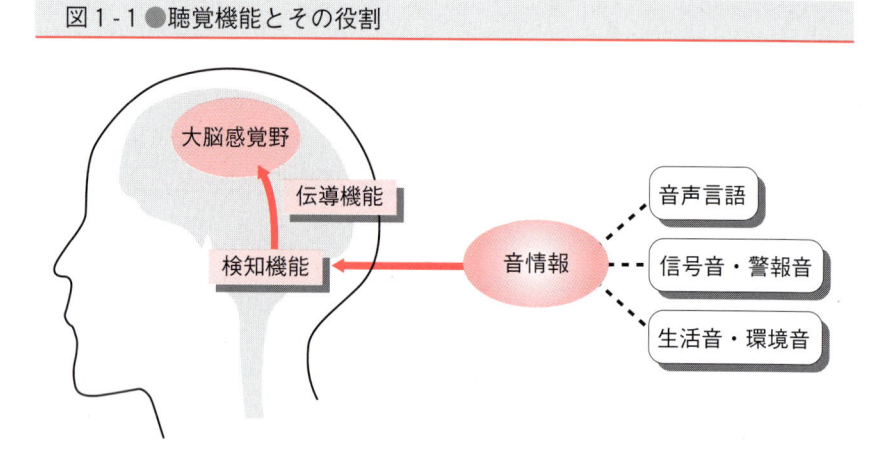

図1-1 ● 聴覚機能とその役割

けでなく，非常に高度な機能を担っているといえる．

B 聴覚機能と生命・生活

　聴覚機能が生命・生活に及ぼす役割には，コミュニケーション，危険回避，情感豊かな生活がある．

　聴覚機能は，コミュニケーションに大きな役割を果たしている．この役割に関与するのは特に音声言語である．人は聴覚機能によって音を検知し，音声言語としてとらえて言語能力を発達させ，言語的コミュニケーションの基盤を作る．また，人は音声言語を検知し，相手の発する情報やメッセージを理解したり，音の大きさや高さの変化から，抑揚や調子を把握し，微妙な意味やニュアンスを汲み取ったりすることができる．聴覚機能は，コミュニケーションを介した情報収集，記憶・学習にも大きな役割を果たす．なお，積極的に聴く以外に，何気なく耳に入る情報（会話，テレビなど）も重要な情報収集や学習の源となっている．

　聴覚機能は，危険回避の役割も果たしている．この役割に関与するのは特に信号音や警報音である．聴覚機能は，信号音や警報音（たとえば，爆発音，異常音，叫び声，緊急放送など）を検知し，注意や警戒，何らかの対応が必要な状況なのかどうかの判別を担う．また，安全で安心していられるか，リラックスできる状況なのかを検知し，のびのびと自分らしさを発揮して生活の質を高める状況判断にも役立つ．

　さらに聴覚機能は，人の情感豊かな生活に寄与している．この役割に関与するのは，音声言語のほかに，生活音や環境音である．聴覚機能は，音声言語を用いた他者との交流や感情の共有，音楽鑑賞やリズムの体感による喜びや感動の体験，音楽で心を穏やかにしたり高揚させたりする情緒的作用，自然の奏でる音による季節や情感の感知などの役割を担う．また，音声言語を用いて他者に話をし，話を聞いてもらうことで，自分の考えや気持ちが整理され，体験が味わい深く意味深いものとなったり，他者と心の通う交流のきっかけになったりする（図1-2）．

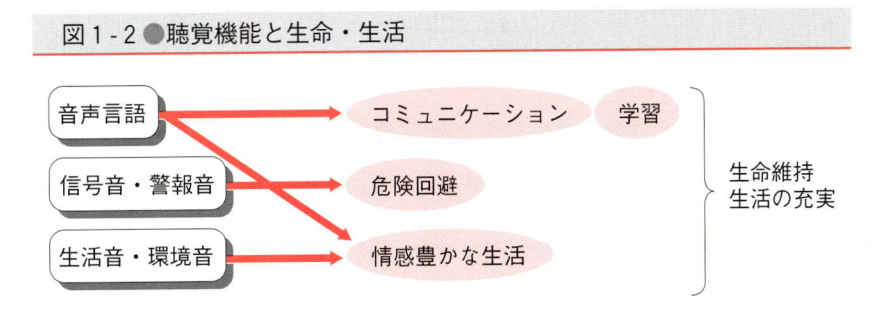

図1-2 ● 聴覚機能と生命・生活

聴覚機能は，たとえば，呼吸機能や循環機能のように生命維持に直結する機能とは質は異なるが，成人の社会生活（日常生活，職業生活など）における安全や充実，成人としての自己実現，成長発達に重要な役割を果たしている．

2 聴覚機能とその障害

A 聴覚機能とその担い手

聴覚機能は，検知機能，伝導機能に分けて，その担い手を考えることができる（図1-3）．

1 検知機能とその担い手

聴覚機能における検知機能は，空気の振動である音をとらえて増幅し，検出可能な状態にもっていく機能と考えることができる．この検知機能を担うのは，外耳と中耳である．

外耳には，耳介と外耳道があり，音を集め，外耳道を通して増幅し，鼓膜に伝える役割を担う．また，左右の耳は，音の強さの差や時間差など，音源の方向に関する情報を検出する役割を担う．

図1-3 ● 聴覚機能の担い手と音の伝導

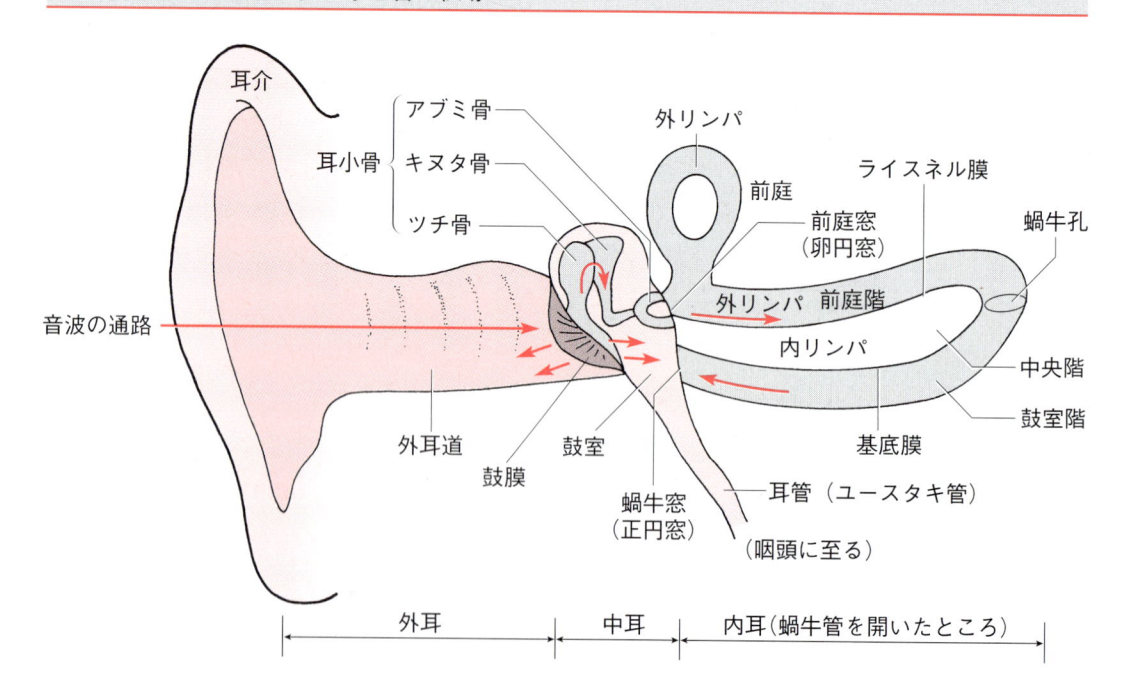

中耳には，鼓膜と鼓室と耳小骨があり，鼓膜の振動を増幅して内耳に伝える役割を担う．耳小骨は，ツチ骨，キヌタ骨，アブミ骨からなり，アブミ骨は，前庭窓に接し，内耳とのつながりを担っている．

2 伝導機能とその担い手

聴覚機能における伝導機能は，振動として伝わる音の性質を神経伝達物質に変換し，中枢に送り，音として認識されるまでの機能と考えることができる．この伝導機能を担うのは，内耳と内耳神経，側頭葉における聴覚野になる．

内耳には，前庭と蝸牛があり，音の感知を担っている．そのしくみは，まず，中耳のアブミ骨から前庭窓に伝えられた振動が，圧力を生じさせ，蝸牛の中のリンパに伝わる．蝸牛は，外リンパで満たされる前庭階と鼓室階，内リンパで満たされる中央階の3層に分かれている．リンパに伝えられた圧力波が蝸牛の中の有毛細胞を刺激し，神経伝達物質を放出させる（図1-4）．周波数の違いによって刺激される有毛細胞の部位が異なるため，その部位と強さの情報が，蝸牛神経を通して伝えられる．蝸牛神経は前庭神経とともに，内耳神経（第Ⅷ脳神経）となり，情報を側頭葉の聴覚野に伝えて音が認識される．

B 聴覚機能障害とその要因

1 検知機能障害の発生とその要因

検知機能障害は，音情報をとらえて，内耳において振動を神経伝達物質に変換する前の段階における問題である．このため，検知機能障害のある

図1-4 ●有毛細胞

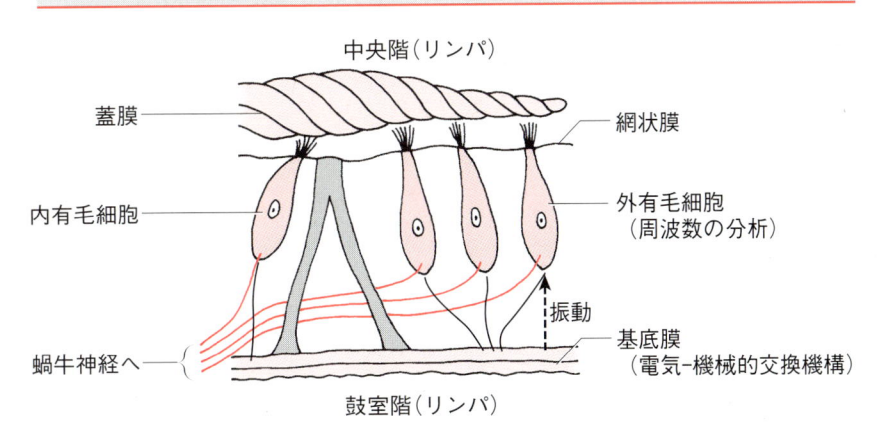

場合，音の聞こえが悪くなり，難聴や耳鳴りの症状が現れる．

検知機能を主に担うのは，外耳と中耳であるが，この部分の障害を原因として起こる難聴を，**伝音性難聴**という．伝音性難聴では，音のゆがみはなく，音が小さく聞こえる．

検知機能障害の要因には，外耳道の閉塞・狭窄，鼓膜の可動性低下，耳小骨の可動性低下がある．

外耳道閉塞の原因には，耳垢塞栓，異物による外耳道閉塞，先天性外耳道閉塞などがあり，狭窄の原因には，外耳道炎や外耳道真菌症などによる外耳道の狭窄がある．外耳道の閉塞や狭窄にかかわる生活環境には，耳の清潔習慣がある．耳垢がひどく貯留した状態で洗髪・入浴し，耳垢が膨張した場合に外耳道が塞栓される．このように，疾患や生活環境を原因とする外耳道の閉塞や狭窄は，音の伝わりを障害し，難聴をきたす．

鼓膜の可動性低下の原因には，外傷による鼓膜損傷，中耳炎に代表される感染による鼓膜の腫脹・穿孔・癒着，真珠腫による鼓膜の内陥・穿孔，感染による鼓室内の滲出液の貯留などがある．鼓膜の外傷には，耳かきや綿棒などによる直達性外傷と，殴打や交通外傷・スポーツ外傷，急な気圧変動などによる介達性外傷がある．中耳炎のきっかけとなるのは，上気道感染が多く，咽頭と中耳をつなぐ耳管（ユースタキ管）経由による耳管および鼓室の細菌感染である．鼻を力を入れて強くかむと，圧によって細菌が耳管に送り込まれる可能性がある．

耳小骨の可動性低下の原因には，耳硬化症，側頭骨骨折に伴う耳小骨離断などがある．鼓膜や耳小骨の可動性低下は，疾患や外傷を原因として，また，生活の仕方に関連して起こり，音の伝わりを障害して難聴をきたす（図1-5）．

2 伝導機能障害の発生とその要因

伝導機能障害は，内耳において振動を神経伝達物質に変換した後の伝達段階における問題である．このため，伝導機能障害のある場合，音の聞こえが悪くなり，難聴や耳鳴りの症状が現れる．この難聴は，内耳や中枢神経にかかわるものであり，この部分の障害が原因で起こる難聴を**感音性難聴**という．感音性難聴では，音がゆがんで聞こえたり，かすれて聞こえたり，はっきりと聞き取りにくい．ちょうど携帯電話やラジオの電波状態が悪いときの聞き取りにくさにたとえられよう．この場合，音を大きくしても聞き取りやすくなるわけではない点に注意が必要である．大きな声で伝えても聞き取れない場合，筆談への切り替えを検討する．

伝導機能障害の要因には，内耳の機能低下，聴覚経路の変性・障害がある．

図1-5 ●聴覚機能障害とその原因

鼓膜の可動性低下
- 外傷による損傷
- 炎症（中耳炎）による穿孔
- 炎症による鼓室の滲出液貯留

外耳道の閉塞・狭窄
- 耳垢
- 異物
- 炎症
- 真菌症

耳小骨の可動性低下
- 耳硬化症
- 耳小骨離断

検知機能障害／伝導機能障害

内耳の機能低下
- 感染
- 音響外傷
- 薬剤
- 原因不明

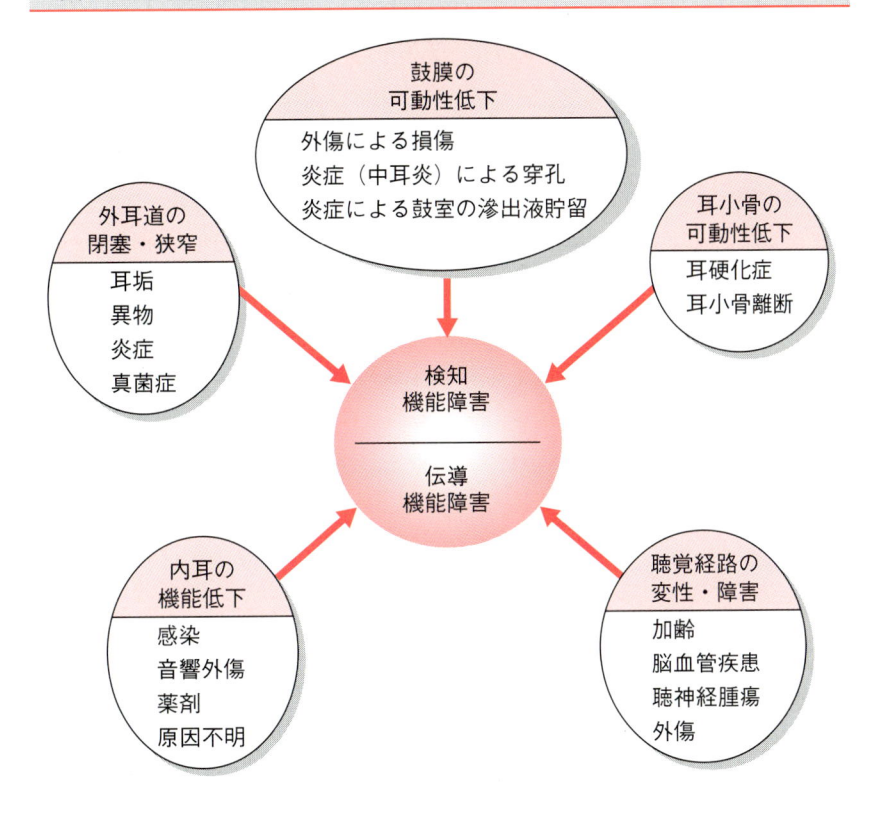

聴覚経路の変性・障害
- 加齢
- 脳血管疾患
- 聴神経腫瘍
- 外傷

　内耳の機能低下の原因には，感染による内耳炎，音響外傷による内耳有毛細胞の損傷，ほかの疾患の治療目的で用いられた聴器毒性をもつ薬剤を原因とする内耳障害，原因不明のものなどがある．音響外傷には，意図せずに受けた音響（爆発音，射撃音，落雷音など）によるもの，意図的に受けた音響（大音響のコンサートやディスコ，ヘッドフォン使用など）によるもの，職業上の騒音（工事現場や工場など）によるものがある．聴器毒性をもつ薬剤には，抗菌薬（ストレプトマイシン，カナマイシン，ゲンタマイシンなど），抗悪性腫瘍薬（シスプラチン，カルボプラチンなど），ループ利尿薬，鎮痛薬などがある．このような薬剤を使用する際は，注意深い観察が必要である．原因不明の内耳障害には，突発性難聴によるものがある．

　聴覚経路の変性・障害の原因には，加齢によるもの，脳血管疾患によるもの，聴神経腫瘍によるもの，外傷によるものなどがある．

　内耳の機能低下や聴覚経路の変性・障害は，疾患や外傷を原因として，ほかの疾患の治療薬を原因として，また生活の仕方に関連して起こり，音の周波数や大きさを大脳に伝え，音を認知するしくみを障害して難聴をきたす．

3 聴覚機能障害がもたらす生命・生活への影響

A 障害のレベルとその影響

　聴覚機能障害は，先天的に起こる場合，言語会話能力を獲得する以前（小児期）に起こる場合，言語会話能力を獲得した後に起こる場合がある．

　言語会話能力を獲得する以前に聴覚機能障害が起こると，発声・発語の機能発達に影響を及ぼす．しかし，会話能力獲得後に聴覚機能障害が起こる成人には，発声して「話す」ことへの影響は少ない．このため，健聴者のように自然に「話す」ことができるため，聴覚機能障害があると他者が気づきにくい．また，障害が軽度の場合，残存している聴覚機能や視覚機能，過去の記憶や経験で補われた自然な振る舞いが可能であるため，他者に障害を感じさせない場合がある．障害が進んだ場合，テレビの音量が大きくなったり，会話がちぐはぐになったり，話の行き違いが起こることで，家族や周囲の人々が気づく場合がある．

　聴覚機能障害がもたらす影響は，危険回避の困難，コミュニケーションの困難，情感豊かな生活の充実困難である．生命へ及ぼす影響には，信号音・警告音（たとえば，車のクラクション，異常音・爆発音・叫び声，緊急放送などの音情報）が聞き取れないことによる事故への遭遇が最も懸念される．聴覚機能障害のない場合，ほかのことに集中していても異常音の聞き取りが可能であるが，機能障害のある場合は，視覚機能で補うなどの努力を要する．

　聴覚機能障害を補う方法には，補聴器や人工内耳などがある．しかし，補聴器や人工内耳は万能ではなく，適応の選択やフィッティング，練習と慣れ，費用など，取り組むべき課題がある．また，高度難聴の場合は，補聴器を用いても機能障害を補うことは困難な場合が多い．

B 障害が生活に及ぼす影響

　聴覚機能障害が生活に及ぼす影響は，**コミュニケーション障害**である．たとえば，未知の外国語を話す人々のなかに入れられて，その言語がまったく聞き取れない場合を考えてみたい．何か話が進んでいるようであっても，自分だけはわからない．話の流れがわからず，緊張し，相手の顔色を伺ってキョロキョロする．不安や焦りで何かをしようと動いたら，状況にそぐわず，気まずい雰囲気になる．疲労困憊して途方に暮れ，無表情にな

る．皆が談笑したら，状況がわからなくても，愛想笑いをするかもしれないし，自分が笑われていると心配になるかもしれない．成人期以降に聴覚機能障害を突然もつことになった人は，このような状況を体験する可能性があると考えられる．

聴覚機能で認識する音情報は，コミュニケーションにおいて大きな役割をもつ．音情報を得ることが難しい場合，コミュニケーションにまつわる情報量が減少し，物事の十分な理解，対人関係の発展，様々な感情の交流，生活上の不便や不利益をこうむることがある．

また，成人期以降に聴覚機能障害が起こり，**中途失聴者・難聴者**となった者は，障害発生以前に獲得した音声を用いて，「話す」ことが可能である．この点，聾者・聾唖者が主に用いるのは手話であり，中途失聴者・難聴者とは異なる．このため，聞き取りが不自由であると周囲に理解されにくい．視覚機能障害や運動機能障害などと異なり，他者が一見してそれとわかる障害ではないため，聴覚機能障害は「見えない障害」といわれる．聴覚機能障害を原因としたコミュニケーションの問題であっても，その障害が他者にわかりにくいため，本人の性格や知的な問題のためと受け止められてしまう可能性がある．

このようなコミュニケーション上の不具合が調整されないままだと，聴覚機能障害をもつ成人は誤解や不便・不利益を避けるために，生活範囲を狭めてしまう可能性がある．聴覚機能を補う社会資源（表1-1）を活用することでコミュニケーション障害への影響を少なくし，成人の生活の質を保持・向上する支援が求められる．

看護師の役割として，コミュニケーションが可能な相手として，わかり

表1-1 ● 聴覚障害のある人が利用できる社会資源

給付または施設		具体的支援内容
補装具，日常生活用具の給付等	補装具の交付，修理	補聴器の交付
	日常生活用具の給付	聴覚障害者屋内信号装置 〃　　　　通信装置 文字放送デコーダー サウンドマスター（赤ちゃんの泣き声感知器など） 聴覚障害者用目覚まし時計
	貸与	福祉電話 ファックス
福祉施設（地域利用施設）	聴覚障害者情報提供施設	字幕（手話）入ビデオカセット製作と貸し出し 手話通訳者の派遣 情報機器の貸出等
	補装具製作施設	補装具の製作または修理
更生施設	聴覚・言語障害者更生施設	更生に必要な治療および訓練を行う施設（入所期間1年を原則）

合う心地よさ，わかり合える人間関係を築くことができるよう努める．家族が聴覚機能障害をもつ患者とわかり合う関係，共感できる関係を築けるよう支える．障害を抱える仲間との接触が可能となるよう励ます．また，聴覚機能障害のある成人が，コミュニケーションにおける配慮を自ら求めていけるよう励ます．聴覚機能障害の程度や場の状況によって適切なコミュニケーションスタイルは異なるため，声の大きさ，左右のどちら側から話してほしいか，声の高さ・低さ，筆談での説明を求める，手話通訳を準備するなど，自分にとってよりよいスタイルを見出し，協力を求める方法を共に探る．成人期に聴覚機能障害をきたした中途失聴者・難聴者は，小児期からの聴覚機能障害者と比較して，手話を体得している者は少ない．このため，中途失聴者・難聴者には，書いて伝えること，気軽に筆談に応じること，文字による情報（説明書やパンフレット，掲示など）の準備に取り組むことが求められる．

第2章

聴覚機能障害の把握と看護

聴覚機能障害に起因する症状には，難聴，耳鳴りなどがある．それ以外に聴覚機能障害の担い手に起因して現れる症状として，耳漏，めまいなどがあり，また聴覚機能障害の要因に関連して現れる症状には耳痛がある．本章では，聴覚機能障害に起因する症状である，難聴と耳鳴りを取り上げる．

A 難聴

1 難聴の要因

　外耳または中耳に問題が生じた場合，空気の振動である音をとらえて増幅し，検出可能な状態にもっていく機能が障害され，伝音性難聴となる．

　伝音性難聴の要因には，外耳道における音の伝達・増幅機能の障害，中耳における鼓膜・耳小骨の振動の障害がある．外耳道における音の伝達・増幅機能を妨げるのは，耳垢や異物による塞栓，炎症による外耳道の狭窄などがある．鼓膜の振動を妨げるのは，外傷による鼓膜損傷，中耳炎による鼓膜の腫脹・穿孔・内陥・癒着，気圧の変化による鼓膜の内陥，感染による鼓室内の滲出液の貯留などがある．耳小骨の振動を妨げるのは，耳硬化症，側頭骨骨折に伴う耳小骨離断などがある．

　内耳または聴神経・中枢系に問題が生じた場合，内耳において振動を神経伝達物質に変換した後の伝達段階が障害され，感音性難聴となる．

　感音性難聴の要因には，内耳におけるリンパ液振動の障害，内耳有毛細胞の障害，聴覚経路の障害がある．これらの障害を引き起こす原因として，リンパ液振動を妨げる感染，有毛細胞の働きを妨げる音響外傷，薬剤の聴器毒性，感染など，聴覚経路の働きを妨げる加齢，脳血管疾患，腫瘍，外傷などがある（図2-1）．

　臨床的には，伝音性難聴と感音性難聴の両方が存在する混合性難聴もある．

2 難聴のある人のアセスメント

　難聴のある人のアセスメントには，質問や説明が相手にきちんと理解されるよう，音声で行うか筆談で行うか，手話通訳が必要なのか，状況に応じた工夫が必要である．また，難聴のある人のなかには，理解できなかった事柄の確認を躊躇し，そのままにしてしまうことがある．このため，相手にとって安心したやりとりができるよう，ていねいな姿勢で臨むことが求められる．

図 2-1 ●難聴の要因

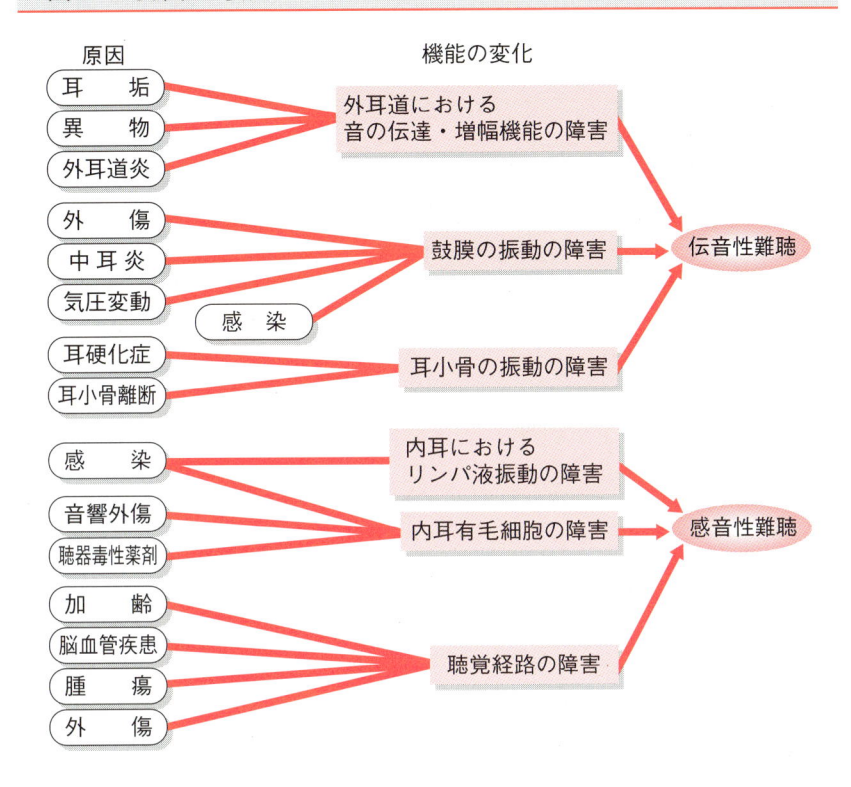

原因	機能の変化	
耳垢／異物／外耳道炎	外耳道における音の伝達・増幅機能の障害	伝音性難聴
外傷／中耳炎／気圧変動／感染	鼓膜の振動の障害	
耳硬化症／耳小骨離断	耳小骨の振動の障害	
感染	内耳におけるリンパ液振動の障害	感音性難聴
音響外傷／聴器毒性薬剤	内耳有毛細胞の障害	
加齢／脳血管疾患／腫瘍／外傷	聴覚経路の障害	

1）難聴発生の経緯の把握

難聴の発生経緯をアセスメントすることで，機能障害とその影響の理解を深めることができる．以下の内容について情報収集する．

①**発症の状況**：突然か，徐々に起こったのか，いつ，どのような場面か，思い当たるきっかけなど
②**難聴の状況**：一側か両側か，難聴の程度，聴力検査の結果など
③**随伴症状**：めまい，耳鳴り，耳漏，耳痛など
④**既往歴**：耳鼻咽喉科疾患，感染症，外傷など
⑤**耳への負荷がある環境**：職業（工場，航空関係，潜水など），大音響暴露の経験など
⑥**耳の衛生にかかわる習慣**：耳そうじの習慣や方法，水泳など
⑦**薬剤の使用経過**：聴器毒性をもつ薬剤

2）難聴の及ぼす生活への影響の把握

難聴が生活にどのような影響を及ぼしているかを，本人の受け止める不具合と，周囲の反応から把握する．
まず，難聴に関連して事故や事件に遭遇していないか，危険回避行動が

とれているかを確認する．

　次に，難聴の程度と，コミュニケーション障害について確認する．医療者との対話とその疎通性を判断材料にし，家族や職場の人，周囲の人とのやりとりについて本人または家族に確認する．人とのやりとりに不自由をきたしている場合，生活範囲の変化，活動量や内容の変化，本人の感情・思い，怒り，孤独，ひきこもりなどを確認する．

3│難聴のある人の看護

　難聴は，「見えない障害」であり，コミュニケーション障害があることをふまえた看護が必要である．

1）難聴の発生要因と起こる可能性のある障害の見極め

　難聴の原因や，悪化の要因，今後現れる可能性のある障害をアセスメントする．難聴が進むと，呼びかけや対話への応答が鈍くなったり，話がすれ違ったり，周囲に無関心になったりと，社会活動への影響が出る可能性がある．

2）難聴に伴う生命の危機を回避できるための援助

　サイレンや車のクラクション，自転車のベルなどを聞き取れないために起こる事故を防ぐ方法を検討する．また，災害時の対処を，家族や周囲の人と取り決めておく．

3）難聴に伴う苦痛や検査・治療に伴う苦痛の緩和への援助

　難聴のある人が苦労するのは，慣れない人とのかかわりであり，特に体調が優れないときの医療機関受診といわれている．「聞こえのよくない」なかで受診，検査，治療などが間違いなく行われる支援が必要になる．また，どのように（たとえば，大きな声で，低めの声で，筆談で，補聴器に向けてなど）話をしてほしいのかを伝えられるよう支援する．孤立感や孤独感が強くならないよう，本人と家族および周囲の人々にコミュニケーションの工夫について説明する．

4）難聴の悪化を防ぐ生活の支援

　明確な原因がある場合，原因を避ける生活を工夫する．治療を適切に受けられるよう支援する．また，疲労や睡眠不足による悪化も考えられるため，休息が十分とれるよう援助する．

5）難聴に伴う不具合を補い，難聴とともに生活する支援

補聴器の適応となる場合，利点と欠点を理解し，上手く使えるよう，適応に向けた支援をする．筆談を用いる場合は，筆記用具（紙とフェルトペン，簡易筆談器*など），筆談を求めるメッセージカードなど，補助用具を検討する．また，文字や光や振動でメッセージを伝える道具（携帯電話やパソコンの電子メール機能，携帯電話のバイブレーション機能，ファックス，テレビの文字放送チューナー，発光タイマーなど）の活用を検討する．

> 簡易筆談器：磁気で文字を書くことのできるボード．書いたものは簡単に消去でき，繰り返し使える．ゴミやホコリが出ない．駅や空港などの窓口に設置が進んでいる．

B 耳鳴り

耳鳴りは，外部に音源が無い状態でも，耳の中で音が聞こえる状態のことをいう．

1 耳鳴りの要因

耳鳴りは，聴覚経路における障害といわれているが，メカニズムは解明の途上にあり，根治的治療が難しい場合が多い．疾患の治療に伴い，軽減する場合もある（表2-1）．また，疲労，睡眠不足などに関連して体験されることもある．

2 耳鳴りのある人のアセスメント

1）耳鳴り発生の経緯の把握

①**発症の状況**：突然か，徐々に起こったのか，いつ，どのような場面か，思い当たるきっかけなど
②**耳鳴りの状況**：一側か両側か，耳鳴りの性質（高音「キーン」か低音「ジー」

表2-1 ● 耳鳴りの発生部位と要因

発生部位	疾　患	要因または原因
外　耳	外耳道閉塞	耳垢，異物
中　耳	急性および慢性中耳炎	上気道炎からの感染
	耳硬化症	先天的要因
内　耳	内耳炎	中耳炎，髄膜炎，耳下腺炎，麻疹，風疹
	音響外傷	騒音，爆音
	薬物の副作用	ストレプトマイシン，カナマイシンなど
	メニエール病	内リンパ水腫
聴神経	聴神経腫瘍	聴神経の障害
その他	突発性難聴	原因不明

か，持続的か一時的か，大きさや高さの変化）など
③**随伴症状**：難聴，耳閉塞感，めまいなど
④**既往歴**：耳鼻咽喉科疾患，感染症，外傷，高血圧，精神科疾患など
⑤**耳への負荷がある環境**：職業（工場，航空関係，潜水など），大音響暴露の経験など
⑥**耳鳴りに気づく前の生活状況**：忙しさ，睡眠状況，ストレスフルな出来事など
⑦**薬剤の使用経過**：聴器毒性をもつ薬剤

2）耳鳴りの及ぼす生活への影響の把握

耳鳴りが生活にどのような影響を及ぼしているか，本人の受け止める不具合を把握する．

耳鳴りによる苦痛に関して，イライラ・怒り・疲れ・落ち込み・絶望感・挫折感などの気持ち，耳鳴り悪化への不安，聴力喪失への不安，悪性疾患への不安などを把握する．また，耳鳴りによる生活活動への支障に関しては，余暇を楽しめないか否か，集中力の低下，聞き取り困難，睡眠の支障，仕事の妨げなどを確認する．

本人の受け止め方は，耳鳴りを伴う生活であってもこれを無視できる場合と，気持ちのうえでも苦しく社会生活が困難になる場合まで，多様である．

3 耳鳴りのある人の看護

根治的治療が難しい場合，耳鳴りをコントロールして生活を充実できるよう支援する．また，他者から見えない症状であるため，その苦しみや支障を理解し，治療経過を共に歩む姿勢が求められる．

1）耳鳴りの悪化要因と起こる可能性のある障害の見極め

睡眠不足や疲労により，耳鳴りを強く感じることがある．また，耳鳴りに関連する気持ちの苦痛や，社会生活への影響を把握する．耳鳴りの悪化を防ぐ生活を工夫する．

2）耳鳴りに伴う苦痛や検査・治療に伴う苦痛の緩和への援助

耳鳴りの原因とみられる疾患がある場合，治療を中断せず十分受けられるよう支援する．

3）耳鳴りに伴う不具合を補い，耳鳴りとともに生活する支援

悪性疾患の存在が否定された場合，耳鳴りの起こる理由を理解し，心配

ないものだと受け止められるよう長期的な支援を行う．ほかのことに集中して，耳鳴りを意識せずにいられる時間をもてるよう工夫する．緊張を解き，リラックスできる方法，睡眠が十分にとれる方法，気分転換の方法を共に考える．たとえば，静かな音楽や自然界の音（波の音，川のせせらぎなど）のCDやラジオなどを準備しBGMとして流すことで，耳鳴りを相対的に弱く感じて耳鳴りへの気持ちの集中や緊張の高まりを防ぐ方法もある．

第3章
聴覚機能障害の検査・治療に伴う看護

1 聴覚機能の検査に伴う看護

　聴覚機能の検査によって，機能障害の種類や程度が明らかになり，治療や看護に活用される．聴覚機能検査には，純音聴力検査（気導聴力検査・骨導聴力検査），語音聴力検査，インピーダンス聴力検査のほか，蝸電図法，聴性脳幹反応検査などがある（図3-1）．

　聴覚機能障害の存在が明確である場合，検査を受ける成人が「聞こえのよくない」なかで検査目的・方法や手順を理解し，安心して確実に検査を受けられる看護が求められる．

1 純音聴覚機能検査（オージオメトリー）

　オージオメータを用いて，音の聞こえの程度と難聴の種類を判別する．聞き取れる最も小さい音の強さを，その人の最小可聴閾値とよび，この値（dB）が聴力を示す．一般的には，10〜40dBを軽度，70dBまでを中等度，100dBまでを高度難聴，それ以上を聾としている．オージオメータでは，2種類の音の伝わり方について，それぞれ左右の耳で検査する．

①**気導聴力検査**：外耳道入り口にレシーバーを当てて音を聞く．外耳から中耳，内耳に至る音の知覚経路での聴力を調べる．純音の周波数（Hz）

図3-1 ●聴覚機能と検査

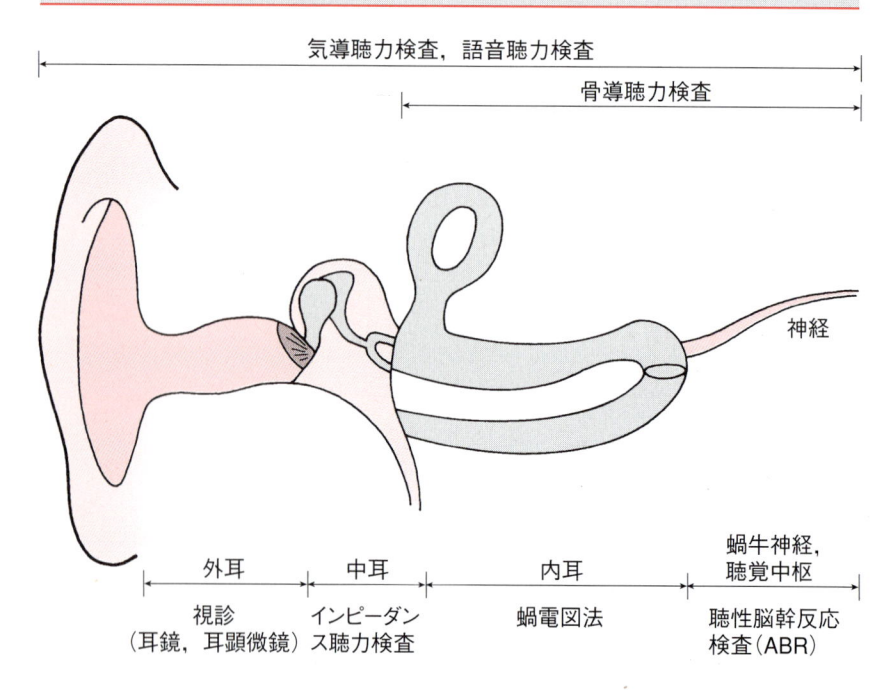

図3-2 ●オージオグラム

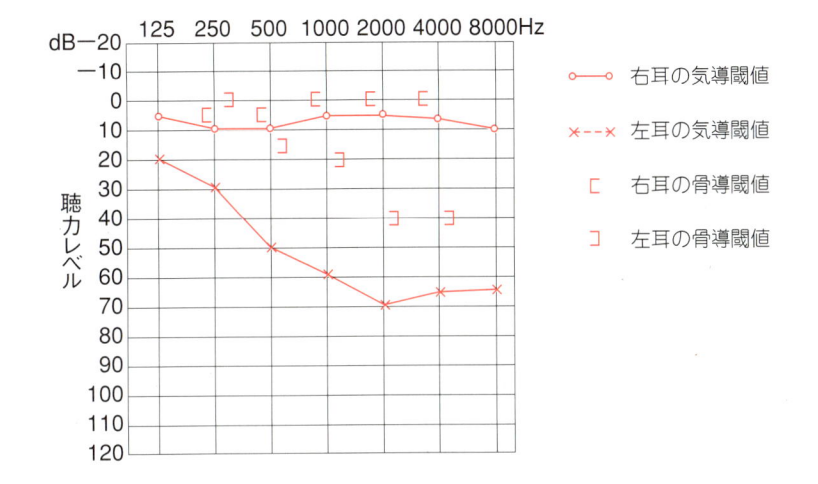

表3-1 ●純音聴力検査の判定

閾値 難聴の種類	気導閾値	骨導閾値
伝音性難聴	上昇	正常
感音性難聴	骨導閾値とほぼ同じ	上昇
混合性難聴	骨導閾値より上昇	上昇

を7段階（125, 250, 500, 1000, 2000, 4000, 8000Hz）に変え，聞き取れる最小の閾値を求める．

②**骨導聴力検査**：骨導レシーバーを耳後部乳突部に密着するように当てて音を聞く．音の振動を頭蓋骨に直接伝え，内耳以降の経路をたどって知覚される聴力を調べる検査である．

周波数ごとの聴力レベルを図にしたものが，オージオグラムである（図3-2）．横軸に周波数（Hz），縦軸に音の強さ（dB）をおき，気導聴力と骨導聴力を左右の耳それぞれに図示する．

純音聴覚機能検査の気導・骨導閾値から，難聴の種類（伝音性難聴・感音性難聴・混合性難聴）を判別できる（表3-1）．

この検査を受ける人への看護として，次のことがあげられる．レシーバーを正確な位置に密着して装着する．毛髪やアクセサリを挟まない．音が聞こえたら合図のボタンを押し，音が聞こえないときはボタンから手を離すという方法を伝え，理解を確認してから検査を始める．

2 語音聴力検査（スピーチ・オージオメトリー）

日常生活に必要な言語の聴取能力を把握し，補聴器適応の資料とする検査である．

図3-3 ●語音オージオグラム（語音明瞭度曲線）

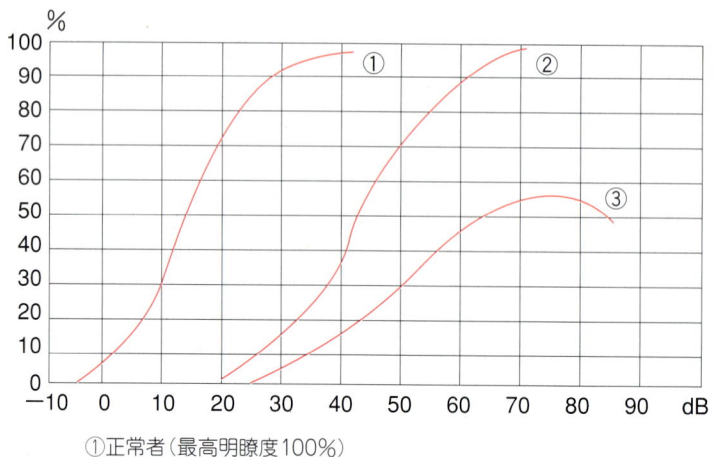

①正常者（最高明瞭度100%）
②伝音難聴　③感音難聴（最高明瞭度55%）

　あらかじめ録音された単音節のリストをレシーバーから流し，いくつ正しく聞き取れたか割合を求める．横軸に音の強さ（dB），縦軸に正答率（明瞭度）を示す．聴覚機能が正常な場合は，50dBで100%を示す．伝音性難聴は，音が強くなると，明瞭度が上がるが，感音性難聴は音を強くしても明瞭度は上がらない（図3-3）．

　この検査を受ける人への看護として，次のことがあげられる．レシーバーをきちんと装着する．語音が聞こえたら解答用紙に記入するという方法を伝え，理解を確認してから検査を始める．字を書くのに不自由のある場合は，口頭で解答してもらい，代理者が書き取る．方法がわからなかったり，テンポについていけなかったり，疲労の蓄積などの理由によって正確な聴力を把握できないことのないよう，様子の観察と対応をする．

3 インピーダンス聴力検査（インピーダンス・オージオメトリー）

　鼓膜の可動性を調べる検査．外耳道の空気圧を変化させ，その際の鼓膜の可動性を調べることで，鼓膜と耳小骨の振動能にかかわる障害を検査する．

　検査結果を図に示したものをティンパノグラムという（図3-4）．鼓室に滲出液が貯留している場合，鼓膜の動きは悪くなる（図3-4 B）．

　この検査を受ける人への看護として，次のことがあげられる．空気圧が加わるために圧迫感があることを伝える．検査中に唾液を飲み込んだり鼻をすすったりすると，鼓室の圧が変化する可能性があるため，検査中は行わないように伝える．

図3-4 ●ティンパノグラム

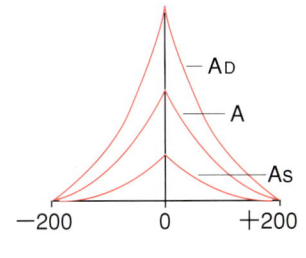

A ：正常
A_D：高い山
A_S：低い山

B：なだらかな傾斜

2 聴覚機能障害の治療に伴う看護

　聴覚機能障害の原因には感染性疾患が多く，治療は感染に対するものが主となる．聴覚器官には，外耳道を通して外界と，耳管を通して咽頭とつながっているために感染の機会が多いという特徴がある．聴覚機能の担い手は，出入り口が狭く，骨に囲まれた狭い空間に存在するため，感染の遷延は治療困難を招くことがある．また，聴覚器官は繊細で精密な働きをしているため，いったん受けた障害が不可逆的なダメージとなる場合も多い．このため，必要な治療を継続できるよう，納得のいく説明をし励ましていく看護が求められる．また，聴覚機能障害を悪化させない生活の仕方について共に考える姿勢が必要である．

　治療に伴う看護として，薬物療法，手術療法，安静療法について説明する．

1 薬物療法

1）全身投与（内服・点滴）

(1) 抗生物質

　外耳・中耳などの感染症に対して用いられる．起炎菌が同定される前は，想定される起炎菌に対応するものや広域スペクトルのものが投与され，主たる起炎菌が同定された後は，より感受性の高い薬剤に変更される場合がある．効果と副作用に注意して観察する．

(2) 抗炎症薬

　感染症への対応として，発熱・疼痛の緩和を目的に，非ステロイド性抗

炎症薬が用いられることが多い．主な副作用は消化器症状であるため，食事摂取が可能な場合は，食欲，胸やけ，腹痛などの観察が必要である．

（3）ステロイド

主に，突発性難聴，メニエール病などに用いられる．有効な治療薬であるが，副作用のため慎重に用いられる薬剤である．作用を最大にして，副作用を防ぐための投与経路，投与量，減量の方法などを理解し，安心して的確な方法で治療を受けられるようにする援助が必要である．

2）点　耳

薬液の直接的な到達を目的として行われる．外耳道に薬液を滴下して行う．

①**準備**：患側の耳を上にした側臥位，または仰臥位か座位で患側の耳が上になるよう頭を傾ける（図3-5）．外耳道に分泌液や耳垢のある場合は取り除く．外耳道をまっすぐにするため，上後方向に耳介を引く．

②**方法**：スポイトに薬液を吸い上げ，外耳道入り口から静かに滴下する．薬液が外耳道の後壁を伝わって静かに患部に至るように行い，勢いよく入らないよう注意する．滴下したら，しばらくそのままの姿勢を保ち，咀嚼運動や嚥下運動をして，薬液がいきわたるようにする．耳痛やめまいの有無，増強について確認する．

③**汚染予防**：スポイトの先端が外耳や手に触れた場合，薬びんの薬液まで汚染される可能性があるため，先端を清潔に保つことが必要である．

図3-5 ●点耳時の体位

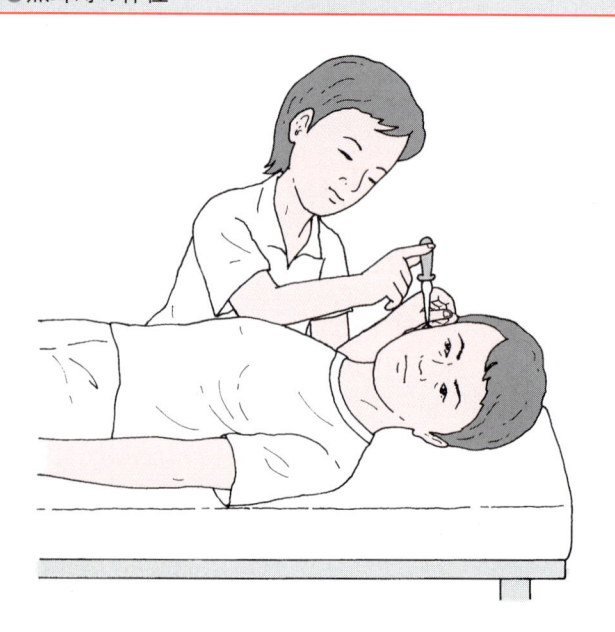

④**指導**：外耳道は屈曲しているため，耳介を頭頂部の方向へ斜め後ろに引くと薬液がいきわたりやすくなる．自宅で行う場合，点耳の方法について確認し，指導と練習を行う．

2 手術療法

1）鼓膜切開，鼓膜ドレーン挿入

鼓室に炎症が起こり膿が蓄積することで発生する，痛みや苦痛，聴覚機能の低下の緩和を図る．排膿の効果を高めるため，鼓膜にドレーンを挿入・留置する場合もある．

2）鼓室形成術

伝音性難聴や中耳の慢性炎症を対象に行われる．鼓膜から内耳に至る耳小骨連鎖を再建し，聴力の維持・改善を図る目的で行われる．

(1) **手術準備への援助**

周手術期の流れを理解し，見通しが立てられるように援助する．また，聴覚機能回復への期待と不安が入り混じる場合があるため，現実的な知覚をもとに，落ち着いた気持ちで手術に臨むことができるよう支援する．また，最善の結果を得るための準備として，術前の上気道感染の予防，十分な睡眠，心身の安静，患側の耳介周囲の剃毛，物品準備などに取り組めるよう説明する．

(2) **手術後の援助**

一般的な周手術期看護に加えて，特に以下の点の援助が必要になる．まず，内耳症状のめまい，悪心，嘔吐がみられる場合があるため観察を行う．めまいや悪心がある場合は，安静により症状悪化を予防することと，安静に伴う排泄・食事・移動などの介助を行う．耳内の圧の変動や，耳管を経由した細菌感染を防ぐため，鼻かみは医師の許可が出るまで行わず，ティッシュで拭き取るよう説明する．洗髪は外耳道経由の汚染の機会となるため，抜糸まで許可されない場合が多い．その間は，頭皮の清拭やドライシャンプーを行って清潔を保ち，かゆみやにおいを防ぐ．洗髪や入浴が許可された後も，外耳道に水が入らないよう注意が必要である．心配な場合は，外耳道入り口に綿球で栓をしたり，パーマや毛染めの際に美容院で用いるビニール製の耳カバーを活用する方法もある．

3 安静療法

聴覚機能障害が内耳性に起こる場合，内耳のリンパ液の障害，虚血性変化，有毛細胞の障害などが原因と考えられている．また，全身性疾患，ス

トレスや疲労の蓄積などの身体的負荷と関係する場合もあるといわれている．これらの場合，機能障害発生時の速やかな安静療法が重要な治療となる．

1）急性期

必要時には入院し，ストレスや忙しさから離れ，十分な安静と睡眠をとることができるよう支援する．大きな音を避け，静かな環境となるように調整を行う．また，体動に伴う悪化や危険を防ぐため，たとえば検査時には車椅子介助を行うなどの日常生活援助を行う．

2）慢性期・回復期

聴覚機能障害の原因，または誘因と考えられる事柄をなるべく避けて生活を送れるように支援する．たとえば，上気道炎を予防するため手洗いやうがいを習慣づけ，万一感染した場合には，早期に受診行動をとれるよう説明する．心身の疲労やストレスを減らし，リラックスや気分転換できる方法，疲労回復ができる方法を共に考える．耳の清潔と安静を保つことができるよう，刺激回避（耳かきの方法，頻度）や汚染の予防（入浴や水泳後の耳のケアなど），耳の休息（大音量の回避，イヤフォンの使用時間の調整，耳栓による音の遮断など）について説明を行う．

第4章

聴覚機能障害をもつ患者の看護

A 慢性化膿性中耳炎（検知機能障害）患者の看護

　慢性化膿性中耳炎は，中耳の慢性炎症性疾患で，鼓膜に穿孔をきたす．原因は様々であり，急性中耳炎の治癒が不完全，耳管を介した鼻・副鼻腔からの感染（図4-1），免疫力の低下にかかわる全身的要因などが関係するといわれている．これらの原因で鼓膜に穿孔が生じている状態である．

　聴覚機能への影響は，鼓室と耳小骨の障害による伝音性難聴が多い．鼓膜穿孔は様々な部位・大きさで起こる．鼓膜の緊張部に穿孔が起こって欠損した場合，聴力喪失は約40dBである．感染が耳小骨にまで発展すると耳小骨の破壊が起こり，ツチ骨，キヌタ骨，アブミ骨を経て内耳に至る耳小骨連鎖に障害をきたす．アブミ骨が卵円窓に固着したり，耳小骨が壊死に陥り離断したりすると，聴力は50〜60dBにまで低下するとされている．

　また，感染に伴う耳漏は粘液性や粘液膿性であり，悪臭，不快，かゆみが起こる場合がある．

1 聴覚機能障害の悪化を防ぐ看護

1）アセスメントの視点と情報収集

　慢性化膿性中耳炎は長期の経過をもつ疾患である．聴覚機能障害の悪化を防ぐために，まず炎症の悪化を防ぐ看護の視点が必要になる．

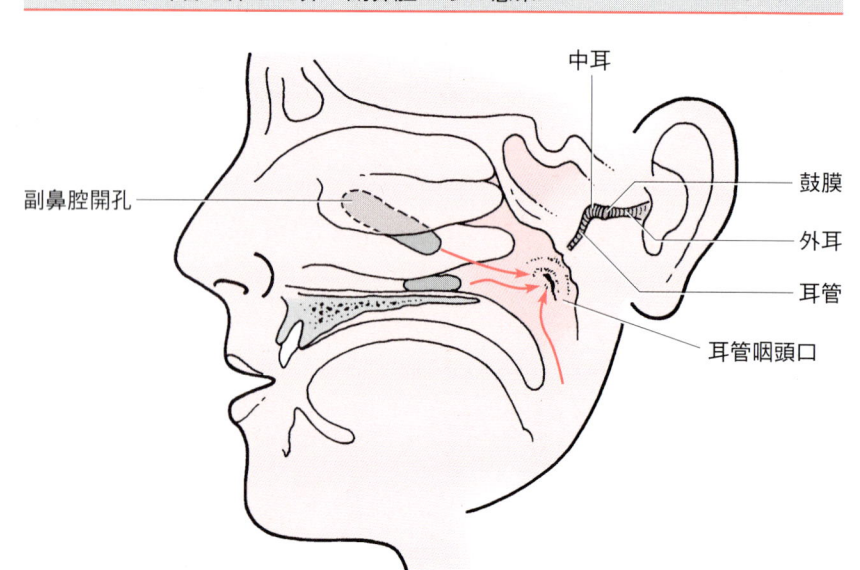

図4-1 ● 耳管を介した鼻・副鼻腔からの感染

(1) 炎症の経緯と悪化要因の把握

中耳炎の経過を把握する．抗生物質を服用している場合は，その内服状況や副作用について把握する．

幼少期に繰り返した中耳炎が経緯となる場合もある．また，成人後の中耳炎悪化にかかわるきっかけについて，患者と共に心当たり，たとえば，上気道感染，疲労，急な気圧変化（飛行機での移動，ダイビング，潜水）などについて振り返る．また，免疫や感染防御にかかわる全身疾患の罹患経験やその経過について把握する．

(2) 炎症症状と日常生活への支障の把握

慢性化膿性中耳炎に伴う耳漏，疼痛，耳鳴り，めまいなどの程度と変化について把握する．耳漏は，炎症増悪の徴候となるため，量や性状（粘液性，粘液膿性），悪臭の有無などを把握する．

(3) 聴覚機能障害の把握

聴覚機能障害の程度を，日常会話のやりとりや，オージオメトリーの結果から確認する．日常生活での支障の内容と程度を把握する．

2）生じやすい看護上の問題

聴覚機能障害の悪化を防ぐ観点からみた，生じやすい看護上の問題は，まず，炎症症状による不快や苦痛がある．次に，中耳の炎症悪化は頭蓋内への波及のおそれがあるため，急激な悪化に伴う頭蓋内合併症の早期発見が必要になる．また，聴覚機能障害による日常生活への支障と，聴覚機能喪失への不安も考えられる．

3）目標と看護

(1) 炎症の増悪を防ぐ生活スタイルの把握

全身状態の維持向上として，抗生物質など薬物療法の継続，全身疾患や上気道感染のコントロールが必要になる．そのために，食事，睡眠，休息などを整え，うがいや手洗いなど，体力を維持・回復する生活を送ることができるよう支援する．

耳にかかわる内容として，耳漏がある場合は，清潔な綿棒で機械的刺激を加えないようにそっと拭き取る．耳介の汚れも清潔な布でていねいに拭き取る．外耳道の清潔を保つため，洗髪や入浴時は，外耳道に汚水が入らないようにする．耳管を通した感染悪化を防ぐため，鼻汁が貯留したままにしない．また，鼻をかむときは圧力をかけ過ぎないようにする．同様に，口腔内を，うがいや歯磨きで清潔に保つ．

(2) 頭蓋内合併症の早期発見

頭蓋内合併症（化膿性髄膜炎，硬膜外膿瘍，脳膿瘍）は，生命の危険を伴

うかなり重篤な合併症であり，緊急の治療が必要になる．その予防と早期発見のため，頭痛，悪心・嘔吐，発熱，意識障害などの出現に注意する．

(3) 聴覚機能障害による支障を最小限にした生活

聴覚機能障害に伴うコミュニケーション障害を減らすため，障害の程度に応じた工夫をする．会話をするときの位置どり，声の大きさ，メモや筆談の活用など，患者の希望と周囲との調整をする．

2 聴覚機能の維持・改善を図る治療を受ける患者の看護

慢性化膿性中耳炎で鼓膜穿孔があり，ツチ骨，キヌタ骨，アブミ骨がすべて存在し，耳小骨連鎖が保たれている場合は，鼓室形成術Ⅰ型が行われる．この手術は，中耳腔内の病巣を除去し，ドレナージや換気を確保して，鼓膜から内耳に至る耳小骨連鎖（伝音連鎖）を再建することで聴力改善を図るものである．

1）アセスメントの視点と情報収集

全身麻酔下で手術を受ける患者の周手術期看護に準ずるが，以下の点を特に加える．まず，慢性の経過と機能障害による不具合を体験しているため，手術への期待と不安に揺れる場合がある．手術についてどのように理解し，どのように感じているのかについての把握が必要である．また，術後合併症である術後感染の予防，内耳障害や顔面神経麻痺の早期発見に努める必要がある．

2）生じやすい看護上の問題

慢性中耳炎で鼓室形成術を受ける患者に生じやすい看護上の問題として，まず，聴覚機能障害の改善に対する期待と不安による揺れがある．また，術後の感染症の可能性，術後の内耳症状や術後疼痛による苦痛，まれではあるが，顔面神経麻痺の可能性がある．

3）目標と看護

(1) 安定した気持ちで治療に臨むことができる

聴覚機能障害の改善への期待と手術や合併症への不安など，気持ちに揺れのある場合は表出して気持ちを整理し，安心・安定した気持ちで手術に臨めるように援助する．聴覚機能障害があっても視覚機能で理解を補えるよう，書面やパンフレットなどを用いて処置や経過を説明し，見通しがもてるよう援助し，疑問や不安の軽減に努める．術後の聴覚機能の回復には個人差も大きいため，ゆったりとした気持ちで治療に取り組めるよう援助する．

(2) 術後の苦痛を緩和し，術後合併症を起こさず，聴覚機能障害の維持・回復に取り組むことができる

　周手術期の一般的な看護であるが，術後侵襲からの速やかな回復を図り，術後合併症の予防と早期発見ができる．鼓室形成術の術後の合併症としては，内耳症状の出現がある．体動に伴う悪心・嘔吐が起こる可能性があるため，症状観察と症状発生時の安静への支援，日常生活介助を行う．また，まれではあるが，顔面神経麻痺が起こる可能性があるため，眼瞼下垂，閉眼困難，口角の下垂などの観察を行う．

　術後数日後に最初の耳内のガーゼ交換が行われるので，ガーゼ汚染の量や性状を観察する．その後は毎日のガーゼ交換時に観察する．術野の安静と耳管からの汚染防止として，許可が出るまでは鼻かみを避け，鼻汁は拭き取るのみにする．うがいや歯磨きを行い，口腔内の清潔を保つ．外耳道からの汚染を防ぐため，抜糸以後まで洗髪できない場合が多い．その間は，頭皮の清拭やドライシャンプーの介助を行う．また，洗髪や入浴が可能になった後は，外耳道への汚水の浸入を防ぐ方法を患者と共に考える．心配な場合は，看護師または家族の介助，外耳道入口に綿球で栓をする，ビニールでカバーするなどを工夫する．抗生物質の内服は継続する．

　また，手術後の日常生活通常化やセルフケアの促進，聴覚機能障害の回復に応じた生活行動の拡大に取り組めるよう支援する．

感覚機能障害

嗅覚機能障害

第1章　嗅覚機能障害と日常生活　　255

① 嗅覚機能とその役割 ── 256
② 嗅覚機能とその障害 ── 258
③ 嗅覚機能障害がもたらす生命・生活への影響 ── 265

第2章　嗅覚機能障害の把握と看護　　267

第3章　嗅覚機能障害の検査・治療に伴う看護　　275

① 嗅覚機能の検査に伴う看護 ── 276
② 嗅覚機能障害の治療に伴う看護 ── 280

第4章　嗅覚機能障害をもつ患者の看護　　285

第1章
嗅覚機能障害と日常生活

1 嗅覚機能とその役割

A 嗅覚機能とは何か

　嗅覚機能とは，外界から吸気中に含まれるにおいの分子を検知し，それを中枢へ情報として送る機能をいう（図1-1）.

1 においの検知機能

　においを検知する嗅細胞は，鼻腔内の嗅上皮に存在し，高い感度をもち，わずかなにおいも嗅ぎ分けることができる．また，ある範囲内でにおい物質の濃度が増すと嗅覚の強さも増す．しかし，においに対する感度は，順応が早く，慣れが起こるという特徴がある．同じにおいを嗅ぎ続けると，そのにおいを感じなくなることは，日常よく経験することである．**順応**は，においの刺激を受けてから数分以内に起こり，においがなくなると，数分で元の状態に回復する．**慣れ**は，同じ種類のにおいを頻回に嗅いでいると，そのにおいがあまり気にならなくなる，あるいは逆に気になって仕方がないという反応の変化である．

　においの感度は，個人差，年齢差，性差も大きく，女性の場合，性ホルモンの影響を強く受ける．

　においの物質は40万種あるといわれ，嗅覚の基本臭は40種ともいう．しかし，はっきりとしたことはまだわかっていない．なぜなら，においは，気化した化学物質の性質を感じるもので，においを測定するのは困難だからである．また，他の感覚機能と比較しても嗅覚機能は複雑であるとされ，

図1-1 ●嗅覚機能とその役割

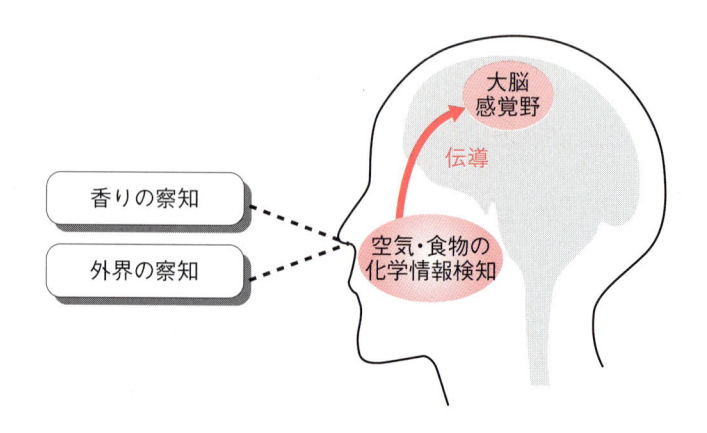

それでも，人間は約1万種類のにおいを識別できるといわれている．

2 においの伝導機能

におい物質をにおいとして識別するためには，におい物質を検知するところや識別するところまで運ぶ（伝導する）必要がある．

鼻腔の通気は，におい物質を通過させ鼻腔内の嗅上皮，嗅細胞まで到達させる．その後，嗅細胞でとらえたにおいの刺激は，嗅神経を経て，大脳に伝えられ認知される．嗅覚の神経路は，感情や自律神経系を司る大脳の辺縁系と密接に関連している．そのため，においの感覚は長く記憶に残り，感情に大きな影響を及ぼす．たとえば，煮物や漬物のにおいは母親を思い出させ，校庭に咲いていた花，旅行先で食した名物，赤ん坊，持ち物，古い本のにおいにも，それぞれにまつわる思い出を伴って思い出すことがある．

B 嗅覚機能と生命・生活

嗅覚機能は，においを嗅いだり，嗅ぎ分ける機能である．生命に対して危険性のある化学物質が室内に充満していることに気づくことができなければ，それを吸い込むことになる．その例が，ガス中毒である．有毒ガス独特のにおいに気づかなければ死を招くことになる．また，食物のにおいを嗅ぎ分ける力は，食物の安全を確認する重要な手段である．調理後，時間が経った食物を食べる前には，においを嗅いで腐敗の有無や程度を確認し，食べるかどうかを決定する．しかし，高齢者が食物の腐敗に気づかずに食べてしまい，食中毒や下痢を起こすことがある．これは加齢に伴う生理的変化で嗅覚が障害され，健康を害することにつながる例である．このように，嗅覚機能は生命の危機回避に関与している．

よい香りには，人の心をほっとさせたり，高揚させたりする作用があり，生活を情緒豊かにするために活用される．たとえば，アロマセラピーと称して，リラクセーションの手段としても用いられる．また，香りのよい花を飾ったり，贈ったりして人生を楽しんでいる人も多く，日本には，香道という香りを楽しむ文化もある．さらに，においは，情動や記憶と深くかかわっている．たとえば，幼い頃に好んで使用していた洗剤のにおいに安心感を得たり，魚を焼く香ばしいにおいやカレーやラーメンなどのにおいに食欲がそそられたりする．これは過去の体験や懐かしさを伴う経験が，においによって呼び起こされることに関係している．このように，嗅覚機能はその人らしい生活を楽しむことや情緒豊かに生活を営むことに関与している．

図1-2 ●嗅覚機能と生命・生活

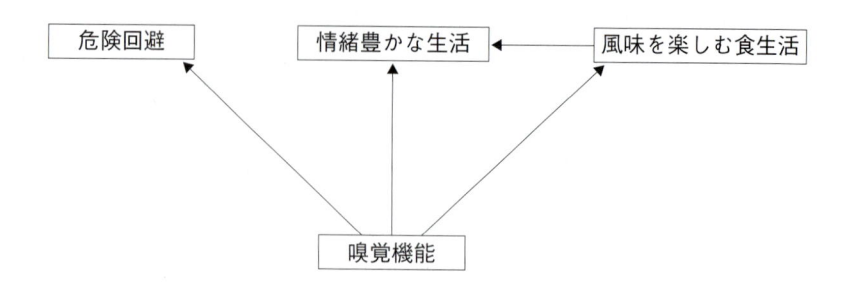

危険回避　　情緒豊かな生活　　風味を楽しむ食生活

嗅覚機能

　また，人間は嗅覚機能によって食べ物の風味がわかる．つまり，においを嗅ぐことで，個々の食べ物がもつ独自の香りを敏感に感じ取ることができるのである．このように嗅覚機能は，食物の風味を楽しむ食生活にも関与している．
　嗅覚機能が正常に働くことは，われわれの生命を守り，生活を豊かにし，情緒を育てることにつながっている（図1-2）．

❷ 嗅覚機能とその障害

1　嗅覚機能とその担い手

1）鼻腔・副鼻腔の通気性

　吸気の多くが，①鼻前庭を通って上行し，②中鼻甲介前端に達して，③中鼻道に流入し，④後鼻孔に向かう．上鼻道，下鼻道，鼻腔から副鼻腔へ

図1-3 ●鼻腔・副鼻腔の通気性

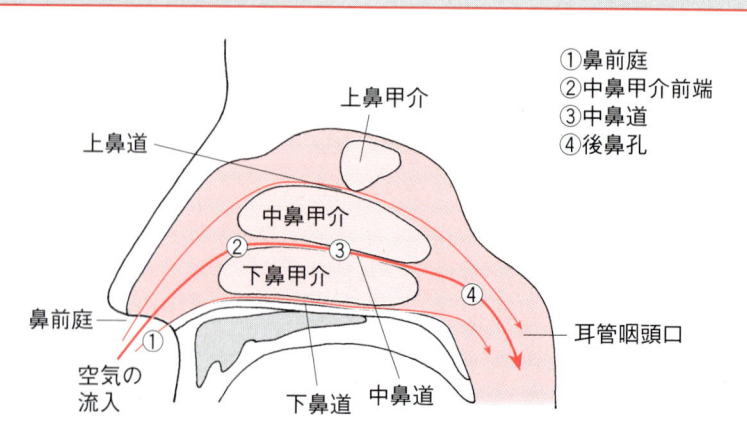

①鼻前庭
②中鼻甲介前端
③中鼻道
④後鼻孔

上鼻甲介／上鼻道／中鼻甲介／下鼻甲介／鼻前庭／空気の流入／下鼻道／中鼻道／耳管咽頭口

258　第1章　嗅覚機能障害と日常生活

図1-4 ●前面からの副鼻腔の構造

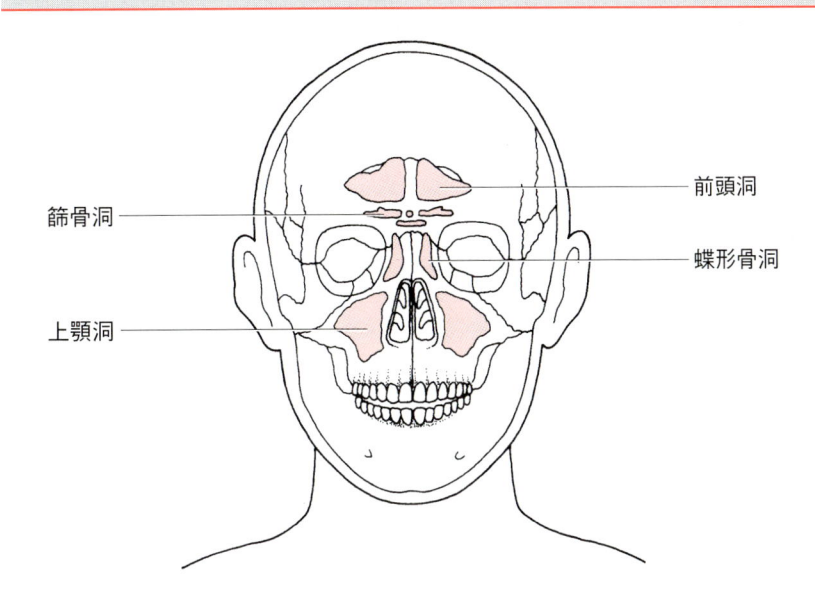

篩骨洞
上顎洞
前頭洞
蝶形骨洞

図1-5 ●右側面からみた副鼻腔の構造

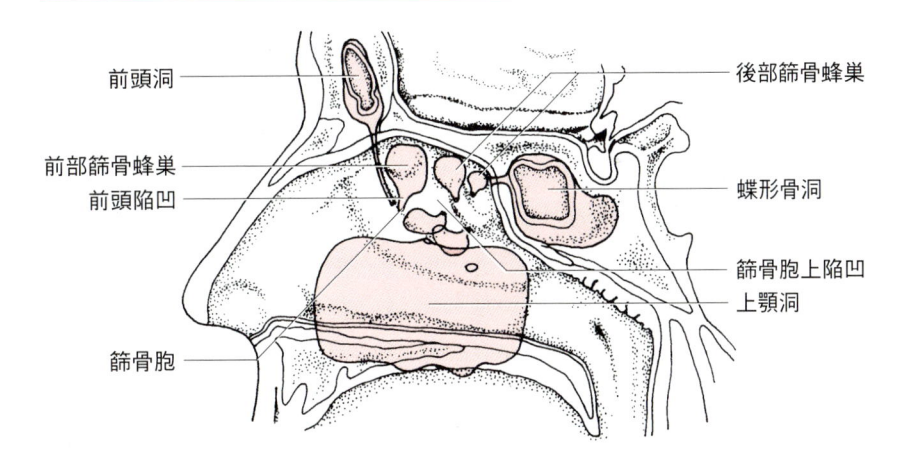

前頭洞
前部篩骨蜂巣
前頭陥凹
篩骨胞
後部篩骨蜂巣
蝶形骨洞
篩骨胞上陥凹
上顎洞

かけても少量の空気が流入する（図1-3）．また，副鼻腔のすべての洞は篩骨，前頭骨，蝶形骨，上顎骨にある空洞で，鼻腔と直接つながっている．前頭洞と上顎洞は中鼻道へ開口し，数個の腔からなる篩骨洞は，上鼻道と中鼻道に開口している．蝶形骨洞は，蝶篩陥没に開口している（図1-4，5）．

においを感じるためには，上鼻道，中鼻道，下鼻道，鼻中隔と鼻甲介の間の隙間にある総鼻道の上方の嗅裂深部に，においの物質が到達する必要がある．したがって，空気の流入の量はにおい刺激の強さと関係している．人がかすかに感じたにおいを嗅ぎ分けるために，深く息を吸い込んで

図1-6 ●嗅覚受容体と嗅覚伝導路

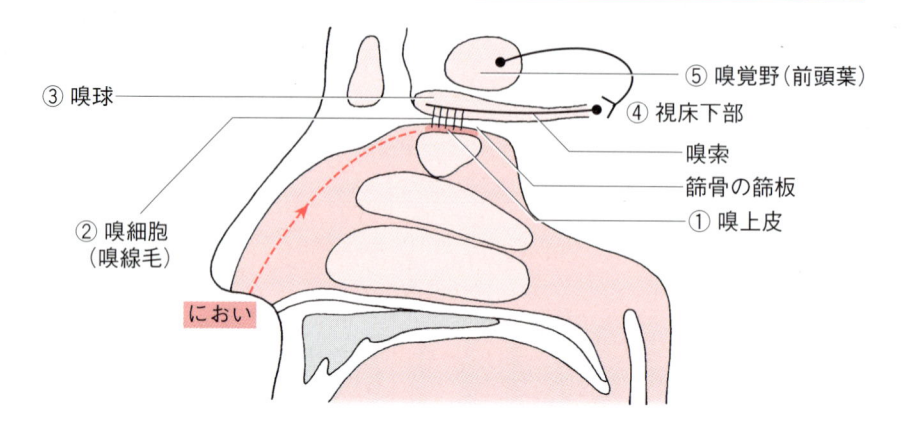

嗅上皮ににおいの物質を送り込む行動（においを嗅ぐ）をするのは，このためである．

2）嗅覚受容体

においの物質を含んだ空気は，嗅上皮を覆う嗅粘膜の粘液に溶解されて嗅線毛に達し，においの物質が電気信号に置き換わり，中枢に伝わりにおいを感じ，嗅ぎ分けることになる．つまり，においを感じる嗅覚受容体は，鼻腔，天井蓋の最も脳に近い嗅裂深部にある①嗅上皮の嗅細胞である（図1-6）．嗅細胞の表面には，5～40本の嗅線毛が生えている．嗅上皮は40日前後で入れ替わり，嗅細胞は再生する神経である．

3）嗅覚伝導路

嗅覚受容体で検知されたにおい刺激は，②嗅細胞から篩骨の篩板を通過して嗅球に至り，③嗅球は嗅細胞の軸索が集まり嗅索を形成し，④視床下部でシナプスを形成し，前頭葉底面の⑤嗅覚野に終わる（図1-6）．嗅覚伝導路の1次中枢は，嗅線毛や嗅球からなり，2次中枢は，前梨状皮質や扁桃体などである．さらに3次中枢は視床下部，大脳皮質嗅覚野である（図1-7）．

一部の嗅神経は大脳の辺縁で終わる．辺縁系は，情動行動を司る部位であり，記憶の部位である海馬系がある．ある種の香りに懐かしさを感じるのは，こうした記憶の部位との関係が深いためであるといわれている（図1-8）．

2 嗅覚機能障害とその要因

嗅覚機能障害は，においを認識する過程のどの部分が障害されても起こる．

図1-7 ●高次の嗅覚中枢

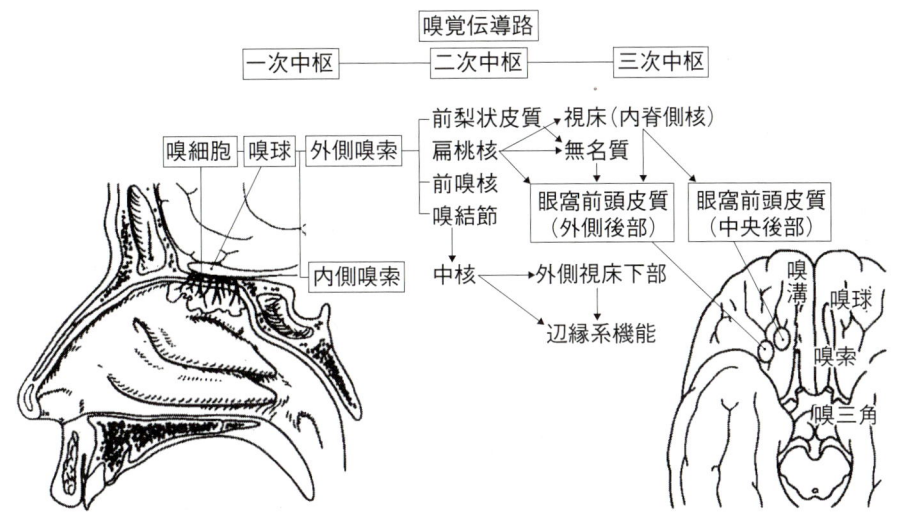

出典／阪上雅史, 他編：嗅覚・味覚障害の臨床最前線〈耳鼻咽喉科診療プラクティス12〉, 文光堂, 2003, p.77.

図1-8 ●嗅覚路

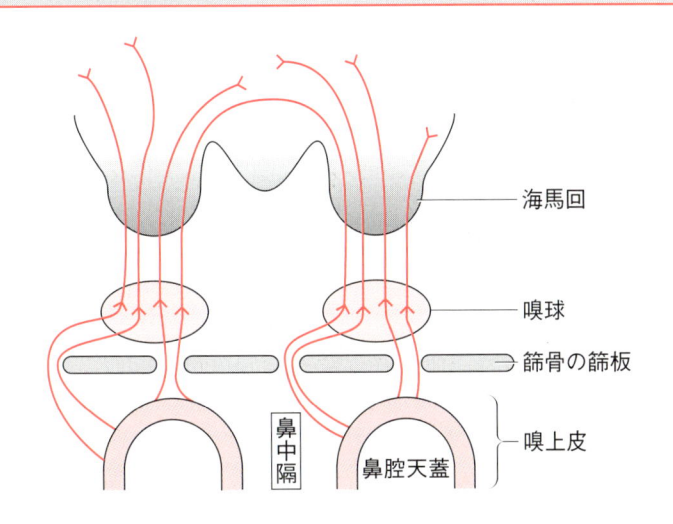

1）疾患と治療の影響

(1) 検知機能障害

検知機能障害には，鼻腔・副鼻腔の通気性の障害に起因する呼吸性の障害と鼻粘膜の障害に起因する嗅上皮の障害がある．原因は，炎症，形態の異常（形態的変化），薬物，嗅細胞の減少または傷害である（図1-9）．

① 炎　症

嗅覚障害を起こす炎症性疾患には，アレルギー性鼻炎, 急性・慢性鼻炎,

図1-9 ●検知機能障害とその要因

炎症
- アレルギー性鼻炎
- 急性鼻炎
- 慢性鼻炎
- 萎縮性鼻炎
- 慢性肥厚性鼻炎
- 急性副鼻腔炎
- 慢性副鼻腔炎

形態の異常
- 鼻中隔彎曲症
- 外傷
- 腫瘍

嗅細胞の減少または傷害
- インフルエンザ
- 放射線照射
- トリクロロエチレン（有毒ガス）の吸入
- 抗癌薬

薬物
- 精神安定薬
- 抗不整脈薬
- 利尿薬
- 血圧降下薬
- 抗パーキンソン病薬

↓
検知機能障害

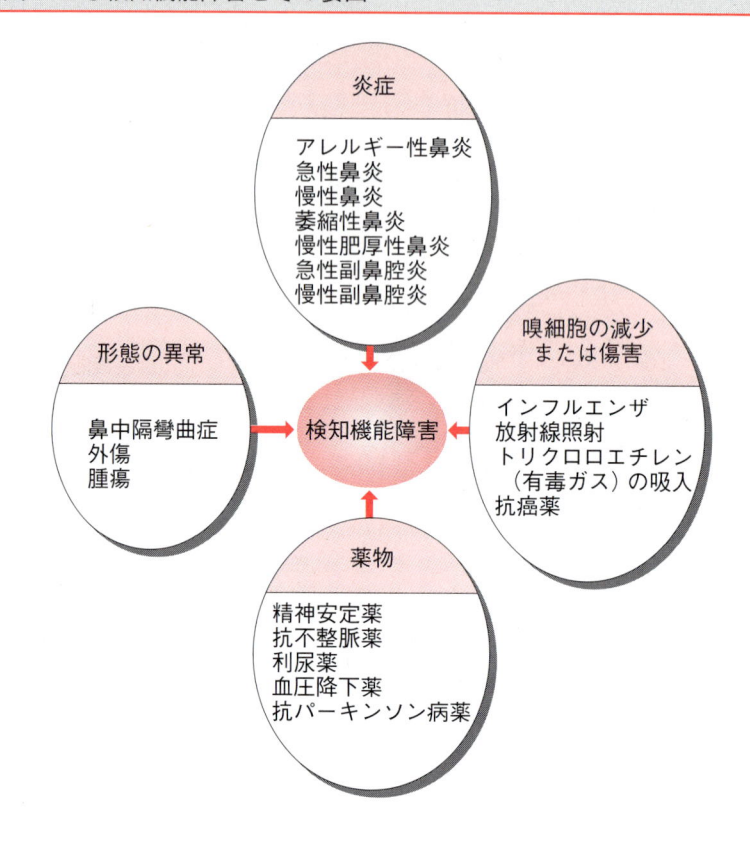

萎縮性鼻炎，慢性肥厚性鼻炎などがある．

アレルギー性鼻炎は，花粉や室内塵，ダニ，あるいは食品への接触などによっても発症するとされている．喘息やアトピー性皮膚炎など，ほかのアレルギー性疾患との合併率が高い．症状としては，くしゃみ，水様性鼻汁，鼻粘膜の腫脹，鼻閉などが起こる．

慢性鼻炎は，鼻粘膜の非特異性疾患で，充血を主とした変化にとどまる場合を慢性単純性鼻炎，結合組織の増殖により容積が増大したために鼻腔内が狭窄したものを慢性肥厚性鼻炎という．原因は，細菌，ウイルス，空気汚染，寒冷，乾燥，ほこり，粉末，化学ガス，動物のふけ，花粉，かびの胞子などである．また，鼻中隔彎曲症などの形態異常や体質的素因による内的な要因も加わって起こる．症状には鼻閉，鼻漏，頭痛，頭重感，注意不能などがある．

急性副鼻腔炎は，急性上気道炎に併発して起こることが多い．歯牙疾患，外傷，急激な気圧の変化，急性感染症の部分症としても発症する．一側性上顎洞炎，前頭洞炎が多い．症状は鼻漏，後鼻漏，鼻閉，頭痛，頬部異常感，前頭部痛，片頭痛などである．

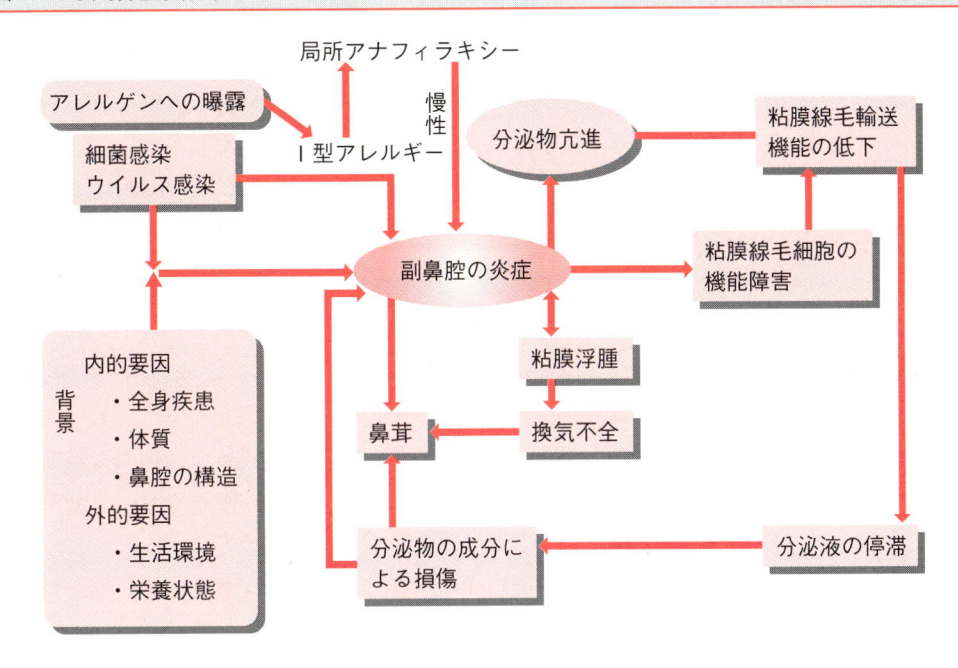

図1-10●副鼻腔炎の慢性化の機序

　慢性副鼻腔炎は，急性期からの移行が多く，鼻腔から副鼻腔に開いている自然孔の閉鎖によって悪循環を繰り返し，慢性化する（図1-10）．原因はアレルギー，感染およびその混合が考えられている．症状は鼻漏，後鼻漏，鼻閉，頭重感などである．

　これらの疾患がそのまま嗅覚障害を呈するのではなく，それぞれの炎症性の疾患の症状である鼻閉や鼻漏などによって鼻腔からの空気の流入が減少し，においを感知することが困難となり，嗅覚障害を生じる．また，鼻腔からの通気性が維持できないため口呼吸となり，鼻粘膜の乾燥が起き，ひいては嗅粘膜が全体的に乾燥，萎縮し肥厚するために嗅覚障害を生じる．

② 形態の異常

　鼻中隔彎曲症，外傷，腫瘍による形態の変化から嗅覚障害が起こる．

　鼻中隔彎曲症の原因は，成長の過程や外傷によって起こる．鼻中隔の彎曲が強いために片側の鼻腔の空気の流通が悪く，におい成分を含んだ空気が上鼻介まで届きにくくなるために，においを感じることができなくなる．鼻中隔彎曲だけではそれほど問題はないが，鼻炎や慢性副鼻腔炎を合併すると，嗅覚障害になりやすくなる．

　外傷による鼻骨骨折や腫瘍によっても鼻中隔の変形から嗅覚障害が起こることがある．

　これらの形態の変化で，鼻腔・副鼻腔の通気性が保てないと嗅覚障害を生じる．

2 嗅覚機能とその障害

③ 薬　物

精神安定薬，抗不整脈薬，利尿薬，血圧降下薬，抗パーキンソン病薬などの薬物は，副作用に嗅覚障害があるといわれている．これらは鼻閉を起こし，鼻腔・副鼻腔の通気性の保持や鼻粘膜の乾燥を招き，その結果として嗅覚障害が発生する．

④ 嗅細胞の減少または傷害

嗅細胞の傷害による嗅覚障害は，インフルエンザウイルス感染後の発症後によくみられるので感冒罹患後嗅覚障害とよばれている．30歳代以降の女性に起こりやすく，内視鏡では嗅上皮の異常はみられないのが特徴である．また，トリクロロエチレンなどの有毒ガスの吸引や放射線の照射によって嗅上皮が障害されて，嗅覚障害を起こすこともある．

抗癌薬であるテガフール（フルオロウラシル系），5-FU®の長期与薬により粘膜炎を起こす副作用があるため，鼻粘膜が障害されると同時に嗅細胞が傷害され，嗅覚障害が生じる．この副作用は予後不良とされている．治療上こうした薬物を使用する場合は，患者に十分にそのことを説明し，了解を得ながら投薬しなければならない．

(2) 伝導機能障害

伝導機能の障害は，頭部外傷，頭蓋内の疾患によって発生する．

① 頭部外傷

頭部・顔面外傷により，篩板レベルの嗅線毛の断裂，前頭葉の外傷による嗅覚野の傷害によって嗅覚が障害されるもので，これらの障害は回復しにくい．

② 頭蓋内の疾患と手術

原因として脳腫瘍，動脈瘤や頭蓋内手術などの前頭開頭手術や副鼻腔の手術操作により神経が傷つけられた結果，障害を発生することがある．

そのほかにもアルツハイマー病などの大脳皮質の萎縮による高次中枢の障害では，嗅覚野が障害されるためにおいを認知することができない．

2）生活習慣の影響

嗅覚障害の3割が鼻炎と副鼻腔炎由来のものである．その原因は鼻腔内または咽頭の感染による炎症の繰り返しから鼻腔粘膜の変化，副鼻腔炎による嗅細胞の障害によって生じる．次に2割強がインフルエンザウイルスによる感冒罹患後の嗅覚障害である．つまり，嗅覚障害の半数以上が上気道感染によるものである．したがって，上気道感染を予防するために，外出後の含嗽や手洗いの励行，ふだんからバランスのよい食事や適度な運動，休息を心がけるなど，生活習慣のセルフケアに留意する必要がある．

3）環境の影響

慢性鼻炎は，細菌，ウイルス，空気感染，寒冷，乾燥など生活や自然環境によって発生する．また，アレルギー性鼻炎は，特定の花粉に対するアレルギー反応として発生する．春に起こるスギ花粉症は環境による影響として重要である．刺激の強い有害な化学物質や有機溶剤を扱う職業，たとえばトリクロロエチレンを扱う工場では，その吸引によって鼻粘膜が傷害され，嗅覚障害を起こす．

また，交通量の多い場所や工事現場などの危険な環境下でも発生する．事故では，頭部外傷を受ける可能性が高い．頭部外傷を受けると中枢が障害される可能性があり，後遺症として嗅覚障害が起こりやすい．

3 嗅覚機能障害がもたらす生命・生活への影響

嗅覚機能障害には，嗅覚異常と異嗅症がある．嗅覚異常では，においを

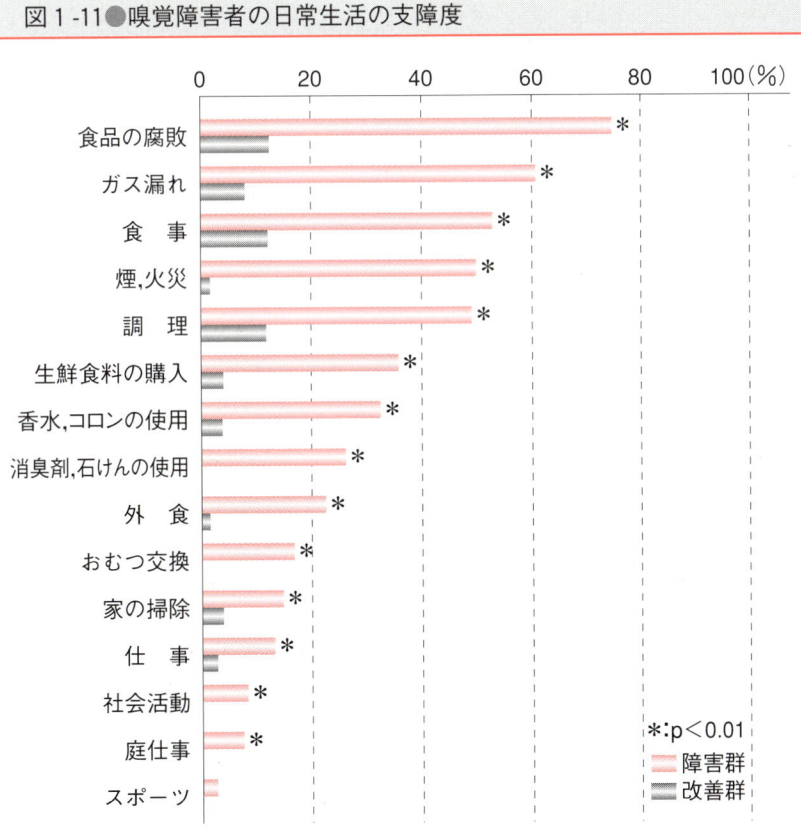

図1-11●嗅覚障害者の日常生活の支障度

食品の腐敗	*
ガス漏れ	*
食事	*
煙,火災	*
調理	*
生鮮食料の購入	*
香水,コロンの使用	*
消臭剤,石けんの使用	*
外食	*
おむつ交換	*
家の掃除	*
仕事	*
社会活動	*
庭仕事	*
スポーツ	

*: $p<0.01$
■障害群
■改善群

出典／http://www.bayer.co.jp/hv/pro/view/allergy/ent_no6_1.html から

図1-12 ● 嗅覚機能障害と生命・生活への影響

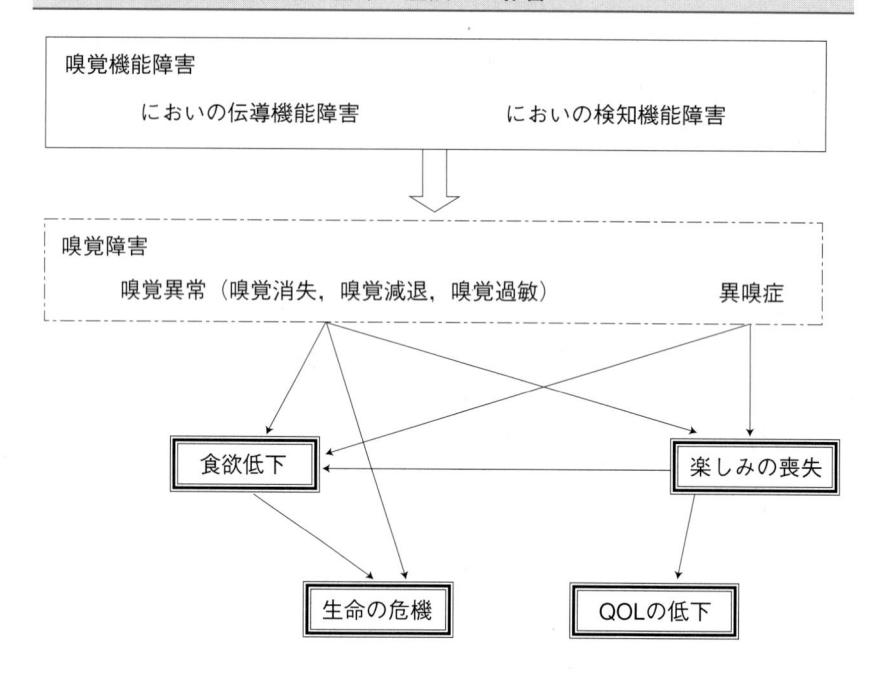

```
嗅覚機能障害
    においの伝導機能障害        においの検知機能障害
           ↓
嗅覚障害
    嗅覚異常（嗅覚消失，嗅覚減退，嗅覚過敏）    異嗅症

    食欲低下 ←→ 楽しみの喪失
       ↓          ↓
    生命の危機   QOLの低下
```

まったく感じない嗅覚消失，においを嗅ぐ力が低下している嗅覚減退，においを異常に強く感じる嗅覚過敏がある．

嗅覚異常によって直ちに生命を失うようなことはない．特に一時的な嗅覚の減退では，ほとんど問題にならない．しかし，著しく嗅覚が消失または減退した場合，危険な有毒ガスや腐敗臭がわからないために，危険を察知することができなくなり，生命に対する危機が起こり，生命を脅かされることになる．また，食べ物のにおいがわからなくなると食欲不振が起こる．さらに，香りがわからないために楽しみが失われることもある．

また，**嗅覚過敏**は，嗅覚の閾値が正常よりも低くなるために，においに敏感になり，正常の人では感じない程度のにおいを異常に強く感じ，苦痛を感じるようになる．さらに，**異嗅症**では，本来ないにおい，特に不快なにおいを感じていることが多く，においの対象によっては，食欲を失ったり，不快な思いをすることになる．

これらの嗅覚障害は，日常生活への影響が大きく（図1-11），生命の危機やQOLの低下といった生命・生活への影響がある（図1-12）．

第2章
嗅覚機能障害の把握と看護

嗅覚機能障害には，においの伝導機能障害とにおいの検知機能障害がある．嗅覚機能障害に起因する症状，さらに，嗅覚機能の担い手の障害に起因する症状を図2-1に示す．

　嗅覚機能障害に起因する症状としては，嗅覚異常（嗅覚消失，嗅覚減退，嗅覚過敏），異嗅症（嗅覚錯覚，嗅覚幻覚）がある．また，嗅覚機能の担い手の障害に起因する症状としては鼻閉が代表的である．これらの症状を知ることは，嗅覚機能障害の理解に不可欠である．

A 鼻　閉

　鼻閉とは，鼻腔内への空気の流入が妨げられ，嗅覚機能の担い手である鼻腔・副鼻腔の通気性が障害され，正常な鼻呼吸に支障を生じた状態をいう．これによって，においの伝導機能障害が生じ，嗅覚異常や異嗅症となる．

1 鼻閉の要因

　鼻閉の要因には，炎症，形態の異常，薬物の副作用がある（図2-2）．細菌またはウイルス，花粉，かび，大気汚染などが原因となって鼻腔内の粘膜が炎症を起こし，鼻汁の分泌が増加し，粘膜組織に浮腫を生じ，鼻腔内を狭くすることで，鼻閉が起こる．その結果，空気の流入障害によって嗅覚が障害される．

　炎症を起こす疾患には，アレルギー性鼻炎，急性鼻炎，慢性鼻炎，慢性

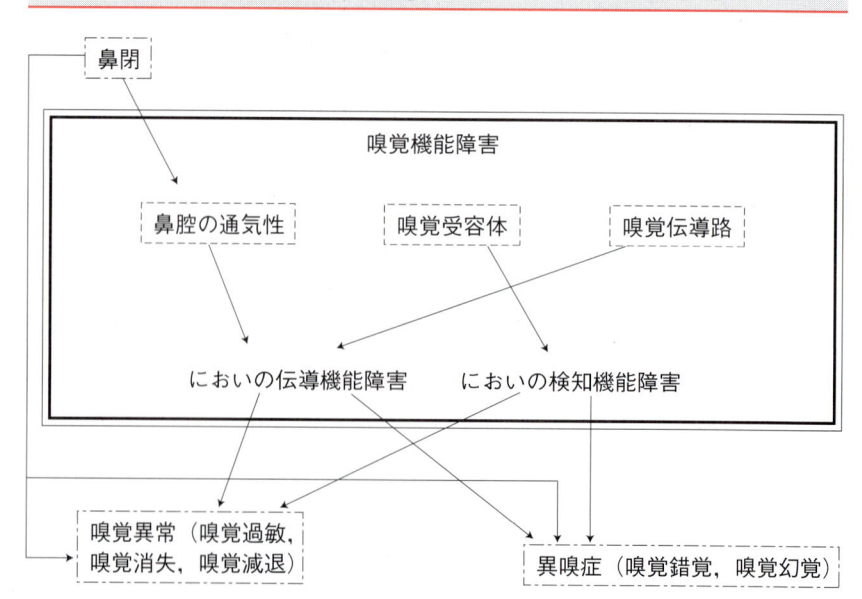

図2-1●嗅覚機能障害とその症状

図2-2 ● 鼻閉の要因

炎症
- 細菌
- ウイルス
- 花粉
- かび
- 大気汚染

→ アレルギー性鼻炎／急性鼻炎／慢性鼻炎／慢性副鼻腔炎／慢性肥厚性鼻炎

形態の異常
- 鼻中隔彎曲症
- 腫瘍
- 外傷

薬物の副作用
- 精神安定薬
- 抗不整脈薬
- 利尿薬
- 血圧降下薬
- 抗パーキンソン病薬
- アドレナリン作動薬の乱用

→ 鼻閉

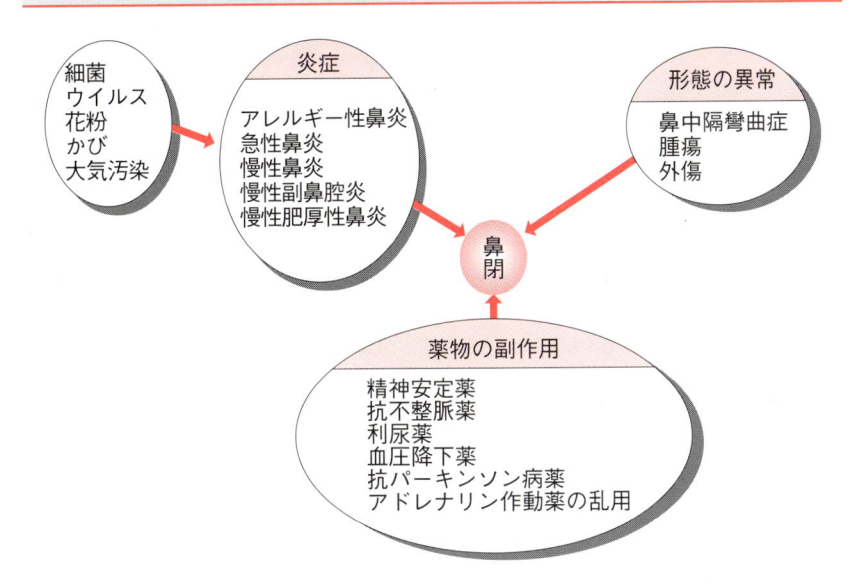

副鼻腔炎，慢性肥厚性鼻炎などがある．形態異常には，鼻中隔彎曲症，外傷などがあるが，鼻腔内の形が変わったことにより空気の流入が妨げられても鼻閉は起こる．精神安定薬，抗不整脈薬，利尿薬，血圧降下薬，抗パーキンソン病薬の副作用でも鼻閉を起こすことがある．

鼻閉に対しては，血管収縮を促すようなアドレナリン作動薬が効果を発揮するので，よく利用されている．しかし，常用すると鼻の血流量が低下し，やがては血管運動調節機能が障害され，粘液の分泌や粘膜の腫脹が強まり，鼻閉が強くなる．さらに使用量や回数を増していくと依存サイクルができあがり，鼻閉はますますひどくなる（図2-3）．それを改善するためにはアドレナリン作動薬の点鼻を中止し，ステロイド点鼻に代えることによって元に戻し，原疾患の治療を開始することが必要である．

2 鼻閉のある人のアセスメント

1）原因と程度を明らかにするための情報収集

鼻閉の原因を明らかにするために既往歴，現病歴，服薬歴，職業と職業歴，居住環境などについて患者に確認する．さらに鼻閉が急に発生したものか，季節と関係があるのか，炎症や多量の鼻汁を伴うのか，ほかに関連する発熱や頭痛などの症状を伴うのかなどについても情報を収集し，緊急の治療や援助が必要かどうかを把握する．

また，鼻閉によって患者自身がどのような苦痛を感じているのか，嗅覚への影響とその程度についても把握する．

図2-3 ● 鼻閉のプロセス

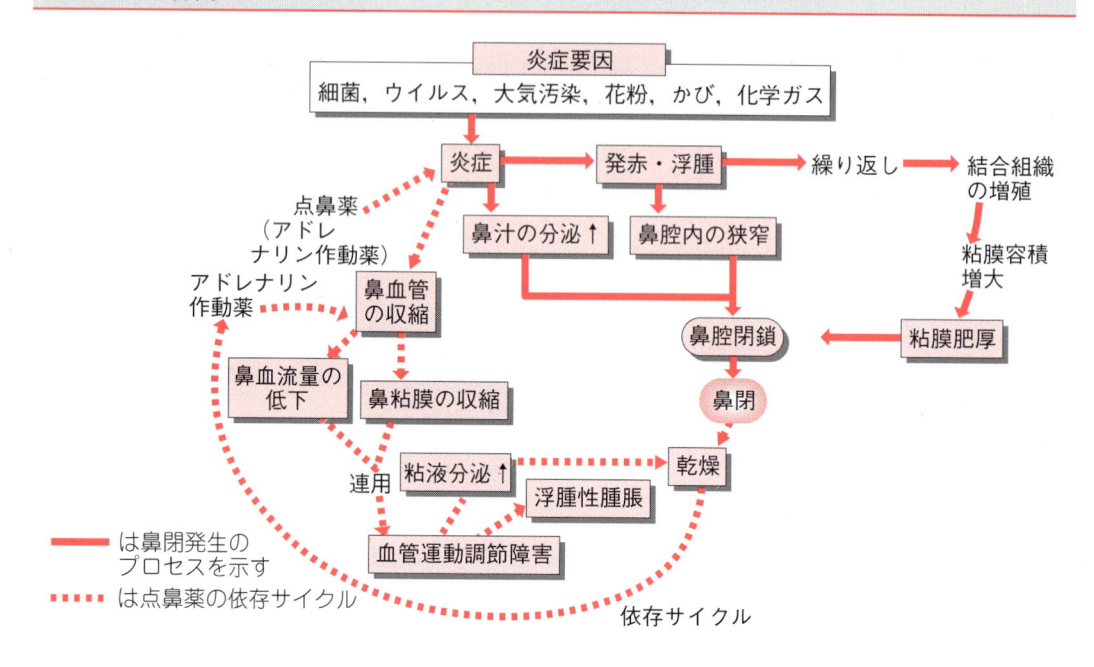

```
                    ┌─────炎症要因─────┐
                    │細菌,ウイルス,大気汚染,花粉,かび,化学ガス│
                            ↓
                          炎症 ──→ 発赤・浮腫 ──繰り返し──→ 結合組織
点鼻薬                       ↓         ↓                      の増殖
(アドレ                   鼻汁の分泌↑  鼻腔内の狭窄              ↓
ナリン作動薬)              ↓         ↓                   粘膜容積
        鼻血管                          ↓                    増大
アドレナリン の収縮                    鼻腔閉鎖 ←── 粘膜肥厚
作動薬      ↓                         ↓
        鼻血流量の  鼻粘膜の収縮        鼻閉
         低下                          ↓
            連用  粘液分泌↑            乾燥
                浮腫性腫脹
                血管運動調節障害
                            依存サイクル
```

── は鼻閉発生の
　　プロセスを示す
‥‥ は点鼻薬の依存サイクル

2) 生活への影響

　鼻閉が日常生活，なかでも呼吸にどの程度の影響を与えているのか，昼夜を問わず口呼吸をしているのか，夜間はそのために不眠となっていないかなどを把握する．

　嗅覚への影響はどの程度あるのか，食物のにおいがわからず食欲低下が現れていないか，料理を作るなどの生活上のことで，職業上のことで困っていることはないか，患者の思いも含めて把握する．

3 鼻閉のある人の看護

1) 鼻腔内の空気の流入を良好にするための援助

　鼻汁を鼻腔内から取り除くのは，ほとんどの場合，鼻をかむことによってできるが，困難な場合は蒸気吸入により鼻汁を軟らかくし，喀出しやすくする．鼻をかむ際には，耳管内へ鼻汁が流入するのを避けるために片側ずつかむこと，強くかみすぎないことなどの注意が必要である．

　点鼻薬（粘膜収縮薬，副腎皮質ステロイド薬）は，粘膜の炎症を鎮め，腫脹を除く目的で用いられる．感冒など急性炎症時には有効である．しかし，慢性鼻炎などの場合には，点鼻薬を頻繁に使い過ぎると，逆に鼻閉が強まることがあるため，医師の指示どおりに使用するよう指導する．

　乾燥した空気は鼻汁の粘稠度を増し，鼻汁が外へ流出するのを困難に

する．また，室内温度が低すぎると鼻腔粘膜を刺激し，高すぎると炎症の緩和を妨げ，さらに鼻汁の量を減らす妨げとなる．好ましい環境は，湿度は60〜70％，温度は20〜25℃程度に保つことである．

　鼻閉の原因が腫瘍や鼻中隔彎曲症，鼻茸など物理的な鼻腔の通気性の障害の場合は，手術適応となる．順調に手術後の回復が図れるよう援助する．

2）鼻粘膜への刺激を少なくするような環境を整える援助

　ほこりは鼻粘膜を刺激し，炎症を増悪させる．鼻閉を緩和するためには室内の清潔を保つことが重要である．また，気温や湿度の変化，花粉などでも，鼻粘膜は刺激を受ける．したがって，刺激を受けると予想される外気に触れる場合や，エアコンの空気の流れのある場所などには最大限刺激を受けないですむよう，マスクの利用などを促す．

B　嗅覚異常

　嗅覚異常は，嗅覚機能を担う嗅覚受容体と嗅覚伝導路の障害によって起こる．嗅覚異常の症状には，嗅覚消失，嗅覚減退，嗅覚過敏がある．

1　嗅覚異常の要因

　慢性副鼻腔炎や感冒によるウイルス感染によって，鼻腔内の嗅上皮の嗅細胞が機能を失うために，においの検知機能障害として嗅覚異常をきたす．嗅細胞は非常に繊細な神経であるため，事故などの頭部外傷でも機能を失うことがある．また，有害物質の長期吸入や大量の吸入でも生じる．さらに，テガフール，5-FU®などの抗癌薬の長期投与によっても嗅細胞が障害され嗅覚異常が生じる．この場合の予後は悪い．

　においの伝導機能障害としての嗅覚異常は，先天性の障害や脳血管障害から起こる出血や梗塞，または脳腫瘍などの頭蓋内疾患によって起こることが多い．

　先天性の障害の場合には，嗅球の消失，あるいは萎縮によって嗅覚異常が起こっているため，まったくにおいを感じることができない．

　このほかに原因不明の嗅覚異常もかなり多く，全体の約2割を占めている．

2　嗅覚異常のある人のアセスメント

　嗅覚異常のある患者には，いつ頃からにおいを感じとれなくなったのかといった経過だけでなく，嗅覚障害との因果関係が明らかになるような質問を行う．たとえば，かぜをひいたことはないか，有機溶剤などを用いな

かったか，外傷との関係はどうか，降圧薬，抗癌薬を長期に服用しているか否かなどを確認する．また，ヒステリーなどの精神症状や妊娠，月経に伴う体調変化によっても起こるため，ストレスに関する情報も収集する．

　嗅覚障害は軽いうちは気づきにくいので，患者からの報告がない場合でも，感冒や副鼻腔炎などの上気道感染の有無など嗅覚異常の要因となる状況や疾患がある場合には確かめる必要がある．また，すべてのにおいがわからないのか，わかるものがあるのか，ある種のにおいを強く感じることがあるのかなど，様々な可能性を考えながら情報収集をする．

　降圧薬や向精神薬などを服用していると，薬の副作用が鼻閉に関与している可能性があるので，いつ頃から服用を開始したのか，服用開始時にどのような説明を受けているのかなども重要な情報となる．

3　嗅覚異常のある人の看護

　嗅覚異常には，治癒しにくいものも多く，障害の原因によっても援助は異なるので，原因を確認し，必要な援助を行う．

1）嗅覚異常を回復するための援助

　慢性副鼻腔炎などによる嗅覚異常は，内視鏡下副鼻腔手術により回復が見込まれる．また，感冒罹患後に起こる嗅覚異常には，ステロイド薬の点鼻または内服治療が行われる．しかし，治癒までには長く時間がかかるので，途中で治療を中断しないよう指導する．ステロイド薬の点鼻または内服時には，その方法と副作用について説明する（第3章-②「嗅覚機能障害の治療に伴う看護」参照）．

　ステロイド薬を服用しているときに自己中断をすると，発熱や倦怠感など生命を脅かす強い症状が出現するので，中止するときには，医師と相談しながら徐々に減らしていく必要があることを説明する．

2）回復が望めない人への援助

(1) 危険回避への援助

　嗅覚が障害されると嗅覚によって身の危険を察知することができなくなるので，それに代わる方法を考える必要がある．日常生活のなかでは，調理に必要なガスが漏れていたり食物が腐敗したことに気づかず，事故につながる危険性がある．その危険性を十分認識し，どのように危険を回避するのか，患者だけでなく，家族も一緒に考えてもらえるよう援助する．

　たとえば，ガス漏れに気づくためにガス探知器を取り付けることや，食物は，視覚による観察と味覚によって腐敗を確かめるよう指導する．万が一，口にしたものが，腐敗による酸味などであることに気づいたときには，

すぐに吐き出して，口をすすぐように指導する．加齢による嗅覚異常の場合，視覚や味覚などのほかの感覚機能の障害も起こっていることが多いため，家族の協力を得られるよう促すことが大切である．

(2) 食欲の低下を防止するための援助

食事は，視覚と味覚で味わえるように工夫をする．盛りつけや彩りを美しく，おいしさを引きたてる．味つけは旨味を生かし，においによる味わいの消失を舌で味わえるようにする．加工食品を使い続けると，亜鉛不足になりやすい．亜鉛不足が続くと，嗅覚異常をきたす危険性も高まるといわれているため，バランスのよい健康的な食事を心がけるよう指導する．

(3) 患者の気持ちを把握する

嗅覚機能は，外界からの情報を得る手段の一つである．しかし，嗅覚異常は患者自身が訴えない限り，他者はもちろん家族でもなかなかわかるものではない．ましてや生活をしていくうえでの苦痛や悲しみを理解するのは難しい．しかし，失って初めて感じているその苦痛や悲しみを把握し，少しでも理解できるようかかわることが，看護師としては大切である．

(4) 職業性の嗅覚障害の場合の対応

労働災害による後遺障害として手続きがとれるように，患者に対し説明しておく必要がある．

C 異嗅症

異嗅症の症状として，ある特定のにおいに対してそれが本来もっているにおいとは異なったにおいと感じる嗅覚錯覚と，におい物質が存在しないにもかかわらずにおいの感覚が起きる嗅覚幻覚との2種類がある．

1 異嗅症の要因

異嗅症は，嗅覚機能の嗅覚受容体と嗅覚伝導路の障害によって起こるもので，主には上気道感染で嗅細胞の減少が起こったり，外傷で嗅細胞の損傷や誤った嗅細胞の再生での神経接合が生じたり，亜鉛欠乏などによる中枢性の障害で起きるといわれている．副鼻腔炎，アレルギー性鼻炎などでは発生が少ない．また，神経症や統合失調症などが要因の場合もある（表2-1）．

2 異嗅症のある人のアセスメント

異嗅症では，焦げたような，生臭い，甘い，腐った，薬品臭，煙，油のような，アンモニアなどの具体的な表現のほか，何か違う，悪い，変ななどのあいまいな表現でも訴えが聴かれる．したがって，より具体的にいつ

表2-1 ● 異嗅症の新分類（古川・小川，2002による）

A. 病態からみて……どこの　WHERE？
  1) 器質性　神経精神症状を背景に持たないもの
    1. 嗅覚伝導路に関連するもの
      a. 末梢神経性（嗅上皮，軸索）
      b. 中枢神経性（嗅球より中枢）
      c. 混合性
    2. 嗅覚伝導路に直接関連しないもの
      a. 三叉神経，その他の脳神経に関係するもの
      b. 鋤鼻器機能に関係するもの
  2) 機能性　神経精神症状を背景に持つもの（統合失調症，てんかんなどに合併するもの）
B. 原因による分類……どんな　WHAT？
  1. 鼻・副鼻腔疾患
  2. 感冒後
  3. 頭部外傷によるもの
  4. その他（亜鉛欠乏，薬剤性など）
  5. 不明
C. 重症度による分類……どの程度の　HOW？
  1. 軽度
  2. 中等度
  3. 高度
  4. 分類不能

出典／阪上雅史，他編：嗅覚・味覚障害の臨床最前線〈耳鼻咽喉科診療プラクティス12〉，文光堂，2003，p.75.

から，どのような症状で，どの程度のにおいを感じているのか，そのにおいは本当に存在しているのかなどを把握する．

心因性の要因で生じることもあるため，過去に事故の経験や感冒の罹患の有無など原因を確認することは重要である（本章－B－2「嗅覚異常のある人のアセスメント」参照）．

3 異嗅症のある人の看護

長期的には異嗅症の約半数は，軽快または治癒している．しかし，その治療法は，現時点では決め手となるものや普遍的なものはない．それゆえ経過の観察を十分に行い，苦痛を最小限にできるよう訴えに耳を傾け，生活に影響を与えていることがあれば，どのように対策を立てればよいかなど患者や家族と一緒に考え，実践できるよう援助していくことが大切である（本章－B－3「嗅覚異常のある人の看護」参照）．

第3章
嗅覚機能障害の検査・治療に伴う看護

1 嗅覚機能の検査に伴う看護

嗅覚機能の検査には，嗅覚検査と嗅覚機能障害の原因を調べる検査がある（図3-1）．

1 嗅覚検査

1）基準嗅力検査（T&Tオルファクトメーター）

5種の基準臭（表3-1）を用いて，嗅覚の低下の程度を知るために行われる検査である．各種濃度に希釈した液を濾紙に浸し，そのにおいがするかどうかを調べ，その検知閾値・認知閾値から障害の程度を判定する．

図3-1 ● 嗅覚機能の検査

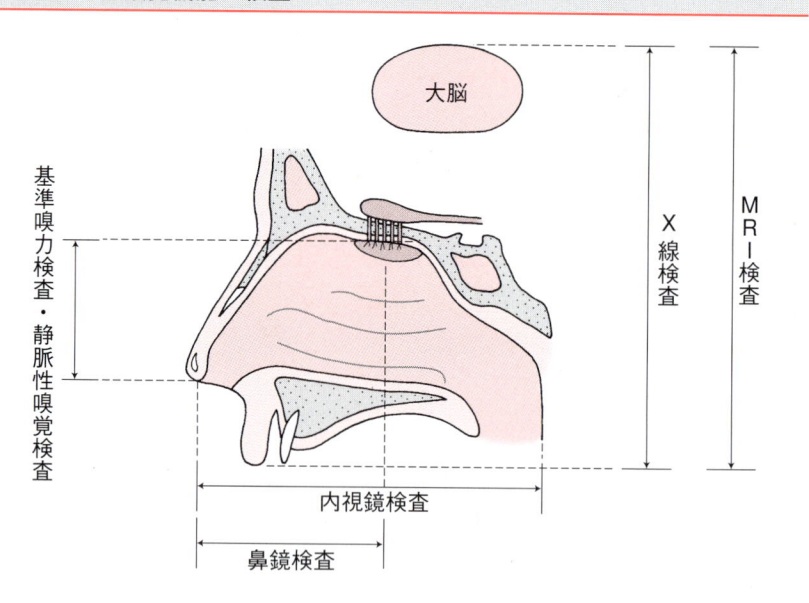

表3-1 ● 基準嗅力検査（T&Tオルファクトメーター）基準臭

符号	基準臭の一般名	においの性質
A	β-phenyl ethyl alcohol	バラの花のにおい，軽くて甘いにおい
B	methyl cyclopentenolone	焦げたにおい，カラメルのにおい
C	isovaleric acid	汗くさい，古靴下のにおい
D	γ-undecalactone	桃の缶詰，甘く重いにおい
E	skatol	野菜くずのにおい，いやなにおい，糞臭

出典／阪上雅史，他編：嗅覚・味覚障害の臨床最前線〈耳鼻咽喉科診療プラクティス12〉，文光堂，2003，p.24. を一部変更.

表3-2 ●においの表現法

基準臭	においの表現
A	バラの花のにおい，軽くて甘いにおい
B	焦げたにおい，カラメルのにおい
C	腐敗臭，古靴下のにおい，汗くさいにおい，納豆のにおい
D	桃の缶詰，甘くて重いにおい
E	糞臭，野菜くずのにおい，口臭，いやなにおい

認知閾値測定の際に用いる．
出典／阪上雅史，他編：嗅覚・味覚障害の臨床最前線〈耳鼻咽喉科診療プラクティス12〉，文光堂，2003，p.25．を一部変更．

　何かのにおいがしたところを検知閾値といい，何のにおいかがわかったところを認知閾値という（表3-2）．
　平均認知閾値（嗅力）は，－2から5.8であり，1以下が正常で，以後，軽度・中等度・高度障害と段階的に判別される．5.6以上は嗅覚消失となる．

(1) 検査に伴う気分不快を軽減するための援助

　一般的に，嗅覚はにおいに対して「順応」や「慣れ」，「疲労」が起こりやすい．したがって，最初は敏感に反応していても，時間が経つと鈍くなったり，患者の状態によっては，においによって悪心を誘発したりするため，注意深く実施する必要がある．
　香りの強い食物を摂った後は，吃逆によりそのにおいが鼻に残ってしまう場合もある．そのため，検査は食事の後しばらく経ってから行う．
　検査環境として，換気，脱臭設備を整えておく必要がある．

(2) 検査が正しく行われるための援助

　嗅覚は疲労が起きやすいため，原則として薄いほうから順次濃いほうへ移行する上昇法で行う．また，測定は快適なにおいと不快なにおいとを交互にすることで，患者の協力が得られやすくなる．

①検査は，静かでほかのにおいのしない部屋で行う．部屋に患者を誘導し，落ち着いたところで検査の方法を説明する．
②鼻汁があると正確な判定ができないので，軽く鼻をかんで鼻汁を取り除いてから実施する．
③検査はにおいの濃度（濃さ）の薄いほうから始め，濾紙を鼻に近づけ，手で軽く風を送りながら嗅いでもらう．
④次の検査があるときは，前のにおいを消すために十分な時間をおいてから行う．

2) 静脈性嗅覚検査（アリナミンテスト）

　アリナミン®注射液10mg（2mL）を等速度20秒で静脈内注射し，注射

開始からにおいが起こるまでの時間を測ることで，真性嗅覚障害（鼻閉によらない障害，呼気性の嗅覚障害）の有無を検査する．

注射開始からにおいを感じるまでの時間を潜伏時間，においの出現から消失までを持続時間という．正常では，潜伏時間が6～10秒，持続時間が45～95秒である．嗅覚障害があると潜伏時間が延長し，持続時間が短縮する．

基準嗅力検査で，ほとんど何のにおいも感じられない状態（脱出）と判定されても，静脈性嗅覚検査でにおいを感じられる（陽性）のであれば，嗅覚機能は残っており，治療の余地があるということになる．また，静脈性嗅覚検査と嗅覚の改善度は相関していることから，治療後の判定に有用である．

(1) 検査に伴う気分不快を軽減するための援助

アリナミン®注射液を静脈内注射し，その後に生じるニンニク臭の発現時間と消失までの時間を測定するが，静脈内注射を行うことによって気分不快が起きないよう配慮する．また，ニンニク臭ということで，検査中または検査後に悪心を訴えることもあるので注意する．

(2) 検査が正しく行われるための援助

①検査は，ほかのにおいのしない部屋で行い，検査の方法について患者に説明する．

②においが口から漏れることを防ぐために，患者には口を閉じて鼻呼吸をしてもらうよう説明する．

2 嗅覚機能障害の原因を調べる検査

1）鼻鏡検査

鼻鏡検査は，鼻腔内の形態的な異常を調べ，嗅覚機能の担い手である鼻腔・副鼻腔の通気性の障害を調べる目的で行われる．

鼻前庭に鼻鏡を挿入し，額帯鏡で固有鼻腔内を照らす．鼻汁が貯留し検査に障害がある場合には，鼻汁を吸引し，血管収縮薬を噴霧する．

検査についての説明を行うとともに，鼻鏡挿入時に疼痛があるかもしれないことを説明し，疼痛時には動いたり，医師の手をつかむと危険であるから手でサインを送るように指導し，不安を軽減する．

口を軽く開くと鼻翼の緊張がなくなり，痛みも軽く観察が容易となることを説明する．観察は，水平頭位で鼻前庭，鼻中隔，下鼻甲介，中鼻甲介，後鼻孔の順に行われること，さらに中鼻甲介，中鼻道，嗅裂は観察しやすい頭位後屈とすることなどを説明し，後屈位の苦痛を軽減するために頭を支えるなどの援助を行う．

2）X線検査

　嗅覚機能の担い手である鼻腔・副鼻腔の通気性の障害を調べるにあたり，鼻鏡で直接観察できない副鼻腔は，X線検査によって形態的な異常を調べる．空洞の病的な陰影（粘膜腫大，膿汁の貯留，腫瘍陰影の有無など），鼻中隔彎曲の有無，骨破壊の有無を調べる．

　検査時には，後頭前頭位および後頭オトガイ位が用いられるので，不安を抱かないよう十分な説明をし，安全な体位を保てるよう援助を行う．

3）内視鏡検査

　内視鏡による検査は，嗅覚検査で異常が確認された場合，次に行われる検査である．嗅覚受容体は，鼻腔内の奥にある嗅裂とよばれる狭い隙間に存在し，通常の鼻鏡では観察できないため，フレキシブルファイバースコープを用いて，嗅上皮の形態異常を調べる．固有鼻腔の観察には細めのファイバースコープが用いられる．

　ファイバースコープを挿入する際には，患者は何をされるのかと不安をもつため，事前によく説明を行い，検査に支障がないよう緊張を和らげる．鼻腔から咽頭まで挿入するため，痛みや不快感を伴うので，体動による危険がないように動かないよう注意し，患者の様子を把握して必要であれば身体を抑える．

4）画像診断

(1) 上顎洞造影法

　上顎洞造影法は，上顎洞を穿刺洗浄した後に，油性の造影剤を注入し，洞内の変化をみる検査である．ほかの副鼻腔では，自然開口部から造影剤を注入して撮影する場合もある．穿刺を行うときに痛みや不安のために脳貧血を起こしたり，検査後に出血することがあるので，注意深い観察が求められる．

(2) MRI

　嗅覚受容体の障害に起因する嗅覚障害か，嗅覚伝導路の障害に起因する嗅覚障害かの鑑別に有用である．

　MRIでは金属の持ち込みが禁止されるので，金属を身体に付けている場合はすべてはずしてもらう．脳動脈瘤でクリッピングの手術を受けている人や，心臓のペースメーカーを埋め込んでいる人は禁忌であるから，既往について把握しておくことが不可欠である．

2 嗅覚機能障害の治療に伴う看護

1 薬物の点鼻治療

点鼻治療は，外鼻孔から薬液を滴下し，鼻粘膜から吸収させてその効果を得る与薬法の一つである．

①血管収縮性点鼻薬は，鼻の粘膜を一時的に収縮させることで鼻閉を治癒させる．点鼻により鼻閉が緩和されるので多用されがちであるが，過剰な使用は，鼻閉を増強させるばかりでなく，依存性も生じさせる（表3-3）など鼻閉を悪化させる悪循環サイクルをつくるので，指示された以上に使用しないよう指導する．

②副腎皮質ホルモン（ステロイド薬）は，現時点で最も効果が期待できる嗅覚機能障害の第一選択薬である．効果の期待できる理由は，ステロイド薬の主作用である抗炎症作用により嗅粘膜の炎症が徐々に治まり，嗅裂を広げることができるからである．しかし，即効性はあるものの，長期の連用はステロイド薬の副作用を招く．

点鼻方法については，薬液を点鼻する前に，鼻腔内に貯留している鼻汁や分泌物を取り除くよう鼻をよくかんでおくことを指導する．実際に点鼻する際には，嗅粘膜に届くよう，横になり後頭を後ろにそらした体位（懸垂頭位）で行う．その際には，体位による苦痛を少なくするよう肩枕で支えて，安楽に実施できるように援助する（図3-2）．また，嗅粘膜に十分いきわたらせるため，滴下後はすぐに起き上がらず，3～5分間はそのままの姿勢を保つよう指導する．さらに，決められた用法を守るように指導する必要がある．

2 吸入治療

吸入治療は，血管収縮薬により鼻腔粘膜の腫脹を除き，膿汁を吸引した後，噴霧薬剤を直接，高濃度で鼻粘膜や副鼻腔に作用させることを目的と

表3-3 ● 血管収縮薬の種類と作用・副作用

薬　剤　名	薬理作用と副作用
フェニレフリン 塩酸ナファゾリン 塩酸オキシメタゾリン 硝酸テトラヒドロゾリン 塩酸トラマゾリン	鼻粘膜血管壁にあるα-アドレナリン作動性受容体を刺激して血管を収縮させ，鼻粘膜を収縮させると同時に血流量も減少する． 副作用として，過敏症，精神神経症状，循環器症状，消化器症状が現れる．

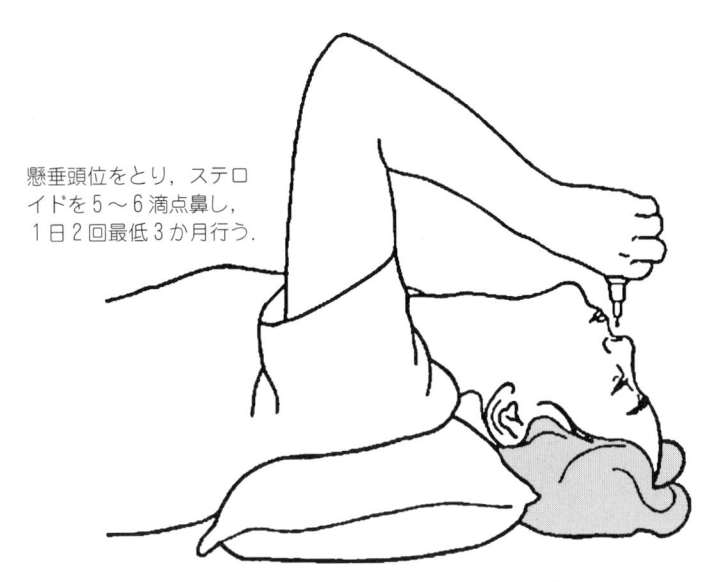

図3-2 ● ステロイド点鼻療法の体位

懸垂頭位をとり，ステロイドを5～6滴点鼻し，1日2回最低3か月行う．

出典／阪上雅史，他編：嗅覚・味覚障害の臨床最前線〈耳鼻咽喉科診療プラクティス12〉，文光堂，2003，p.7．

している．嗅覚機能障害の要因となっている疾患により用いられる薬剤は様々である．処方される薬剤の作用，副作用について指導し，吸入器材の使用方法を説明する．施行前は鼻腔内に貯留している鼻汁や分泌物を取り除くよう鼻をよくかんでおくことを指導する．施行後は薬液が外に出てしまうので，すぐに鼻をかむことはせずに，鼻汁があれば拭き取るように指導する．

3 薬物治療（内服薬）

①抗ヒスタミン薬は血管収縮を起こさせ，粘膜の腫脹を除き，分泌物の排出を促し，鼻腔の通気を改善するために利用される（表3-4）．抗ヒスタミン薬は，服薬によって眠気が起こる場合があるため，車の運転時には服用を控える必要があることを説明する．また，有害事象（副作用）に口渇もあるので，十分に水分を補給することを指導する．

②抗生物質は急性副鼻腔炎の急性期に有効である．副鼻腔炎に対しては，肺炎球菌，インフルエンザ菌に対して強い抗菌力のあるペニシリン系薬剤やセフェム系薬剤が第一の選択薬である．

③消炎鎮痛薬のなかでもステロイド系消炎薬は，発熱がある場合や疼痛が強い場合に用いる．一時的に症状がよくなったという自己判断に基づいて服薬を中断してしまうと，再発や長期化につながることを説明する．

表3-4 ●抗ヒスタミン薬と抗アレルギー薬

薬　剤　名	薬理作用と副作用
マレイン酸クロルフェニラミン フマル酸クレマスチン メキタジン フマル酸ケトチフェン 塩酸アゼラスチン オキサトミド	アレルギー反応を抑える作用がある． 抗コリン作用があるので，緑内障や前立腺肥大があるときには注意を要する． 副作用として眠気・口渇がある．
リサベン® ソルファ® アレギサール®，ペミラストン® IPD®	メディエイタ遊離抑制作用をもつ． 副作用として膀胱炎様症状，肝機能障害などがある．

4　鼻腔内の手術

　慢性炎症病巣により障害されている嗅裂部の開放や，鼻腔・副鼻腔内の通気性の異常を改善することを目的として手術が行われる．鼻内法，経皮法，口内法などの方法がある．

1）手術を受ける準備への支援

　手術について患者がどのように受け止めているかを知るために情報を収集する．また，医師からどのような説明がなされたかを確認し，患者の心身の状況を観察，検査データなどから把握する．

　患者が手術に協力し，自ら苦痛の軽減ができるように手術の日時，手術時間，麻酔方法およびその副作用，必要物品，術後の患部の状態，食事，入浴・洗髪など清潔の方法について説明する．

　手術当日は洗面やひげ剃りを行い，手術の準備のために装身具ははずしているかを確認する．前投薬を用いる場合は，その後の副作用の出現がないかどうかを観察する．

2）手術終了後の異常の早期発見

①手術後の看護に活かすために術中の体位，創痛や不穏状態の有無などを把握する．
②バイタルサインが安定しているかどうか麻酔の副作用などを観察する．特に出血は生命と直結するので，出血の有無，出血量について異常がある場合には直ちに医師に報告し，止血の処置の準備をする．止血処置として，医師により鼻にタンポンが挿入される．止血処置の終了後は，患者が心配しないように，止血できたことを伝え，室内の加湿，鼻内タンポンの固定位置の確認を行う．

術後に視力障害，眼球運動障害などの合併症が生じることがある．注意深く観察し，異常があれば直ちに医師に報告し，救急処置の準備を行う．

患者の意識がはっきりし，出血もなく，脈拍，血圧，呼吸が安定していれば，セミファーラー位にする．局所の腫脹を減らし，鼻汁の流出を促すことにつながる．

3）生活拡大に向けた援助

出血がなければ，手術翌日から行動範囲を徐々に広げる．食事は基本的に流動食から常食に戻していく．口内法による手術後2〜3日は，痛みや鼻呼吸のためにかむことが困難である．そのため，流動食にするなど食形態を工夫する．食前は，後鼻漏や血液により不快にならないよう含嗽を促す．口内法手術の場合は，創部の清潔保持のためにも必ず食事の前後に含嗽を行うよう援助する．

鼻内タンポン抜去後は出血しやすいので，努責を避ける．上顎洞のガーゼ交換などで強い疼痛を伴う場合は，事前に鎮痛薬によって疼痛の緩和を図る．

上顎の全摘出術では開口障害が現れることがあるので，医師の指示を得て開口訓練を早期から行い，障害の発生を予防する．

入浴・洗髪は，全身清拭，陰部洗浄，アルコール洗髪など患者の状態に合わせて援助する．入浴の許可が出ても，熱い湯や長風呂は出血の誘因となるので，しばらくはぬるめの湯で短時間の入浴を心がけるよう指導する．

第4章
嗅覚機能障害をもつ患者の看護

本章では，嗅覚機能障害を呈するアレルギー性鼻炎患者と副鼻腔炎患者の看護を取り上げる．

A アレルギー性鼻炎（検知機能障害）患者の看護

アレルギー性鼻炎では，外界から吸い込んだ空気に含まれている物質（たとえば，花粉，ダニなど）にアレルギー反応を起こし，鼻粘膜全体が腫脹し，鼻粘膜の分泌腺機能が亢進するため，鼻閉や鼻水，くしゃみといった症状が現れる．さらに，症状が悪化すると，鼻粘膜の炎症から副鼻腔への影響が生じ，結果として，鼻腔・副鼻腔の通気性が維持できず，嗅覚機能障害が生じる危険性が高い（表4-1，図4-1）．

1）アセスメントの視点と情報収集

(1) 嗅覚機能障害の原因の有無と程度の把握

鼻腔や副鼻腔の通気性が維持できず，嗅覚機能障害の原因となる鼻粘膜

表4-1 ●アレルギー性鼻炎による嗅覚障害の重症度分類

(−)	軽症（＋）	中等症（＋＋）	重症（＋＋＋）
正常	少し弱い	におうが弱い	無臭

出典／阪上雅史，他編：嗅覚・味覚障害の臨床最前線〈耳鼻咽喉科診療プラクティス12〉，文光堂，2003，p.41.

図4-1 ●通年性アレルギー性鼻炎における嗅覚障害

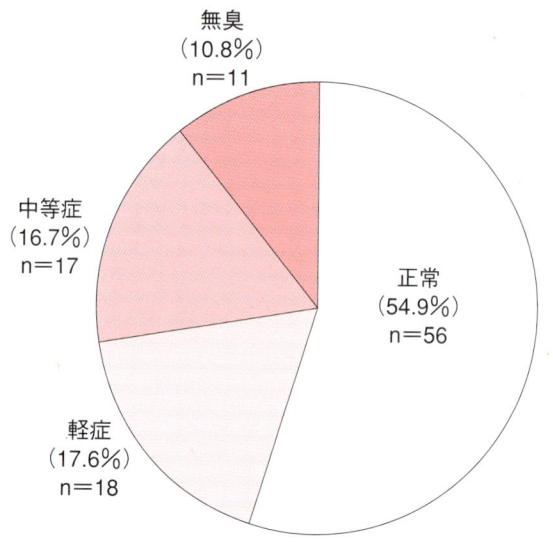

無臭（10.8%）n＝11
中等症（16.7%）n＝17
軽症（17.6%）n＝18
正常（54.9%）n＝56

出典／阪上雅史，他編：嗅覚・味覚障害の臨床最前線〈耳鼻咽喉科診療プラクティス12〉，文光堂，2003，p.40.

の炎症と充血，鼻閉の有無や程度，季節性，特定のアレルゲンの有無，鼻汁の分泌物過多，鼻腔内の形態異常の有無と程度について把握する．

(2) 生活への影響の把握

鼻粘膜の炎症が強いことから，鼻閉感が強く，鼻汁過多，くしゃみの多発により鼻腔からの呼吸が困難となり，また，嗅覚機能障害が生じやすい．そのため料理のにおいやガス漏れなどの有害なにおいがわからない，食欲が低下しているなど生活への影響の有無と程度について把握する．

2）生じやすい看護上の問題

自己管理不足により症状のコントロールができない可能性がある．

3）目標と看護

(1) **嗅覚機能障害の症状の緩和と予防への支援**

原因となるアレルゲンを回避するのが基本である．そのため患者・家族に以下の点に注意することを指導する．

花粉などがアレルゲンの場合は，外出時にはなるべくアレルゲンを避ける対策を講じる．湿気を避け，日当たりのよい部屋で過ごす．床はフローリングとして絨毯やカーペットは使用しない．家具は最小限にして頻回に掃除，整理整頓をする．空気の清浄化を図り，ペットは飼わないようにする．掃除機による布団の掃除，布団の丸洗い，防ダニカバー，防ダニ布団の利用でアレルゲンを少なくする．

処方された薬は，症状が軽減しても自己判断で減らしたり中断したりしない．

感冒の予防と早期治療に努める．趣味や生きがいをみつける．気分転換を図り，積極的にストレスの解消法をみつけられる．

(2) **安心して検査や治療を継続するための援助**

嗅覚機能障害を呈するアレルギー性鼻炎では，長期にわたる治療が必要となる．定期的に受診し，医師からの経過の説明を受けるとともに，継続の必要性が十分理解できているか患者の思いや疑問を確認し，自己判断で受診を中断しないよう伝えていく．

薬の種類や継続により，副作用が出現する危険性が高いものが多いため，十分に副作用の説明を行い，患者自らが注意していけるよう指導する．たとえば，抗ヒスタミン薬は眠気が起こるので，服用時は，集中力が必要な仕事や車の運転は避けるよう指導する．

B 副鼻腔炎（検知機能障害）患者の看護

　副鼻腔炎とは，別名「蓄膿症」とよばれ，鼻腔と交通している空洞部分の副鼻腔に，感冒やアレルギー性鼻炎などの細菌感染による粘膜の炎症性変化を起こし，副鼻腔内に分泌物や膿の貯留が起こった状態をいう．副鼻腔炎の炎症が嗅裂にまで及ぶと，嗅粘膜までも障害を受け，においの検知機能の担い手である嗅覚受容体の障害が生じ，嗅覚機能障害が起こる．また，嗅粘膜の炎症性病変による障害で，嗅細胞もダメージを受ける危険性が高く，においの伝導機能の担い手である嗅覚伝導路の障害を生じる危険性がある．

　副鼻腔炎を慢性的に繰り返すようになると，鼻粘膜の腫脹が起こり，十分な空気の流入（鼻腔・副鼻腔の通気性）の確保が困難となり，慢性的な嗅覚機能障害を招く．

　嗅覚機能障害の要因疾患としてわが国で一番多いのが，副鼻腔炎である．

1　急性期の看護

1）アセスメントの視点と情報収集

(1) 嗅覚機能障害の発生の要因の把握

　感冒やインフルエンザによる鼻腔内の感染（急性鼻炎）から副鼻腔炎を引き起こし，嗅覚機能障害を生じる危険性は高い．また，上顎洞は形態学的に口腔と接近しているため，う歯や歯周病などの炎症から伝播し，急性に炎症が起こるなど，鼻腔や口腔の炎症の波及によって起こる場合が多い．

　したがって，急性鼻炎につながるような上気道感染罹患の有無，アレルギー性疾患の有無，アトピー体質の有無，慢性的な鼻閉につながるような鼻茸合併や鼻中隔彎曲の有無，降圧薬，向精神薬の服用の有無などの情報収集が必要である．

(2) 嗅覚機能障害の原因となる症状・苦痛の把握

　嗅覚機能障害の有無とその程度を確認する．

　そのうえで，嗅覚機能障害の原因となる副鼻腔炎の鼻症状（鼻閉感，鼻漏，鼻粘膜の発赤・鼻出血，頭痛や頭重感，発熱）の有無，いつからの症状なのか，その程度を把握する．

　また，副鼻腔炎の広がりを示す頬部の痛みや腫脹，視力障害，嗅覚障害，眼瞼腫脹，複視，眼球突出，眼球運動障害，髄膜炎症状などの有無や，苦痛の程度を観察する．

(3) 生命・生活への影響の把握

嗅覚障害は，風味がわからなくなり食欲不振になりやすい．慢性化すると鼻閉，頭重感，嗅覚障害が定常となり，日常生活を営むうえであらゆる影響を与える．たとえば，香りを楽しむことができず，趣味や日常生活におけるうるおいへの影響が生じることもある．その影響の内容，程度，頻度などの情報を十分に情報収集することが重要である．

2）生じやすい看護上の問題

鼻閉に伴う通気性の障害により嗅覚障害が生じる．

3）目標と看護

(1) 嗅覚機能障害の原因を軽減するための援助

原因である炎症の軽減を図るために，処方された抗生物質を正確に服用するよう指導する．抗生物質の使用でも症状が軽減しないときは，ステロイド薬を使用するため，症状の変化を観察できるよう，観察するポイントを患者や家族に指導する．点鼻や吸入は，的確に効果的に行えるよう実施の際の留意点を確認する．鼻粘膜の腫脹が軽減することによって，鼻汁など分泌物の排泄量が一時的に増加するが，そのつど片方ずつ交互に強すぎない程度の圧で鼻をかむことを指導する．

炎症や疼痛が強い時期には，症状の軽減のために冷罨法の実施も効果がある．しかし，冷却しすぎると血液循環を阻害するので注意して行う．

(2) 食欲を促すための援助

鼻閉によって通気性の障害が生じているため，口呼吸をする患者が多い．食欲不振は嗅覚障害だけが原因ではなく，口呼吸をすることによって口腔内の乾燥が強くなり食欲不振につながる危険性も高い．その場合は，適宜含嗽を促し，口腔内の爽快感や清浄感を得てもらい，食欲の増進へとつながるよう援助する．また，食品の色あい，盛りつけなど，視覚的に食欲の増進につながるよう工夫することを説明する．

(3) 症状の悪化防止のための援助

鼻腔内の清潔と合併症を予防することが大切である．鼻汁が多くなるので，片方ずつかみ分けることや，静かにかむことによって，鼻腔内の圧を高めて膿を副鼻腔内へ逆流させたり，耳管に圧をかけて中耳腔内に炎症が波及しないように指導する．

自己判断で治療を中断することによって，慢性に移行し，再発の原因になることを説明し，正確な内服・点鼻方法を指導する．

上気道炎や感冒，う歯の放置は症状悪化を招き，治療の長期化につながることを説明し，生活習慣についても指導する．

2 慢性期の看護

1）アセスメントの視点と情報収集

(1) 慢性的苦痛の程度の把握
① 鼻閉，鼻漏，頭痛，頭重感，嗅覚障害などの有無と程度を把握する．
② 血圧の変化，痛みの程度と鎮痛薬の効果の有無，夜間の睡眠状態，食事摂取状況と体重の変化などについても情報を得て，身体への影響について把握する．

(2) 生活への影響の把握
① 慢性的苦痛によって日常生活への影響が起こっているかを把握する．たとえば，倦怠感や無気力，注意力散漫はないか，不眠はないか，治療による変化はないかなどを把握し，その内容が日常生活を営むうえで，困難をもたらしていないかを確認する．
② 鼻閉や鼻漏の増悪時の誘因は何か，予防措置はとられているか，疾患や症状に対する患者の心理状態や精神状態はどうかなどを把握する．

2）生じやすい看護上の問題

① 症状による不快感，生活への影響（嗅覚障害，口呼吸，不眠，ストレス）がある．
② 経過が長いので治療への意欲，セルフケアの能力が低下しやすい．

3）目標と看護

(1) 炎症の再燃や増悪を予防できるようセルフケア能力を高めるための援助
① 再燃や増悪は，感冒や疲労によって起こることが多いので，夜ふかしや疲労が重なるような生活を調整し，規則正しい生活を指導する．
② 慢性的な炎症によって常に鼻汁がある状況では，強く鼻をかむと耳管を伝わって中耳へ細菌を送り込むことになるので，軽く何回かに分けてかむように指導する．
③ 鼻閉が持続すると口呼吸となって口腔の乾燥が起こりやすく，口腔内の細菌の繁殖をも起こしやすく，口臭も生じるので，水で含嗽し乾燥を予防し，よく口腔ケアをするよう指導する．

(2) 継続治療の必要性が理解できる
再燃や増悪を繰り返しやすいので，治療を継続する必要性を伝える．
また，慢性化した副鼻腔炎は合併症によっては手術療法が必要なことを理解し，効果的な治療の選択ができるよう援助する．

感覚機能障害

味覚機能障害

第1章　味覚機能障害と日常生活　　293

① 味覚機能とその役割 —— 294
② 味覚機能とその障害 —— 296
③ 味覚機能障害がもたらす生命・生活への影響 —— 300

第2章　味覚機能障害の把握と看護　　303

第3章　味覚機能障害の検査・治療に伴う看護　　307

① 味覚機能の検査に伴う看護 —— 308
② 味覚機能障害の治療に伴う看護 —— 309

第4章　味覚機能障害をもつ患者の看護　　311

第1章 味覚機能障害と日常生活

1 味覚機能とその役割

A 味覚機能とは何か

　味覚機能とは，食物中に含まれる成分を検知し，大脳の味覚野に伝えて味わいとして認識する機能である．味覚機能には，食物中に含まれる化学成分を検知する"検知機能"と，化学成分の刺激を神経伝達物質に換えて大脳に伝達する"伝導機能"がある（図1-1）．

　味覚の基本となる味は，甘味，塩味，酸味，苦味の4種類である．日本の文化的背景から，旨味（うまみ）を加えて5種類とする考え方もある．

　味覚機能は食物摂取可否の判断を担っている．古来の経験的学習から，酸味の強い食物は腐敗していて，苦味の強いものはいわゆる毒物であることが多いため，口にしても摂取せず吐き出す根拠となる．また，甘味はエネルギー源となり塩味はミネラル源となるため，身体の必要に応じて摂取を進める根拠となる．

　食物の味わいは，味覚機能だけで判断されるわけではない．視覚機能で見た目を，嗅覚機能で香りを，口唇・口腔内の触覚機能で舌触りや喉ごし，温冷感覚を，聴覚機能で麺類をすする音やゴクゴクと嚥下する音などを知覚し，総合的に「おいしい」，「まずい」と感知している（図1-2）．おいしいという感情は，食物摂取を促進させ，まずいという感情は，食物摂取を抑制する．

図1-1 ●味覚機能とその役割

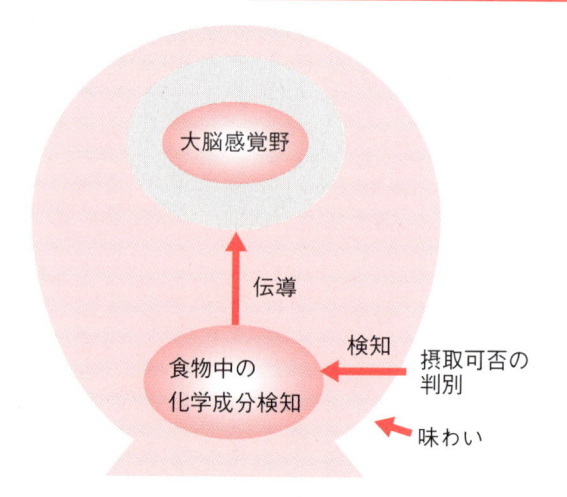

図1-2 ●食物の味わいにかかわる感覚機能

B 味覚機能と生命・生活

　味覚機能が生命・生活に果たす役割には，危険回避，生命維持，情感豊かな生活，コミュニケーションがある（図1-3）．

　味覚機能による食物の摂取可否の判別は，危険回避や生命維持に大きな役割を果たす．酸味は，腐敗による乳酸発酵の存在を示し，苦味は，植物アルカロイドや鉱物など毒物の持つ性質を示していて，摂取を避けるサインになる．酸味や苦味は生命維持にかかわるため，敏感に検出される．甘味は糖分を示し，エネルギーとして積極的に摂取する必要があるサインとなる．塩味は，身体の恒常性を保つためのミネラルの存在を示し，摂取する必要があるサインとなる．人類の歴史において，この機能は生命存続や種の保存に役立ってきたが，飽食の時代には，過食を招き，生活習慣病の引き金となる可能性をもつに至った．

図1-3 ●味覚機能と生命・生活との関連

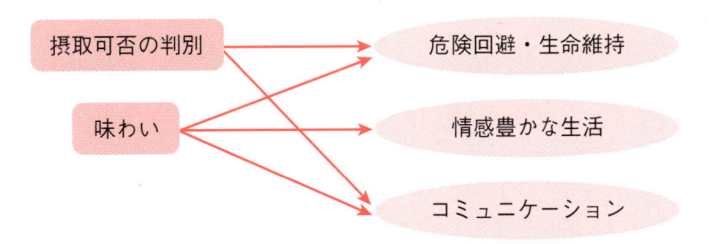

1 味覚機能とその役割　295

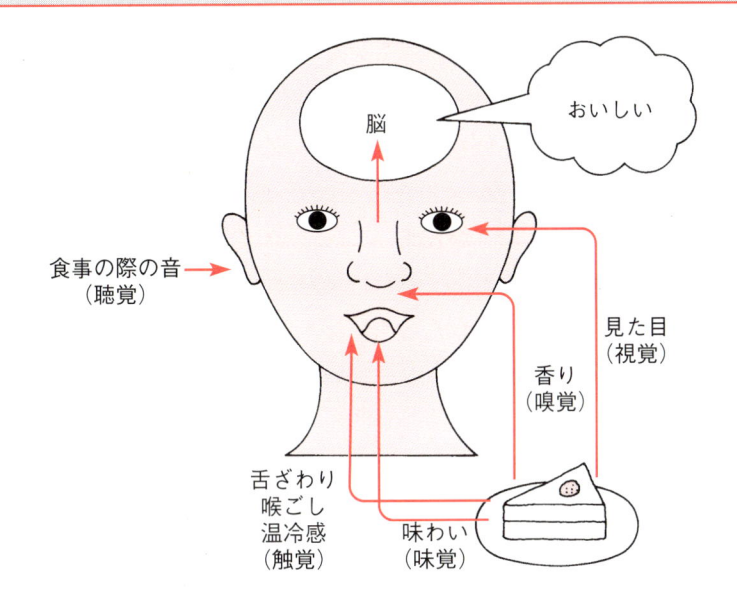

味覚機能で味わいを感じ，食欲を亢進させることは，情感豊かな生活に大きな役割を果たす．摂取した食物に「おいしい」という味わいを感じることは，人に満足をもたらす．食欲があるときに，お腹いっぱいになるまで食べることができると，豊かで満ちたりた気持ちになり，平和や安心，幸福を感じることができる．このように，食欲があり，おいしく食べられることが，健康や生命力，活力の証しとして実感されることがある．

　また，現在食べているものの味わいが過去の思い出や経験とつながり，より印象深く味わい深い感覚を得て，人生の充実感や満足感をもたらしたり，親しい人々と会食することで味わいを共有し，人とのつながりをより大切に思い，豊かで満足し感謝した気持ちになることもある．

　さらに，味覚機能はコミュニケーションにも役割を果たす．人々と同じ食物を味わい，同じ感覚をもつことができた場合，「おいしかったね」と話が弾み，共感や親近感をもつことができる．その意味も含め，会食は，個人的な出会いの場でも，職業的な場でも，地域活動においても行われ，飲食を共にすることで，人間関係を深める機会とすることができる．

　食物を前に直接人と向かい合わない場面でも，ある人の手がけた食物を受け取り，食し味わうことは，味わいと共に送り手の気持ちを受け取ることができ，関係維持・発展に大きな意味*をなすことがあるだろうし，食さずとも食物が口に入るまでの経緯を考えることで，生産者や流通業者，炊事をする家族や調理者などの努力を思い描き，かかわる人々に感謝の念をもつことができる．

*たとえば，バレンタインデーの手作りチョコレート，手作り弁当，自家製の野菜など．

　味覚機能は，たとえば循環機能のように生命維持に直結する機能とは質は異なるが，ほかの感覚機能と同様，成人の社会生活（日常生活，職業生活）における安全や充実，成人としての自己実現，QOL (Quality of Life：生活の質) の向上に重要な役割を果たしている．

❷ 味覚機能とその障害

A 味覚機能とその担い手

　味覚機能は，検知機能，伝導機能に分けて，その担い手を考えることができる．

1 検知機能とその担い手

　味覚機能における検知機能は，摂取した食物が唾液に溶ける化学成分をとらえて検出可能な状態にもっていく機能と考えることができる．この検

知機能を担うのは，味蕾である．

味蕾は，口腔から咽頭にかけて広く分布する乳頭の中に存在する．味蕾の中には味細胞がある．味細胞は，味孔から味毛という絨毛を口腔側に伸ばし，唾液と接触する．唾液に溶けた化学物質が味毛に接すると，味細胞の電位が変化して活動電位が発生する（図1-4）．

味覚機能を主に担うのは，舌に存在する舌乳頭である．舌乳頭には4種類あり，糸状乳頭，茸状乳頭，葉状乳頭，有郭乳頭である．このなかで，味蕾が多いのは，舌の奥に多く存在する有郭乳頭と，舌の両側部に多く存在する葉状乳頭である．

味細胞は，4つの基本の味のどれかに最も感受性があり，単一の味のみに反応するわけではない．

2 伝導機能とその担い手

味覚機能における伝導機能は，神経伝達物質を中枢に送り，味として認識されるまでの機能と考えることができる．この伝導機能を担うのは，神経と大脳皮質の味覚野である．

舌の味蕾は，その位置によって神経伝達経路が異なる．舌の前半2/3にある味蕾の情報は，顔面神経（脳神経Ⅷ）の分枝である鼓索神経へ，舌の後半1/3にある味蕾は舌咽神経（脳神経Ⅸ）へ伝えられる．舌根部の味蕾の情報は，迷走神経（脳神経Ⅹ）へ伝えられる．これらの情報は，視床を経て大脳皮質の味覚野に伝わり，味として認識される（図1-5）．

味覚機能は，嗅覚機能の影響を受ける．嗅覚機能が十分に働いていると味覚機能も働きがよくなる．鼻炎などで嗅覚が落ちているときは，味覚を十分には感じにくい．

図1-4 ●味蕾の構造

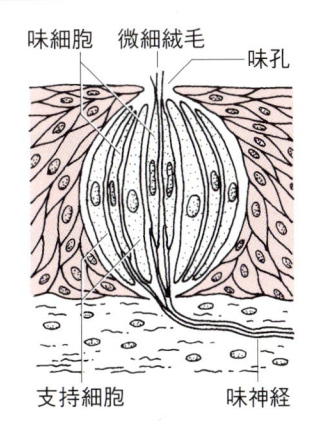

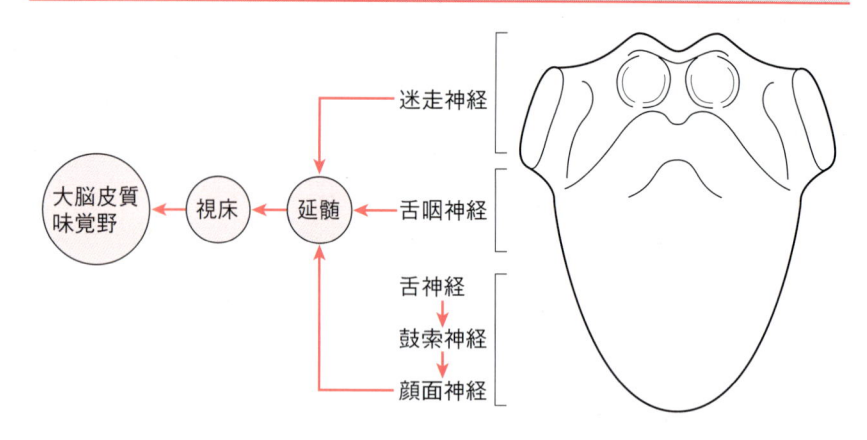

図1-5 ●舌の味覚の分布と神経支配

B 味覚機能障害とその要因

1 検知機能障害の発生とその要因

　味覚機能障害における検知機能障害は，そのほとんどが舌における障害である．食物に含まれる化学成分を検知できないため，味覚異常の症状が現れる．味覚異常には，味わいを感じにくくなる味覚減退や味覚鈍麻，本来の味わいと異なった味に感じられる異味症などがある．

　検知機能障害の要因には，食物中の味を伝える味物質の伝達障害と，味蕾の障害がある．

　味物質の伝達障害の原因には，唾液分泌機能の低下，味蕾への到達障害があげられる．唾液分泌機能の低下には，唾液腺を含む領域への放射線治療後の障害や，シェーグレン症候群，老化などがある．唾液分泌が少ないと，食物中の味物質が唾液に十分溶けず，味蕾に届きにくくなる．味蕾への到達障害には，舌苔によるものがある．

　味蕾の障害には，炎症・火傷など外的障害と，内的環境変化による味蕾そのものの障害がある．味蕾そのものに障害をきたすのは，薬剤，栄養状態悪化，全身疾患などがあるが，特に亜鉛不足による障害とみなされることが多い．

　味覚機能障害を起こす薬剤は多岐にわたる．たとえば，降圧薬，利尿薬，冠血管拡張薬，抗生物質，抗癌薬，肝治療薬などである．そのため，使用薬剤の添付文書を確認しなければならない．服用薬剤が亜鉛と結合してキレート*化合物となり，対外排泄を促進することや，服用薬剤による亜鉛吸収障害により体内の亜鉛不足が起こると考えられている．

キレート：カニのハサミの意味．

図1-6 ●味覚機能障害とその要因

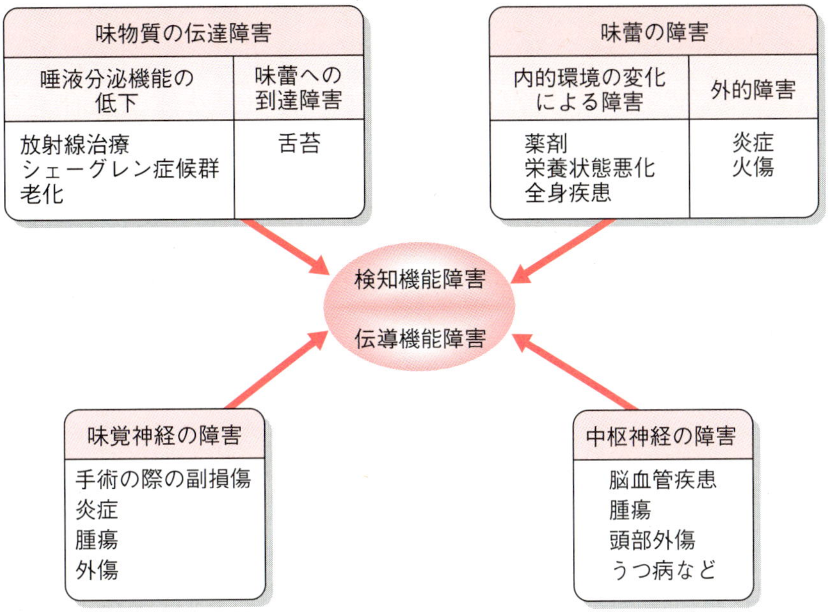

味物質の伝達障害	
唾液分泌機能の低下	味蕾への到達障害
放射線治療 シェーグレン症候群 老化	舌苔

味蕾の障害	
内的環境の変化による障害	外的障害
薬剤 栄養状態悪化 全身疾患	炎症 火傷

検知機能障害
伝導機能障害

味覚神経の障害
手術の際の副損傷 炎症 腫瘍 外傷

中枢神経の障害
脳血管疾患 腫瘍 頭部外傷 うつ病など

　亜鉛は味細胞のターンオーバーにかかわり，亜鉛が減少すると，味細胞の交代期間が延長して味覚受容体としての機能が低下し，味覚機能障害が起こるとされている．

　栄養状態悪化を原因とする味覚障害には，偏食や飢餓による栄養の偏り，亜鉛含有量の少ない加工食品の偏重，食品添加物による亜鉛の吸収障害が考えられる．

　全身疾患にかかわる味覚障害には，糖尿病，肝障害，腎不全（人工透析を含む），消化器疾患（胃・腸の術後を含む）などがある．亜鉛の排泄増加や亜鉛の吸収能力低下などによるとされている（図1-6）．

2　伝導機能障害の発生とその要因

　伝導機能障害は，味蕾の味細胞において化学成分の刺激を神経伝達物質に変換した後の段階における問題である．症状は味覚異常として現れる．

　伝導機能障害の要因には，味覚神経の障害，中枢神経における障害がある．

　味覚神経の障害には，耳鼻咽喉科や頭頸部外科領域における手術の際の副損傷によるもの，帯状疱疹や多発性神経炎など炎症によるもの，聴神経腫瘍など腫瘍によるもの，外傷によるものなどがある．神経損傷を起こす可能性のある手術には，中耳手術後の鼓索神経麻痺，喉頭微細手術，喉頭扁桃摘出術などがある．

中枢神経における障害には，脳血管疾患，腫瘍，頭部外傷，多発性硬化症などや，うつ病など心因性のものがある．

3 味覚機能障害がもたらす生命・生活への影響

A 障害のレベルとその影響

　味覚機能障害が生命・生活に最も大きな影響を及ぼすのは，危険回避や生命維持の場面である．

　味覚機能が行う，口にした食物における摂取可否の判別は，生命にかかわる問題である．特に，腐敗物や毒物の摂取は，生命維持と体調管理に大きな影響を及ぼす．高齢や疾患，治療によって全身機能が低下している場合，腐敗物や毒物を摂取した際のダメージは大きい．

　また，生命維持や恒常性の維持のために，味覚機能を用いて，体調に応じた食物を摂取する本能的行動や学習に基づく知的行動がある．たとえば，肉体労働や暑い時期に汗をかいた際に塩分のあるものを求め，身体的疲労や精神的疲労の際に甘いものを求める場合がある．あるいは，酸味の強いものを好む際には疲労や妊娠徴候を推測するように，特定の味を求めたりおいしく感じたりすることから体調の変化に気づくことができる．

　さらに，味覚機能障害が調理担当者に起こった場合，自身と家族の体調に影響を及ぼす場合がある．たとえば，塩味の感覚が鈍くなったため，塩分を濃い目に調理，味付けするようになったり，外食や弁当が高塩分であっても気づかず摂取し続けたりして，高血圧などの生活習慣病を悪化させる可能性がある．また，味覚機能障害は，食欲低下をもたらし，食事摂取量を低下させて栄養状態悪化や体調の悪化をもたらす場合もある．

B 障害が生活に及ぼす影響

　味覚機能障害が生活に及ぼす影響は，情感豊かな生活の支障とコミュニケーションの支障である．

　味覚にかかわる慣用句に「砂を嚙むよう」というものがあり，味気なく感興をそがれることを表している．味覚機能障害のある人は，好物を食べても，お勧めの品を食べても，まさに「砂を嚙むよう」な感覚を味わうといえる．味覚機能障害は，味わいにかかわる情感豊かな生活の実現に影を落とす．たとえば，菓子の甘さに幸福感や活力を得たり，ビールの苦味に大人の世界や仕事の達成感を得たり，山菜の苦味に春を感じたり，料理の

味付けに家族や故郷を感じたりすることが難しくなる．

　また，味覚機能障害は，味わいにかかわるコミュニケーションの実現にも影響を及ぼす．生活が豊かになり，お腹が満たされればよしとする時代から，おいしいもの，味わい深いもの，特別なものを求めることのできる時代へと変化している．テレビ番組や雑誌の特集では，おいしいもの，珍しいもの，新しいものなどグルメ関連情報が多い．味わうことを目的に，旅行や食べ歩き，食事会や宴会が企画され，「おいしいね」という感動や喜びを他者と共有するコミュニケーションのきっかけとなっている．このような機会を活かし，好みのもの，食べたいもの，思い出のものをおいしく食べることができたり，仲間との交流を深めることができたりすることは，楽しみや喜びであり，生きる意欲につながる．しかし，味覚機能障害がある場合，味わいの共有や共感が難しく，このようなコミュニケーションの機会の活用を難しいものとする．味覚機能障害が食事の作り手に起きた場合，味付けの微妙な調整が難しくなり，食べる側の満足が少なくなる可能性がある．また，調理にかかわる職業の場合は，さらに難しい事情となる．

　重度の味覚機能障害をもっていても，他者からの見た目ではわからない．また，視覚機能障害は眼鏡やコンタクトレンズで，聴覚機能障害は補聴器や人工内耳などで補われるが，味覚機能障害には，このような補助用具がない．とはいえ，「味わう」ことは，味覚機能だけで行われるわけではなく，食物の見た目を視覚機能で，香りを嗅覚機能で，舌触りや喉ごしを触覚機能で，食事の際の音を聴覚機能で検知し，総合的に認知される．障害されていない機能を活かすことは可能である．人目に気づかれにくい味覚機能障害を早期に発見し，何らかの治療につなげることは重要な看護となる．

第2章
味覚機能障害の把握と看護

味覚機能障害に起因する症状には，味覚異常，異味症などがある．そのほかに，味覚機能障害の担い手に起因して現れる症状として舌痛があり，味覚機能障害の要因に関連して現れる症状としては，口内乾燥や口内炎がある．

　本章では，味覚機能障害に起因する症状である味覚異常を取り上げる．

A 味覚異常

1 味覚異常の要因

　味覚異常の要因には，検知機能にかかわるものと，伝導機能にかかわるものがある．

　味覚検知機能にかかわるものでは，食物中の味を伝える味物質の伝達障害として，唾液腺を含む領域への放射線治療後の障害，シェーグレン症候群，老化などによって起こる唾液分泌機能の低下や，舌苔による味蕾への到達障害がある．味蕾の障害として，薬剤，栄養状態悪化，全身疾患などにかかわる味蕾への内的障害と，炎症や熱傷などの外的障害がある．味蕾の味細胞のターンオーバーにかかわるのは亜鉛とされていて，亜鉛減少により味細胞の交代期間が延び，味覚受容体としての機能が低下して味覚異常が起こると考えられている．

　伝導機能にかかわるものでは，耳鼻咽喉科や頭頸部外科領域における手術の際の神経副損傷，帯状疱疹や多発性神経炎などの炎症，聴神経腫瘍などの腫瘍，外傷などによって起こる味覚神経の障害がある．また，脳血管疾患，腫瘍，頭部外傷，多発性硬化症，うつ病など中枢神経における障害がある．

2 味覚異常のある人のアセスメント

①**発症の状況**：突然か，徐々に起こったのか，いつごろから，どのような場面か思い当たるきっかけ（上気道感染，頭部外傷，歯科治療，薬物内服開始や変更など）

②**味覚異常の状況**：甘味，塩味，酸味，苦味の感じ方の変化とその程度．味気なさ，普段と違う味，変な味，砂を噛むような感じなどの経験．味覚機能検査の結果など．患者が調理担当者の場合は，味付けに関する家族の反応

③**食事摂取状況**：おいしく食べられているか，食べ物の好みの変化*，食事量や食事内容の変化，体重減少

④**随伴症状**：口腔内の症状（口内乾燥，舌炎，舌苔），嗅覚機能障害

食べ物の好みの変化：抗癌薬使用後に味覚機能障害をきたして塩味を感じにくくなり，味の濃いカップ麺を好んだり，調味料を多くかけたりする場合がある．

⑤既往歴：耳鼻咽喉科疾患，口腔疾患，心因性の疾患，全身性疾患（肝機能障害，腎機能障害，糖尿病，消化器疾患），シェーグレン症候群など
⑥口腔の衛生にかかわる習慣：歯磨きの習慣や方法など

3 味覚異常のある人の看護

味覚異常は，「見えない障害」であり，危険回避や生命維持，情感豊かな生活への障害やコミュニケーション障害となることを踏まえた看護が必要である．

1）味覚異常の発生要因と起こる危険性のある障害を見極める

味覚異常の原因や，悪化の要因，今後現れる可能性のある障害をアセスメントする．味覚異常が進むと，食欲が低下し食事摂取量が減少したり，体調の変化をきたしたりする可能性がある．

2）味覚異常に伴う生命の危機を回避できるよう援助する

腐敗物や毒物を判別できないために起こる事故を防ぐ方法を検討する．また，味覚異常のために摂取塩分過多や摂取糖分過多となりそうな場合は，その人の身体に及ぼす影響をアセスメントし，回避に努める．

3）味覚異常に伴う苦痛や検査・治療に伴う苦痛を緩和する

味覚異常のある人が苦労するのは，特に会食や外食である．自身の苦痛にならず，また周りとのコミュニケーションを楽しめるように，味覚機能以外の視覚機能や嗅覚機能，触覚機能，聴覚機能で「味わい」の感覚を補い，食の楽しみの一部を他の人と共有できるように励ます．また，調理担当である場合，味付けに苦労すると思われるが，自身の味覚機能（味見）だけでなく，計量用具や塩分測定用具，協力者による味見などで味覚機能障害を補う．

4）味覚異常の悪化を防ぐ生活を支援する

明確な原因がある場合には，原因を避ける生活を工夫する．また，治療を適切に受けられるよう支援する．基本的なことではあるが，口腔内の清潔や保湿，バランスのよい食生活，合併疾患の治療も重要になる．長期的な経過観察が必要な場合もあるため，長い目で取り組めるよう励ます．

第3章
味覚機能障害の検査・治療に伴う看護

1 味覚機能の検査に伴う看護

1 電気味覚検査

　電気味覚検査は，舌に陽極の直流電流の刺激を加えると独特の金属風の味覚が感じられる現象を用いた検査である．舌の検査部位にプローブを当てて通電し，味を感じたときにボタンを押してもらい，通電流量を測定する．測定部位は，舌前方2/3で鼓索神経機能を，舌後方1/3で舌咽神経機能を，軟口蓋で大錐体神経の機能を検査することができる．神経の障害で発生する味覚機能障害の診断に活用される．

　独特の金属風味を用いて検査するため，実際の味覚（甘味，塩味，酸味，苦味）の検査にはならない．

2 濾紙ディスク検査

　濾紙ディスク検査は，直径5mmの円形の濾紙に検査液を浸して，舌の検査部位に置き，感じられる味を答えてもらう検査である．検査液は，4つの基本味，甘味（蔗糖），塩味（食塩），酸味（酒石酸），苦味（塩酸キニーネ）であり，5段階の濃度がある．

　測定位置は，舌前方2/3で鼓索神経機能を，舌後方1/3で舌咽神経機能を，軟口蓋で大錐体神経の機能を検査する．

　何らかの味を感じたときと，酸味，塩味，甘味，苦味と判別できるときに答えるよう説明する．最も高濃度でも正答が得られないものを高度味覚障害とする．

3 採血（亜鉛，鉄など）

　味覚機能に影響を及ぼすとされている微量元素は亜鉛で，血清亜鉛が70μg/dL未満の場合に亜鉛不足とみなされる．しかし，血清亜鉛値が必ずしも全身の亜鉛栄養状態を反映しているとは限らず，変動があることも知られている．

2 味覚機能障害の治療に伴う看護

1 亜鉛内服療法

　血清亜鉛値が低い場合，亜鉛の内服，亜鉛補助食品（サプリメント）の活用，亜鉛の多い食材の選択などを行う．内服療法の場合，血清亜鉛値が上昇して安定化し，効果が発現するまで2～3週間はかかる．内服治療を継続できるよう，継続して励まし支える．亜鉛含有量の多い食品（表3-1）を選択し摂取できるよう，取り入れやすい食品選びの援助を行う．亜鉛の1日摂取推奨量は，成人男性8～9 mg，成人女性7 mgとされている．

2 原因薬剤の中止や変更

　疾患の治療で用いる薬剤を原因として味覚機能障害が起こった場合は，その薬剤の中止や変更が検討される．しかし，様々な事情で継続せざるを得ないこともある．薬剤の中止や変更があった場合には，味覚機能障害の変化はもとより，もともとの疾患の症状変化について観察が必要になる．

3 口腔内の保湿

　唾液腺領域を含む頭頸部の放射線治療後や，シェーグレン症候群の場合は，唾液分泌低下による味覚機能障害が起こりやすい．ペットボトルや水筒を持参してこまめに口腔内を潤す方法や，人工唾液（噴霧）や口腔内保湿ジェル（口腔内塗布），塩酸ピロカルピン内服（唾液分泌促進薬）などが用いられる．口腔内の清潔保持，口内炎などの観察も重要になる．

表3-1 ● 亜鉛含有量の多い食品

分類	食品	含有量	分類	食品	含有量
魚介類	かき・生	13.2	乳類	ナチュラルチーズ・パルメザン	7.3
	煮干し（いわし）	7.2		ナチュラルチーズ・エダム	4.6
	たたみいわし	6.6		プロセスチーズ	3.2
	たらばがに・水煮	6.3	種実類	かぼちゃの種	7.7
	毛がに・ゆで	3.8		松の実・いり	6.0
	たらこ・生	3.1		ゴマ・いり	5.9
	うなぎ・かば焼き	2.7		カシューナッツ・フライ	5.4
	ほたて貝・生	2.7		アーモンド・フライ	4.4
肉類	豚・肝臓	6.9		落花生・いり	3.0
	牛・肩・赤肉	5.7	豆類	きな粉・全粒	3.5
	鶏・肝臓	3.3		湯葉・生	2.2
	豚・肩・赤肉	3.1		糸引き納豆	1.9
卵類	卵黄・生	4.2			

可食部100 g当たりの亜鉛含有量（mg）
（五訂増補食品成分表より）

第4章
味覚機能障害をもつ患者の看護

A 放射線治療に伴い味覚機能障害（検知機能障害）を起こした患者の看護

　放射線治療は，頭頸部癌の有効な治療法である．しかし，頭頸部への放射線照射領域に口腔内や唾液腺を含む場合，味蕾の放射線障害や唾液腺の唾液分泌機能低下を招く可能性がある．味蕾の炎症に伴う味覚機能障害は，数か月間は続くとされている．

　唾液分泌低下による口内乾燥は，放射線照射を開始後およそ2週間頃から始まり，照射終了後も数年間は続く．総線量が70Gyに至る場合は，唾液分泌機能低下は永続的ともいわれる．唾液分泌機能低下は，食物の成分が唾液に溶けて味蕾に届くしくみを妨げ，味覚機能障害の原因となる．

1 アセスメントの視点と情報収集

1）放射線治療の内容の把握

　照射部位，1回の照射線量，予定総線量を把握し，副作用の経過とその後に発生する症状の見通しをつける．照射終了後は経過日数を把握する．放射線治療と同時に化学療法が併用された場合は，使用薬剤に味覚機能障害を起こす可能性があるか否かを確認する．また，手術療法が併用された場合は，手術に伴う味覚神経の副損傷の可能性を確認する．

2）放射線治療の副作用の把握

　治療後期および直後は，口腔粘膜の炎症が最も強い時期であり，口内炎，口内痛，嚥下痛などの把握を行う．使用鎮痛薬の種類と量，使用の経緯，使用のタイミングを把握する．食事の内容，摂取量を把握する．口腔粘膜の炎症がひどい場合には，経腸栄養や経静脈栄養が用いられることもある．照射野に放射線皮膚障害をきたす場合もある．

3）味覚機能障害の把握

　口が渇く感じ，咽喉が渇く感じ，口内のべたつき，話しにくさ，パサパサした食物の食べにくさなどから，唾液分泌低下の様子を把握する．食事の好みの変化，味わいの違和感，おいしく感じられない，食事摂取量の低下などから，味覚機能障害の存在を確認する．味覚機能検査が行われる場合はその結果を把握する．

2 | 生じやすい看護上の問題

　放射線治療に伴う副作用の苦痛として，口内痛や嚥下痛に伴う食事摂取量の低下がある．また，炎症症状と同時に，味覚機能障害に伴う食事摂取量の低下もあげられる．

3 | 目標と看護

1）口内痛や嚥下痛を緩和し食事が摂取できる

　口内炎の様子を把握し，症状に応じたうがい薬を用いる．鎮痛や保湿のためのうがいを食前に，口腔内清潔のためのうがいを食後に，さらに起床後と睡眠前に行う．口内痛や嚥下痛を把握し，鎮痛薬を用いる．特に食事の際の痛みを緩和できるよう，食前に鎮痛薬を効果的に内服できる時間調整を行う．鎮痛薬の効果を確認し，必要時は内容や量の変更を検討する．

　食事形態の確認をする．痛みが少なく，少しでも食べられるように患者と検討する．放射線治療を受けている患者にとって食べやすいものは，たとえば，やわらかいもの，水分の多いもの，あんかけやソースなどとろみがついて口当たりのよいもの，酸味や塩分，辛味の強くないもの，多少刻んであるもの，室温程度のものなどである．

　なお，喫煙や飲酒は口腔粘膜にダメージを与えるため，避けたほうが望ましい．

2）味覚機能障害に伴う食事摂取低下を防ぐ

　唾液分泌減少を補う方法として，食事前の含嗽，食事の際の水分摂取増加，食後の含嗽や歯磨き，ふだんからのこまめな水分補給などがある．食事摂取量低下を補うためには，なんとか食べられるものを探して口にすることや，栄養補助食品*を活用する．放射線照射後の味覚機能障害は長い経過観察が必要であるため，たとえば塩分過多による血圧上昇など，持病のある場合はその悪化に注意する．栄養状態が悪化しないように，体重減少，血清たんぱく値，アルブミン値などの経過を観察する．

栄養補助食品：柔らかなゼリー状で，吸い口のついたパック入りの栄養補助食品は，携帯しやすく，水分も栄養素も補うことができる．

感覚機能障害

触覚機能障害

第1章　触覚機能障害と日常生活　　317

① 触覚機能とその役割 —— 318
② 触覚機能とその障害 —— 319
③ 触覚機能障害がもたらす生命・生活への影響 —— 323

第2章　触覚機能障害の把握と看護　　325

第3章　触覚機能障害の検査・治療に伴う看護　　331

① 触覚機能の検査に伴う看護 —— 332
② 触覚機能障害の治療に伴う看護 —— 333

第4章　触覚機能障害をもつ患者の看護　　335

第1章 触覚機能障害と日常生活

1 触覚機能とその役割

A 触覚機能とは何か

　触覚機能とは，皮膚とその付属器（毛，爪など）に触れたものの性質を知覚する機能である．この機能は，加わった刺激を検知する"検知機能"と，大脳に伝える"伝導機能"からなる（図1-1）．
　人は生体に加わる刺激から，温度や触感，圧覚を知覚し，快・不快を感じとる．それらの情報を総合判断して，身体の安全・快適／危険の感知と，物の形や性質の理解をしている．

B 触覚機能と生命・生活

　触覚機能が生命と生活に果たす役割には，危険回避，生命維持，コミュニケーション，情感豊かな生活がある．
　触覚機能が危険回避や生命維持に大きな役割を果たすのは，安全・快適／危険の判別である．生体を傷つけるものから身体を離すことが必要かどうかを判別し，自らの身体を安全で快適な状態にあるようにする．たとえば，高温のアイロンに触れた際，触覚機能で高温を感じとり，すぐさま手を引っ込めて熱傷の拡大を防いだり，睡眠中に同一姿勢で腰や肩が痛んだら寝返りをうってそれ以上の痛みやしびれ，褥瘡を防いだり，子どもが親の腕の中で温かさや接触を求めて心地よい場所を探し，安心して眠るなどである．

図1-1 ●触覚機能とその役割

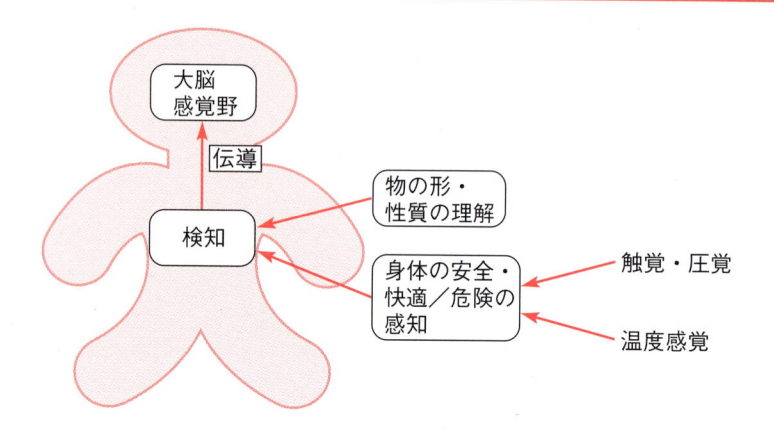

また，触覚機能は，コミュニケーションと情感豊かな生活にかかわる．触覚機能を担うのは皮膚である．人の皮膚は「肌」とも表現され，「肌が合う」，「肌で感じる」などの慣用句で，こころとの深いつながりを示している．人に触れることは，相手への温かな思いや大切に思う気持ち，信頼，励まし，応援などを伝えられるものである．たとえば，握手や抱擁，肩や腕などを軽くたたくなどである．マッサージを受けるとき，身体のこりや痛みが緩和するとともに気持ちも楽になることがある．反対に，暴力や無接触は，憎しみや嫌悪を伝えるものとなる．

　身体接触は，愛情交流にもセクシャル・ハラスメントにもなりうるように，対象との関係性が基盤にある．過去に行われた実験では，新生児にミルクは与えるが，人との接触を厳格に禁じたところ，新生児は全員亡くなってしまったという例がある．残酷な話であるが，触覚機能とコミュニケーション，触覚機能と生命のかかわりについて考えるきっかけになるだろう．

2 触覚機能とその障害

A 触覚機能とその担い手

　触覚機能は，検知機能，伝導機能に分けて，その担い手を考えることができる．

1 検知機能とその担い手

　検知機能を担うのは，皮膚である．皮膚表面の構造と機能が保持されていることが，検知機能の働きにとって重要なことである．皮膚は，表皮，真皮，皮下組織からなり，その内部に感覚受容器を有している．皮膚は刺激に対して反応するが，同じ刺激が続くと順応する．感覚受容器には以下のものがあるといわれている．

　メルケル細胞は，表皮の基底層に存在する触覚受容に関与する細胞であり，神経終末と接合する．圧力の検知にかかわる．

　マイスネル小体は，手掌，指の腹，口唇などにみられる．触覚と圧覚の検知にかかわる．

　ファーター-パチニ小体は，手掌，指の腹，足底などにみられる．触覚・圧覚・振動の検知にかかわる．

　クラウゼ小体は温感，ルフィニ小体は冷感の検知にかかわる．皮膚の温度より高くなるか低くなるかに反応する（図1-2）．

2 伝導機能とその担い手

　伝導機能を担うのは，神経，脊髄，延髄，視床，大脳である．触覚と圧覚は脊髄後索路を通り，一部は脊髄視床路を通って，大脳皮質の知覚領野に伝えられる．

図1-2 ● 感覚受容器

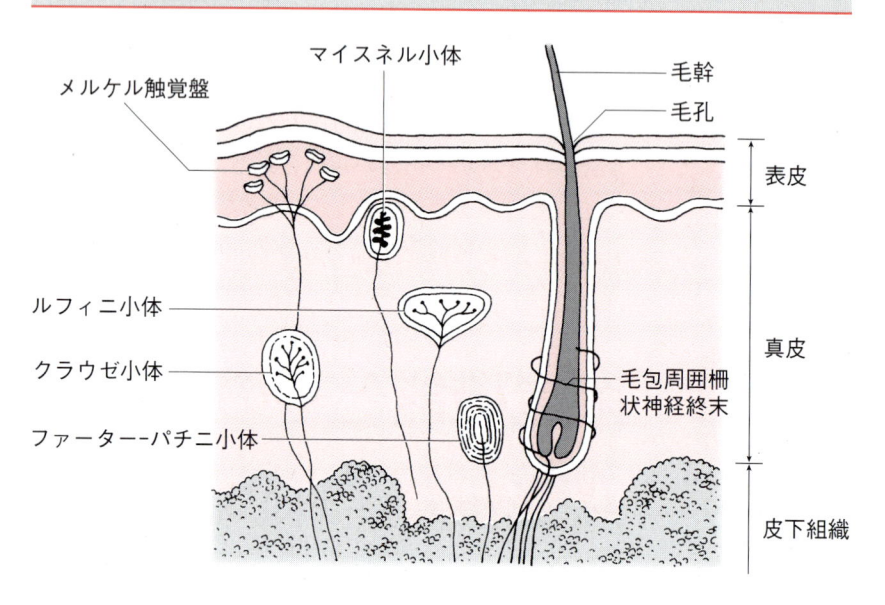

図1-3 ● 触覚の伝導路

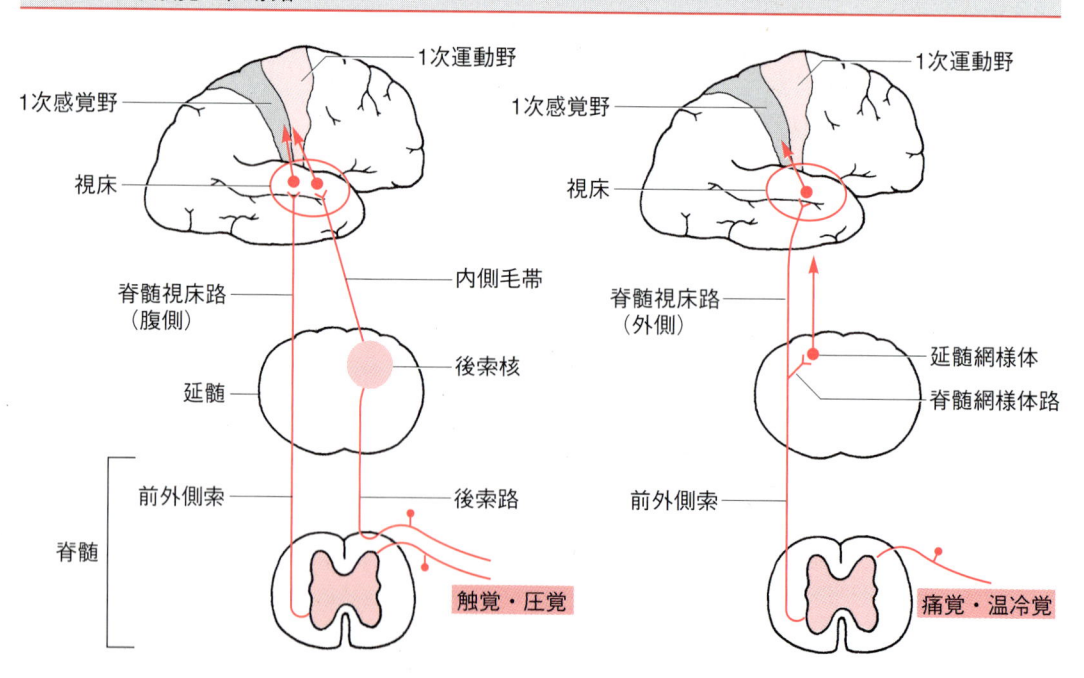

320　第1章　触覚機能障害と日常生活

温冷覚と痛覚は，脊髄視床路と脊髄網様体路を通って，大脳皮質の知覚領野に伝えられる．温覚や痛覚の伝わる知覚神経は，有髄性の太い神経で伝導速度が速い（図1-3）．

B 触覚機能障害とその要因

1 検知機能障害の発生とその要因

触覚機能障害における検知機能障害は，そのほとんどが皮膚における障害である．皮膚表面の構造と機能の変化により，皮膚に接するものの変化を敏感に検知できなくなり，感覚鈍麻となる．

検知機能障害の要因には，刺激の到達障害，感覚受容器の機能低下や不全があり，これは皮膚の変化によって起こる．

皮膚の変化をきたす原因には，物理的刺激，化学的刺激，炎症，免疫性疾患などがある．

物理的刺激には，温熱，寒冷，日光，放射線，圧迫，外傷がある．これらの物理的刺激は，たとえば，いわゆる日焼けやしもやけ，熱傷，凍傷，放射線性皮膚炎，褥瘡などの皮膚損傷を起こして検知機能を障害する．

化学的刺激には，酸・アルカリなど刺激性の化学物質がある．たとえば，硫酸や硝酸など強酸で高濃度の酸，水酸化ナトリウムや水酸化カリウムなどによる皮膚損傷がある．

炎症や免疫性疾患などによる皮膚の変化には，疾患の種類や皮膚障害の範囲，程度が多々ある．たとえば，接触性皮膚炎，アトピー性皮膚炎，強皮症などである．特に手指や足先などの皮膚変化で，検知機能が障害される可能性がある（図1-4）．

2 伝導機能障害の発生とその要因

伝導機能障害は，皮膚の受容器が刺激を検知した後の段階における問題である．症状は，感覚鈍麻と感覚異常として現れる．

伝導機能障害の要因には，末梢神経の障害，脊髄神経の障害，脳における障害，伝導機能全般への障害がある．

末梢神経の障害には，単神経障害，複数の神経を障害する多発性ニューロパチー，神経叢の障害，神経根や神経節の障害がある．

単神経障害の原因には，たとえば手根管症候群や肘部管症候群のような絞扼性末梢神経障害，動脈硬化性疾患のような虚血性障害，代謝・内分泌障害，外傷などがある．

多発性ニューロパチーの原因には，たとえば糖尿病のような代謝・内分

図1-4 ●触覚検知機能の障害とその要因

物理的刺激
- 温熱
- 寒冷
- 日光
- 放射線
- 圧迫
- 外傷

化学的刺激
- 酸
- アルカリ

炎症・免疫性疾患
- 接触皮膚炎
- アトピー性皮膚炎
- 強皮症など

↓

皮膚の構造と機能の変化

↓

検知機能障害

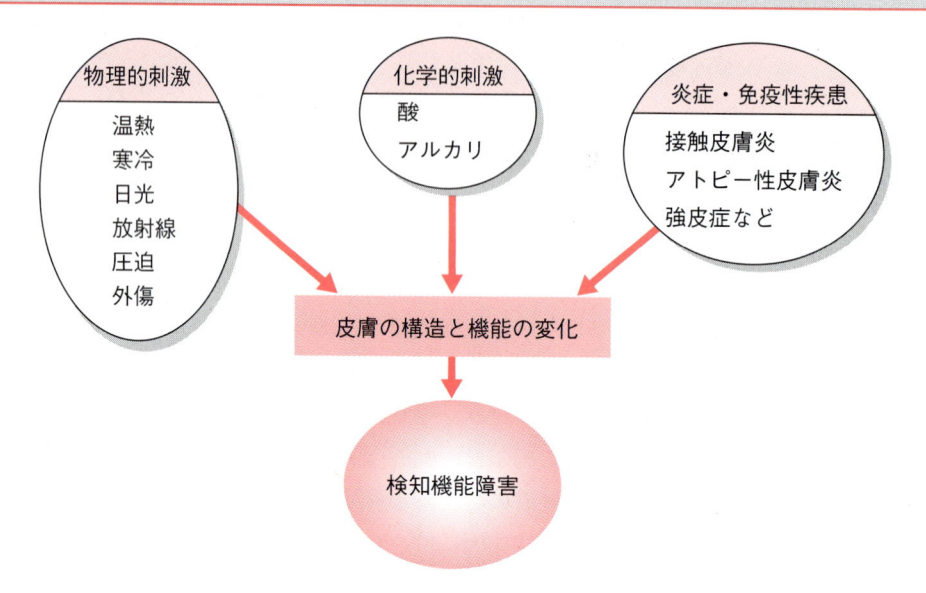

図1-5 ●触覚伝導機能の障害とその要因

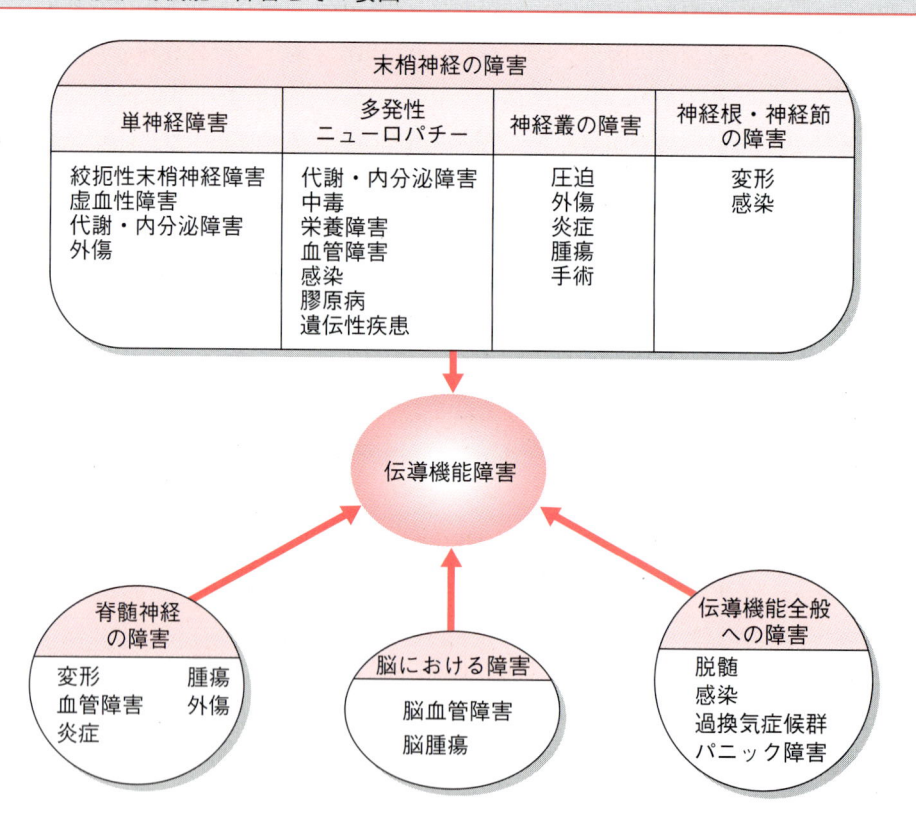

末梢神経の障害

単神経障害	多発性ニューロパチー	神経叢の障害	神経根・神経節の障害
絞扼性末梢神経障害 虚血性障害 代謝・内分泌障害 外傷	代謝・内分泌障害 中毒 栄養障害 血管障害 感染 膠原病 遺伝性疾患	圧迫 外傷 炎症 腫瘍 手術	変形 感染

↓

伝導機能障害

脊髄神経の障害
- 変形　腫瘍
- 血管障害　外傷
- 炎症

脳における障害
- 脳血管障害
- 脳腫瘍

伝導機能全般への障害
- 脱髄
- 感染
- 過換気症候群
- パニック障害

泌障害，薬物や重金属，有機溶剤などによる中毒，栄養障害，血管障害，感染，膠原病，遺伝性疾患などがある．

神経叢の障害の原因には，上腕神経叢の胸郭出口症候群のような圧迫，外傷，炎症，腫瘍，手術などがある．

神経根や神経節の障害の原因には，椎間板ヘルニアなどの変形，帯状疱疹などの感染などがある．

脊髄神経の障害の原因には，変形性頚椎症やヘルニアなどの変形，血管障害，炎症，腫瘍，外傷などがある．

脳における障害の原因には，脳梗塞や一過性脳虚血発作など脳血管障害，脳腫瘍などがある．

伝導機能全般への障害には，多発性硬化症による脱髄，ギラン・バレー症候群などの感染，過換気症候群やパニック障害などがある（図1-5）．

3 触覚機能障害がもたらす生命・生活への影響

A 障害のレベルとその影響

触覚機能障害が生命・生活に最も大きな影響を及ぼすのは，危険回避や生命維持の場面である．

触覚機能が行う，安全・快適／危険の感知は，生命維持にかかわる問題である．触覚機能障害をもつことで，身体を傷つける可能性のある刺激に対する反応が遅れ，皮膚に傷を負うことが問題となる．また，傷を負っても気づきにくくなることも問題である．傷はそれだけでも身体への侵襲であり，高齢や疾患，治療などによって身体機能が低下している場合には，生命へのダメージはさらに大きくなる．皮膚損傷が重症化すると，外傷や熱傷，褥瘡から敗血症を招くなどのように，生命を危険にさらすことになる．

B 障害が生活に及ぼす影響

触覚機能が行う安全・快適／危険の感知の障害と，物の形や性質の理解の障害は，コミュニケーションと情感豊かな生活にも影響を及ぼす．

触覚機能障害は，主観的な感覚であり，他者が目で見てわかるものではない．触覚機能が失われ，感覚鈍麻や感覚消失となっても，異常感覚でしびれをきたしていても，それを感じとることができるのは本人のみである．触覚機能障害は，物を触っていても，触っている感じがしなかったり，

皮膚と物との間に，実際には無い何か（手袋，靴下，靴など）が介在しているような触感であったり，自分のからだではないような感覚を引き起こしたりする．末梢神経に障害がある場合は，天気や気圧，気温，湿度による症状の変化も体験する．このような感覚は，不確かで心もとない感覚や不安，違和感，不快感を引き起こす．また，触覚の不調は言葉にしにくく，言葉にしても伝わりにくいため，周囲に理解されにくい．このような障害をもって生活する場合，生活を拡大し充実させていく気持ちが起こりにくく，様々な意欲が低下する可能性がある．

　また，日常生活動作への影響も大きい．触覚機能障害が上肢，特に手指に起これば，緻密な行動ができなくなる．たとえば，箸を使う，ボタンをかける，お札や小銭を受け渡しする，筆記用具を用いてメモや記録を書く，名前の署名をする，ひもを結ぶ，操作ボタンやキーボードを押す，カードや小銭を機械の挿入口に入れるなどの動作である．触覚機能障害があると，このように細かな道具をつかみ損ねたり，作業が粗雑になったり，いったん把持しても取り落としたりしてしまうようになる．成人がふだん行えていた動作を行えなくなることは，本人の気持ちにも周囲の受け止めにも影響を及ぼす．

　さらに，触れることや触れられることの心地よさを味わいにくくなる．たとえば，ふわふわのタオルの肌触り，サラサラでしなやかな髪，赤ちゃんの柔らかな肌，犬や猫のふさふさした毛の感触，お風呂の温かさ，冷暖房の心地よさなど，触覚機能あってこその味わいである．また，美容院や理容院でマッサージを受ける心地よさや，高熱がある際に氷枕を当ててもらう気持ちよさ，痛みや不調のある部分をさすってもらう苦しいなかでの幸福感なども損なわれる．このような情感豊かな感覚の鈍麻や消失は，生活の充足感に大きな影響を及ぼすものである．とはいえ，触覚機能障害は，視覚や聴覚などのほかの機能によって補ったり，道具を活用することも可能である．人に理解されにくい触覚機能障害を理解し，生活の質向上につなげる看護が非常に重要になる．

第2章
触覚機能障害の把握と看護

触覚機能障害に起因する症状には，感覚鈍麻，感覚消失，しびれなどがある．そのほかに，触覚機能障害の担い手に起因して現れる症状として運動機能障害があり，触覚機能障害の要因に関連して現れる症状としては瘙痒感がある．

本章では，触覚機能障害に起因する症状である感覚鈍麻としびれを取り上げる．

A 感覚鈍麻

1 感覚鈍麻の要因

感覚鈍麻の要因には，検知機能にかかわるものと，伝導機能にかかわるものがある．

感覚検知機能にかかわるものでは，物理的刺激や化学的刺激，炎症，免疫性疾患などにより，皮膚の構造と機能の変化をきたしたために起こるものがある．たとえば，手指の皮膚に炎症性の湿疹が起こって，繊細な感覚をつかむことが難しくなったり，放射線性の皮膚障害によって，物の触れる感覚が鈍感になったりするなどである．

伝導機能にかかわるものでは，末梢神経の障害，脊髄神経の障害，脳における障害，伝導機能全般への障害のため起こるものがある．たとえば，脳梗塞のため麻痺側の感覚鈍麻となったり，糖尿病の末梢神経障害のため足先の感覚が鈍く，傷に気づかなかったりなどがある．

2 感覚鈍麻のある人のアセスメント

①**発症の状況**：突然か，徐々に起こったのか，いつ，どのような場面か，思い当たるきっかけなど
②**感覚鈍麻の状況**：感覚鈍麻の程度，日常生活への影響，身体全体からみて対称性か非対称性か，表在感覚機能検査の結果など
③**皮膚の状況**：欠損・剝離，色調の変化，潰瘍，発疹・水疱，乾燥，落屑，滲出，硬化など
④**皮膚への負荷にかかわる生活状況**：既往歴（皮膚科疾患，免疫性疾患など），温熱，寒冷，日光，圧迫，外傷，化学物質やアレルゲンへの接触など
⑤**神経伝達機能の状況**：既往歴（脳血管疾患，整形外科疾患，神経内科疾患，内分泌疾患，アレルギー疾患，膠原病，感染症，外傷，腫瘍など），運動機能障害を伴うか，画像検査（X線撮影，CT，MRI，脊髄造影など）の結果など

⑥神経伝達機能へかかわる生活状況：労働や生活スタイルによる骨神経系の負荷，神経毒性をもつ薬物の使用，栄養障害など

3 感覚鈍麻のある人の看護

1）感覚鈍麻の発生要因と起こる可能性のある障害を見極める

感覚鈍麻の原因や悪化の要因は多様であり，そのアセスメントに基づき，今後現れる可能性のある障害を予測する．

2）感覚鈍麻に伴う生命の危機を回避できるよう援助する

身体を傷つけるおそれのある刺激が皮膚に加わっても，その刺激を検知しにくいため，熱傷や凍傷，外傷，褥瘡などを起こしやすい．そのため，皮膚への刺激となるものへの曝露を最小限にする．感覚鈍麻のある部分は，長袖，長ズボン，靴下などを着用して，皮膚の露出を少なくする．本人や周囲が皮膚の様子を観察し，発赤や創傷など異常の早期発見，悪化防止に努める．

3）感覚鈍麻に伴う苦痛や検査・治療に伴う苦痛を緩和する

感覚の鈍さにかかわる苦痛は言葉にしにくく，言葉にしても伝わりにくいため，周囲に理解されがたい．日常生活の不自由さや苦しさを周囲が理解できるよう，本人とその家族を援助する．

物を触っても，その確かさを感じられないことは，心もとない気持ちを引き起こす．視覚や聴覚，障害の少ない部分などで感覚を補い，感覚鈍麻に慣れていくよう支援する．

4）感覚鈍麻の悪化を防ぐ生活を支援する

感覚鈍麻の原因や悪化の要因がある場合，たとえば，糖尿病の血糖コントロール，脳梗塞の再発作の予防，接触皮膚炎の原因物質の除去など，その調整に努める．

末梢神経に障害がある場合は，天気，気圧，気温，湿度により症状が悪化することがある．温度調整のできる衣類や冷暖房器具の活用を工夫する．また，軽い運動やマッサージ，入浴などによる循環促進が効果的な場合もある．

5）感覚鈍麻に伴う不具合を補い，障害とともに生活する支援を行う

身体を動かしたり，移動したりする際に，皮膚損傷が加わらないよう注意が必要である．感覚鈍麻のある部分を，本人または周囲が目で見て安全

を確認する．手指の感覚鈍麻の場合，物を取り落とすことがあるため，把持している間は視線を向けるか，袋に入れて腕や肩にかける．下肢の場合は，安定性のある履物を選び，下方に注意を向けながら歩行する．生活空間の凹凸や障害物，床の水濡れなどをなるべくなくし，つま先が引っかかる可能性のある敷物や段差を減らす．

手指の感覚鈍麻のために細かな作業ができない場合，補うための物品や道具を工夫する．たとえば，開口部の大きい財布，グリップの太い筆記用具，握りが熱くならない容器など，本人の生活に合うものを一緒に検討することが重要である．

感覚鈍麻は，不確かで不安な感覚，何ともいえない不快感や違和感を生じさせ，生活拡大への意欲を低下させる可能性がある．他者にわかりにくい不具合や苦痛をもつ人が，なるべく危険や不自由の少ない生活を送れるよう調整することが，生活の質に寄与する重要な看護になる．

B しびれ

「しびれ」という言葉は，触覚の異常を示すほか，様々な状況で用いられる．たとえば，触覚の異常感覚（ジンジン，ピリピリなど）のほかに，感覚鈍麻や感覚消失（正座後に足の感覚がない，歯科麻酔後に唇の感覚がないなど），運動麻痺（しびれて取り落とす，口がしびれて話せないなど），振戦（ふるえ）などにも「しびれる」という表現が用いられる．患者や家族が伝えたい内容は，どのような状況のことなのか，ていねいに判別する必要がある．

この章では，ジンジン，ピリピリなどの言葉で表現される自発的に起こる触覚の異常感覚として「しびれ」を扱う．

1 しびれの要因

しびれは，伝導機能にかかわるものが多く，末梢神経の障害，脊髄神経の障害，脳における障害，伝導機能全般への障害などから引き起こされる．たとえば，脳梗塞のため麻痺側の手足にしびれが残ったり，腰椎の椎間板ヘルニアで足がしびれたり，糖尿病神経障害や抗癌薬の副作用で手先や足先がしびれたりなどがある．

2 しびれのある人のアセスメント

しびれ発生の経緯を把握するためには，以下のことを重視する必要がある．

①**発症の状況**：突然か，徐々に起こったのか，いつ，どのような場面，思

い当たるきっかけなど
② **しびれの状況**：部位（末梢か中枢か，片側か両側か，皮膚分節に沿っているのか），性状（ジンジンする，ピリピリするなど患者の言葉で），持続的か間欠的か，出現や悪化の誘因（動き，歩行，冷たさ），軽減の要因（休息，姿勢，暖かさ），日内変動，日常生活動作の支障など
③ **随伴症状**：運動麻痺，言語障害，意識混濁，頭痛，嘔吐，痛み，排尿障害，排便障害，皮膚の冷感など
④ **既往歴**：脳血管疾患，整形外科疾患，神経系疾患，内分泌疾患，腎疾患，血液疾患，悪性腫瘍，感染症，外傷，過換気症候群など
⑤ **生活環境・生活動作**：ふだんの仕事内容とその姿勢，しびれのある部位やしびれの原因となる部位への身体負荷

3 しびれのある人の看護

1）しびれの発生要因と起こる可能性のある障害を見極める

しびれの原因や悪化の要因は多様であり，そのアセスメントに基づき，今後現れる可能性のある障害を予測する．

2）しびれに伴う生命の危機を回避できるよう援助する

しびれとともに，運動麻痺，言語障害，意識混濁，頭痛，嘔吐などが突然生じた場合は，脳梗塞や脳出血など脳血管疾患であることが多く，生命の危険を伴うことがある．緊急の医療処置を受けられるよう手配する．

3）しびれに伴う苦痛や検査・治療に伴う苦痛を緩和する

異常感覚にかかわる苦痛は言葉にしにくく，言葉にしても伝わりにくいため，周囲に理解されがたい．しびれに伴う不自由さや苦しさを周囲が理解できるよう，本人とその家族を援助する．

4）しびれの悪化を防ぐ生活を支援する

しびれの原因となる疾患がある場合，疾患の治療と悪化予防に努める．たとえば，手根管症候群によるしびれの際は，手の動きを休めるようにしたり，炎症によるしびれの際には，抗炎症薬を用いたり安静にしたりなどである．
しびれの症状にかかわる増悪因子や軽減因子を見出し，症状が悪化しないよう調整をする．たとえば，温めることでしびれが悪化しないのであれば，温罨法，入浴，マッサージ，軽い運動を行ったり，暖かい服装を心がけたりする．

5）しびれに伴う不具合を補い，障害と共に生活する支援を行う

　日常生活を妨げている程度（睡眠，体動，安静，細かな動作など）を把握する．日常生活上，人や物の支援が必要な部分を共に検討し，不具合が少ない生活ができるよう工夫する．

　他者からはわかりにくい症状であるため，家族や周囲にわかってもらえるよう説明したり，生活上の協力を求めたりする行為に取り組めるよう励ます．同病者と共に不具合や苦痛を分かち合う機会をみつけたり，紹介したりする．仕事や趣味に集中したり，気分転換をしたりすることで持続するしびれをコントロール下におく気持ちになれるよう支援する．

第3章
触覚機能障害の検査・治療に伴う看護

1 触覚機能の検査に伴う看護

触覚機能の検査には，触覚機能障害の程度を把握する検査と，触覚機能障害の要因を把握する検査がある．触覚機能障害そのものの検査には，表在感覚機能検査がある．触覚機能障害の要因を把握する検査には，予測される要因によって多種多様のものがあるため，代表的なものを記す．

1 表在感覚機能検査

筆の先や綿花などで皮膚に触れ，触れたと感じたら答えてもらう．温度感覚には，湯と水を入れたスピッツを用意して皮膚に当て，熱いか冷たいかを答えてもらう．

感覚の鈍いほうから，正常なほうへと検査を進めていく．

検査の前に，検査に用いる物品を見せ，検査方法を説明する．実際の検査中は目を閉じてもらう．触覚機能障害の部位と範囲を確認する．脊髄神経に障害がある場合は，デルマトーム（皮膚知覚帯）に一致した領域に知覚障害が起こる（図3-1）．

図3-1 ● 脊髄皮膚支配図

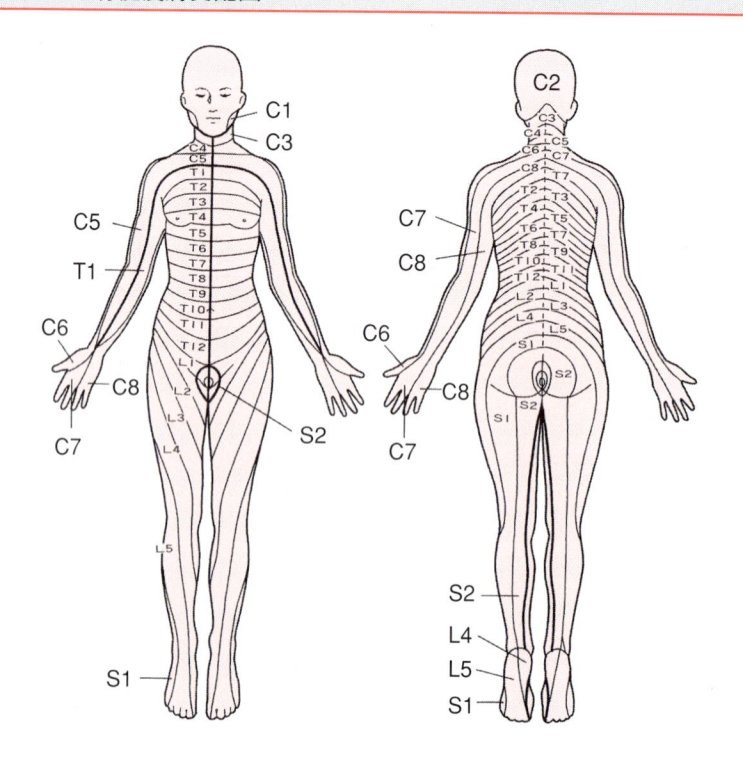

2 触覚機能障害の要因を把握する検査

触覚機能障害の予測される要因によって，たとえば以下のような検査が行われる．

触覚機能障害の発見をきっかけに，重い疾患の診断に至ることもあるため，患者と家族が安心して安全かつ確実に検査を受けられるよう説明し，検査中の支援を行う．

1）脳・神経系の検査

脳・神経系の異常が要因となっていないかを検査するために，たとえば，神経学的検査，画像検査（単純X線，CT，MRI，血管造影など）などが行われる．

2）皮膚の検査

皮膚の異常をもたらす要因を検査するために，たとえば，パッチテスト（貼付試験），皮内反応検査，皮膚生検，サーモグラフィー（皮膚の温度分布）などが行われる．

3）血液検査，尿検査，髄液検査

糖尿病や膠原病，腫瘍や炎症の可能性などを明らかにするために行われる．

2 触覚機能障害の治療に伴う看護

触覚機能障害をもつ患者への治療には，原因疾患の治療と，触覚機能障害の症状緩和に向けた治療が考えられる．

1 触覚機能障害をもたらす原因疾患の治療

触覚機能障害をもたらす原因疾患は多様であるが，その治療には，手術療法，薬物療法，放射線療法，理学・運動療法などがある．

2 触覚機能障害の症状緩和に向けた治療

触覚機能障害は，原因疾患の治療では完全に治癒しきらない場合がある．また，各種検査を行っても原因が不確定なものもある．どのような場合であっても，患者にとって苦痛であったり日常生活への支障があったりするならば，触覚機能障害の症状緩和に向けた治療が行われる．

1）薬物療法

たとえば，循環不全に対しては循環改善薬，神経の異常興奮に対しては抗痙攣薬，神経の回復促進にはビタミンB_{12}製剤などが用いられる．長い目で回復を待つ気持ちで支援することが必要な場合もある．

2）安静療法

炎症や痛みのある時期は，安静を保持することが多い．たとえば，頸椎ヘルニアの場合は頸椎カラー，腰椎のヘルニアや腰部脊柱間狭窄症などの場合は腰部にコルセットを装着し，正しい姿勢を保って患部の動きを制限する．

脊髄神経に障害のある場合は，症状が緩和する姿勢と動作を理解し，習得できるよう指導する．原因となる部位に負担のかかる姿勢や動作，仕事上の作業などをなるべく減らす．

3）運動療法

運動が禁忌ではない場合，日常生活動作をふだんのように行うこと，散歩や体操などの軽い運動を行うことは，循環促進や筋力低下防止となる．また，身体を動かすことは，気持ちの切り替えや気分転換ともなる．

末梢神経障害のために，知覚神経と同時に運動神経が障害されている場合もある．このような場合は，動くことに伴う事故に注意が必要である．

4）触覚機能障害を受け止め生活していく支援

患者が触覚機能障害とその原因および経過を理解し，受容し，慣れて付き合っていけるよう説明し，継続した看護を行う．触覚機能障害による患者の日常生活への支障と苦痛を理解し，不具合が少しでも減るよう共に方法を検討する．たとえば，苦痛の緩和になり，心地よさを感じられそうな事柄として，マッサージ，軽い運動，気分転換，温浴などを試してみる．また，生活の不具合を，触覚機能以外の感覚機能（視覚，聴覚，嗅覚，味覚）で補うか，触覚機能障害が少ない部位で補うなど患者なりの方法を共に考える．周囲に理解されにくい障害であるため，不自由なポイントや危険な事柄を確認し，家族や周囲に伝えて，解決への協力を得られるよう支援する．仲間と気持ちを分かち合ったり，気分転換を図ったりして苦痛な気持ちが集中する状況を緩和する．

第4章
触覚機能障害をもつ患者の看護

A 癌化学療法に伴い手足にしびれをきたした（検知機能障害）患者の看護

　癌化学療法は，癌治療のなかで大きな役割を果たす治療法である．しかし，一部の抗癌薬には神経毒性があり，末梢神経障害を起こすため，患者にしびれをもたらす．たとえば，植物アルカロイドのビンアルカロイド系（ビンクリスチン，ビンデシン），タキサン系（パクリタキセル，ドセタキセル），白金製剤（シスプラチン，カルボプラチン，オキサリプラチン）などである．

　抗癌薬による末梢神経障害は，癌細胞の神経軸索に与えるダメージが正常な末梢神経にも起こるためとされている．四肢の末梢神経の感覚性神経障害は，手袋・靴下型の末梢神経障害といわれる（図4-1）．いったん生じると治療が難しく，抗癌薬投与を終了しても数か月は続くことが多い．

1 アセスメントの視点と情報収集

1）化学療法の内容の把握

　抗癌薬の種類，投与量，治療予定を把握し，副作用の経過とその後の症状の見通しをつける．末梢神経障害の発症は，投与開始後どのくらいの日数で始まったか確認する．

2）触覚機能障害の把握

　しびれの部位，範囲の変化，しびれの特徴や程度について把握する．し

図4-1●末梢神経炎における手袋・靴下型の知覚障害

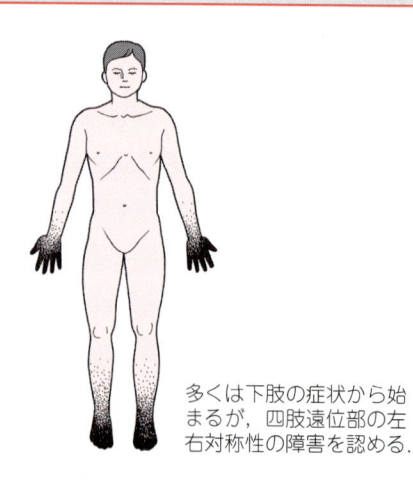

多くは下肢の症状から始まるが，四肢遠位部の左右対称性の障害を認める．

びれの特徴にかかわる表現（ビリビリ，ジンジンなど）は，なるべく患者の言葉を用いる．癌患者の場合，抗癌薬の副作用だけでなく，癌の転移や癌以外の疾患でも末梢神経障害を起こす場合があるため，経過観察が重要である．

3）日常生活への支障の把握

癌化学療法により，触覚機能障害以外に起こっている副作用を把握する．一般的には，骨髄抑制，腎毒性，消化管毒性，皮膚障害などが起こる可能性がある．それらによる苦痛が強い場合，末梢神経障害に気がつかないこともあるため，使用薬剤から予測したアセスメントが必要である．

日常生活への支障と苦痛について把握する．手先を用いた細かな作業の支障，歩行時の足先の感覚やつまずき，転倒の状況などにつき把握する．

2 | 生じやすい看護上の問題

まず，抗癌薬の副作用全般による苦痛と身体への侵襲がある．副作用による合併症へのケア，たとえば骨髄抑制による白血球数低下に伴い感染症の危険性があるため，感染予防のためのセルフケアを習得する必要がある．特に化学療法中や終了後2～3週間は，このような看護上の問題の優先度が高いことが予測される．

次に，触覚機能障害に関しては，しびれの不快や苦痛，手指の細かい作業のしにくさや取り落としによる怪我，感覚を感じにくいことによる熱傷や凍傷，創傷のおそれがある．足の場合には，ふらつきや転倒などのおそれがある．

また，抗癌薬による末梢神経障害は，治療終了後も数か月程度続くことがある．繰り返し化学療法を受ける患者の場合は，末梢神経障害が回復しないまま次の治療に入ることになり，再び副作用を受ける可能性がある．せっかく化学療法を終えても，末梢神経障害によるしびれの苦痛が続くことで日常生活への支障をきたし，気持ちが晴れず生活の質が低下するおそれがある．

3 | 目標と看護

1）四肢の末梢神経障害の苦痛を緩和する

末梢神経障害の苦痛が強い場合，抗癌薬の中止や変更が検討されることがある．また，変更できない場合や投与後の場合は，ビタミン剤，抗痙攣薬，抗うつ薬，漢方薬などが処方されることもある．

また，寒冷刺激でしびれの苦痛が悪化する場合があるため，温度変化に

よる刺激を減らす．たとえば，冷たい飲み物の入ったボトルやコップを直接持たない，冷凍庫や冷蔵庫の出し入れには調理用の手袋を用いる，水仕事はなるべく手袋をして行うか温水で行う，寒い季節は手袋や靴下などで防寒し，暑い季節は冷房による冷えを防ぐため上着や掛け物，靴下で調節するなどである．

温めることが心地よい場合は，積極的に用いる．たとえば，患者の好みの湯温による入浴，手浴，足浴，手足の軽い運動やマッサージによる循環促進，手足を締めつけて循環を悪くするものを着用しないなどがある．

2）四肢の末梢神経障害に伴う合併症を最小限にする

四肢の末梢神経障害に伴う合併症である転倒，創傷，熱傷などが生じないよう支援する．たとえば，末梢の感覚がふだんと異なることから，思わぬ所でぶつけたり，危険な物に触れていたり，予測よりも動かしていなかったりするため，手先や足先がどこで何をしているかを目で確認する．移動時は，安定性があって脱げにくく滑りにくい履物にする．室内や短距離の外出でも，スリッパやサンダルは避けたほうが安全である．床に敷物（マットやじゅうたん）を敷く際は，下に滑り止めを入れ，敷物の端がめくれたりしないように固定する．空間の障害物や，床の凹凸，水濡れなどがないよう生活環境を整える．

索　引

あ

亜鉛内服療法　309
悪性腫瘍細胞　99
味物質　298
圧迫　12, 25, 26, 27, 28, 29
アナフィラキシーショック　99
アメンチア　37
アリナミンテスト　277
アレルギー性鼻炎　262, 286
安静　217
安静療法　246, 334
安全　102, 180, 209
暗点　185
安楽　102, 198, 209

い

怒り　183
異嗅症　265, 273
意識　10
意識回復過程　44
意識混濁　34, 37
意識障害　12, 34, 41
意識状態　102
意識変容　34
意識レベル　44, 113
異常呼吸パターン　39
異常姿勢　103
移乗動作　52
溢流性尿失禁　70
インターフェロン　166
インパルス　15
インパルスの伝達　21
インパルスの伝達の障害　23, 28
インピーダンス・オージオメトリー　242
インピーダンス聴力検査　242
ウェルニッケ中枢　53

う

運動　5, 14
運動機能低下　49

運動指令　21
運動指令・調節　21
運動指令・調節の障害　31
運動指令の障害　27
運動指令の伝導路　22
運動調節の障害　29
運動能力　142
運動麻痺　45, 114
運動野からの伝導路　21
運動療法　334

え

栄養　44
栄養障害　179
X線検査　279
MRI検査　80
嚥下障害　145
嚥下痛　313
塩酸キニーネ　166
遠視眼　160
炎症　249, 261
延髄　9

お

オージオグラム　241
オージオメトリー　240
起き上がり　50
温覚　321
温度覚　16

か

下位運動ニューロン　23, 28
外耳　224
外耳道閉塞　226
外傷　143, 165, 177
開頭術　100
概日リズム　9
化学薬品　165
核医学検査　83
学習　155, 180, 183
角膜　156
画像診断　279
合併症　43, 103, 104

眼圧検査　197
眼圧降下薬　201
感音性難聴　226, 232
癌化学療法に伴うしびれ　336
感覚　18
感覚刺激　15
感覚刺激の検出の障害　23
感覚受容器　319
感覚障害　114
感覚伝導路　16
感覚統合　14
感覚統合障害　23
感覚鈍麻　326
眼球　156
眼球運動　113
眼球の痛み　189
環境　14, 164, 265
環境把握　155, 180
患者と家族間でのコミュニケーション　59
眼症状　103
眼精疲労　160
関節拘縮　43, 146
関節拘縮の予防　119
関節の拘縮　49
感染　12, 25, 26, 28, 99, 207, 248
感染症　146
感染症治療薬　200
感染予防　117
乾燥　165
眼痛　189
眼底検査　195

き

記憶　20
気管挿管　42
起居動作　144
危険回避　272
危険防止　117
起座動作　50
基準嗅力検査　276
気道感染の予防　117
気導聴力検査　240

339

気道の確保　116
機能障害　12, 23
基本動作　49
嗅覚異常　265, 271
嗅覚過敏　266
嗅覚機能　256
嗅覚機能障害　286
嗅覚検査　276
嗅覚受容体　260
嗅覚中枢　261
嗅覚伝導路　260
嗅覚路　261
球後痛　189
嗅細胞　264
急性副鼻腔炎　262
吸入治療　280
橋　11
虚血　12, 25, 26, 27, 28, 29
起立性低血圧　145
近視眼　160
筋トーヌス　47

く

屈折障害　158
クモ膜下出血　124, 126
クモ膜下出血の重症度分類　127
グラスゴー・コーマ・スケール　38
群発呼吸　40

け

傾眠　37
血圧　40, 102, 112
血圧調節障害　12
血管収縮性点鼻薬　280
血栓形成　94
結像　157
結像障害　161
血糖降下薬　98
解熱　42
言語機能障害　53
言語障害　114
言語症状　55
言語の表出力　56
言語の理解力　55
検知機能　154, 298, 319
検知機能障害　156, 171, 176, 225, 261, 298, 321

こ

抗アセチルコリン作動薬　139
降圧薬　96
抗アレルギー薬　201, 282
更衣　145
更衣動作　51
抗ウイルス薬　200
抗炎症薬　243
構音障害　55
交感神経　7
抗癌薬　99, 264
抗凝固薬　95
抗菌薬　200
口腔内の保湿　309
高血圧症　96
抗血小板薬　95
抗血栓薬　95
膠原病　25
抗コリン薬　141
高脂血症　96
高脂血症治療薬　98
高次脳機能障害　26
抗生物質　99, 243, 281
抗てんかん薬　105
口内痛　313
抗ヒスタミン薬　281
抗マラリア薬　166
誤嚥性肺炎　43
誤嚥性肺炎の予防　117
誤嚥防止　42
ゴールドマン視野計　196
語音オージオグラム　242
語音聴力検査　241
語音明瞭度曲線　242
呼吸　38, 102, 112
呼吸機能障害　42
呼吸調節障害　12
鼓索神経　297
鼓室形成術　245
骨導聴力検査　241
鼓膜切開　245
鼓膜ドレーン挿入　245
鼓膜の可動性低下　226
コミュニケーション　183
コミュニケーション障害　228

コミュニケーションの確立　58
昏睡　37
混濁　159
コンピュータ断層撮影検査　78
昏眠　37
混乱　59

さ

サーカディアンリズム　9
採血　308
再適応　184
3-3-9度方式　37
残存機能　104, 108
散瞳　195
散瞳薬　200

し

ＣＴ検査　78
視覚機能　154
視覚機能障害　156, 199
視覚機能の検査　194
視覚経路　185
視覚失認　61
視覚中枢　167
視覚伝導路　167, 179
視覚野　167
視覚誘発電位　88
弛緩性膀胱　73
色覚異常　173
磁気共鳴画像法検査　80
視空間失認　62
自己動作の点検　155, 180
自己導尿　75
事故防止　198
指示された姿勢　217
脂質異常症　96
脂質異常症治療薬　98
四肢の末梢神経障害　337
四肢麻痺　47
視床　18, 25
視床下部　8
視床下部の障害　12
事象関連電位　88
耳小骨の可動性低下　226
自信　59
視神経交叉部以降の障害　185
視神経交叉部の障害　185

視神経の障害 168, 178, 185
姿勢 114
自然排尿 73
持続性吸息呼吸 39
自尊感情 137
疾患 177
失行 60
失語症 55
失調性呼吸 40
失認 60
失明 173
シナプス 15
シナプス間隙 15
しびれ 328
視野 185
社会復帰 104
視野検査 196
視野沈下 185
視野の異常 185
ジャパン・コーマ・スケール 37
シャント術 100
羞明感 173
縮瞳薬 201
手術療法 100
受容 184
純音聴覚機能検査 240
純音聴力検査 241
循環障害 49, 116
上位運動ニューロン 23, 28
消炎鎮痛薬 281
障害受容の段階 123
上顎洞造影法 279
上下肢の神経麻痺 43
上気道感染 146
硝子体 156
硝子体の液化 178
症状緩和 105
小切開手術 204
情動反応 19
小脳 23, 29
静脈性嗅覚検査 277
職業 164
職業性の嗅覚障害 273
食事 144, 182
食事摂取低下 313
食生活 163

褥瘡 43, 49, 146
褥瘡の予防 118
食欲の低下 273
触覚 318
触覚機能 318
触覚機能障害 321
触覚検知機能 322
触覚失認 62
触覚伝導機能 322
自律型排尿訓練 74
自律神経系 6
視力回復 209
視力検査 194
視力低下 176, 217
視力表 194
視路 185
塵埃 165
神経細胞 15
神経症状 41, 102
人工内耳 228
真性嗅覚障害 278
身体失認 63
浸透圧利尿薬 93
心拍調節障害 12
深部感覚 16

す

髄液 90
髄液検査 90
水晶体 156
錐体外路 23
錐体交差 22
錐体路 21, 22
水分 44
睡眠 163
ステロイド 244
ステロイド薬 166, 280
ストレス 137
スピーチ・オージオメトリー 241

せ

生活意欲 137
生活環境 206
生活習慣 14, 163, 264
生活の自立 184
生活範囲 180

正視眼 160
正常圧水頭症 134
正常圧水頭症の早期発見 137
生体リズム 9
生体リズム調節障害 12
生命維持活動 4
生命維持活動の管理・調節の障害 11
生命維持活動の調整 6
生命維持活動の調整の障害 11
生命の危機 127, 133
生命の危険徴候 38
整容動作 52
脊髄 16, 25, 28
脊髄後根 25
脊髄神経 16, 25
脊髄神経節 25
舌咽神経 297
切断 25, 28
舌乳頭 297
切迫性尿失禁 70
セルフケア 122
セルフケアの障害 133
洗眼 203
穿頭術 100
せん妄状態 37

そ

造影剤 84
側頭葉の聴覚野 225
粗大触覚 16
損傷 26, 27, 28

た

体液浸透圧調節障害 12
体温 42, 102, 112
体温上昇 40
体温調節障害 12
対光反射 10, 113
代謝障害 25
体性感覚誘発電位 87
大脳基底核 23, 29
大脳の障害 178
大脳皮質 18
大脳皮質運動野 28
大脳皮質感覚野 26
大脳皮質の知覚領野 320

大脳皮質の味覚野　297
大脳皮質連合野　27
大脳辺縁系　19
大脳誘発電位検査　87
立ち上がり　184
脱臼　49
脱水　146
タンポナーデ法　213
単麻痺　47
短絡術　100

ち

チェーン-ストークス呼吸　38
蓄膿症　288
中耳　224
中枢神経原性過換気　39
中毒　12, 169
中途失聴者　229
中脳　10
聴覚機能　222
聴覚機能障害　224
聴覚機能の検査　240
聴覚機能を補う社会資源　229
聴覚失認　62
聴性脳幹反応　88

つ

痛覚　16, 321
通光　156
通光障害　159
通光のプロセスの障害　176
通年性アレルギー性鼻炎　286

て

T&Tオルファクトメーター　276
低髄圧症状　138
ティンパノグラム　243
デルマトーム　332
伝音性難聴　226, 232
電解質調整　44
点眼　200
点眼の方法　202
てんかん発作　105
点眼薬　200
電気味覚検査　308
点耳　244

伝達神経全体　29
伝達神経全体の障害　25
点滴　199
転倒　143
伝導機能　154, 167, 225, 297, 320
伝導機能障害　167, 173, 226, 264, 299, 321
伝導機能の障害　178

と

頭蓋内圧　131
頭蓋内圧亢進　104, 112
頭蓋内圧亢進症状　113, 116
頭蓋内合併症　249
頭蓋内の疾患　264
動機づけ　20
瞳孔　113, 157
瞳孔・眼球異常　40
倒像検査法　195
疼痛　49
導尿　74
糖尿病　98
頭部外傷　264
頭部CT　78
動脈硬化　96
ドパミン　139
ドレナージ　100

な

内耳　225
内視鏡検査　279
内耳神経　225
内耳の機能低下　227
難聴　226, 232
難聴者　229

に

におい　256, 276
においの検知機能　256
においの伝導機能　257
日常生活　209
日常生活活動の維持・拡大　104
日常生活活動能力　144
日常生活行動　142
日常生活動作　50, 67, 120
日常生活の自立　181

入光量　157
入光量の調節障害　161
ニューロン　7, 15
尿失禁　69
尿閉　69
尿路感染　75, 146
尿路感染の予防　118

ね

寝返り　50

の

脳・神経機能　4
脳・神経機能障害　114
脳・神経機能障害におけるリハビリテーション　108
脳・神経機能障害の治療　92
脳幹　9
脳幹聴覚誘発電位　88
脳幹の障害　12
脳幹網様体　10
脳血管造影　84
脳血管攣縮　104
脳血流量　83
脳梗塞　112
脳循環　95
脳循環・脳代謝改善薬　96
脳神経　16
脳神経症状　114
脳シンチグラフィー　83
脳代謝　95
脳動脈瘤　124
脳波検査　86
脳浮腫緩和　93
脳浮腫の治療薬　93

は

パーキンソン病　106, 138, 140
パーキンソン病治療薬　106
パーキンソン病治療薬の副作用　107
排泄　144
排泄機能障害　145
排泄動作　52
バイタルサイン　102, 112
排尿障害　12, 67, 114
排尿の自立　74

白内障　206
発熱　146
反射性尿失禁　70
半側空間無視　62
ハンフリー視野計　196
半盲　185

ひ

光　164
光凝固治療　203, 211
光の屈折率　157
鼻鏡検査　278
鼻腔・副鼻腔の通気性　258
鼻骨骨折　263
微細触覚　16
皮質延髄路　22
皮質脊髄路　21
非ステロイド性抗炎症薬　201
悲嘆　183
悲嘆感情　52, 59
鼻中隔彎曲症　263
人の動きの把握　155, 180
鼻内タンポン　282
否認　52, 183
鼻粘膜　271
皮膚　114
皮膚知覚帯　332
鼻閉　268
表在感覚機能検査　332
頻尿　69

ふ

不安の軽減　119
副交感神経　7
複視　172
副腎皮質ステロイド薬　201
副腎皮質ホルモン　280
副鼻腔炎　288
ブローカ中枢　53
文化　155

文化活動　180
分析・統合の障害　26
分泌物の除去　42

へ

変形　49
変性　12, 23, 25, 26, 27, 28, 29
片麻痺　47, 51

ほ

放射線治療　100
放射線治療による味覚機能障害　312
房水　156
保健福祉サービス　124
歩行　144, 182
補聴器　228
本能行動　19

ま

末梢神経　23
末梢神経系　15
麻痺　115
マラリア寄生虫　166
慢性化膿性中耳炎　248
慢性鼻炎　262
慢性副鼻腔炎　263

み

味覚異常　304
味覚機能　294
味覚機能障害　296
味覚神経の障害　299
耳鳴り　226, 235
脈拍　40, 102, 113
味蕾　297

め

迷走神経　297

も

網膜　162
網膜血管　162
網膜血管の障害　162, 177
網膜の障害　162, 177
網膜の変性　162
網膜剥離　162, 178, 211, 213
もうろう状態　37
文字言語機能　57

や

薬剤　309
薬物　12, 26, 28, 29, 264
薬物中毒　179
薬物治療　142, 166, 199, 281
薬物点鼻　280
薬物療法　93, 243, 334
夜盲　173

よ

腰椎穿刺　90
抑うつ　52, 59, 184
抑制　26

ら

乱視眼　160

り

リハビリテーション訓練　107, 122
留置カテーテル　73
緑内障　170, 178

れ

冷感刺激　170
連合野　18

ろ

濾紙ディスク検査　308

索　引　343

新体系 看護学全書 別巻
機能障害からみた成人看護学④
脳・神経機能障害／感覚機能障害

2003年 2 月15日　第 1 版第 1 刷発行	定価（本体3,300円＋税）
2007年12月10日　第 2 版第 1 刷発行	
2022年 2 月 4 日　第 2 版第17刷発行	

編　　集　　野口美和子・中村美鈴©　　　　　　　　　　　　　＜検印省略＞

発行者　　小倉　啓史

発行所　　株式会社メヂカルフレンド社

https://www.medical-friend.co.jp
〒102-0073　東京都千代田区九段北 3 丁目 2 番 4 号　麹町郵便局私書箱48号　電話(03)3264-6611　振替00100-0-114708

Printed in Japan　落丁・乱丁本はお取り替えいたします　　印刷／大盛印刷(株)　製本／(有)井上製本所
ISBN978-4-8392-3264-1　C3347　　　　　　　　　　　　　　　　　　　　　　　　000664-060

本書の無断複写は，著作権法上での例外を除き，禁じられています．
本書の複写に関する許諾権は，㈱メヂカルフレンド社が保有していますので，複写される場合はそのつど事前に小社（編集部直通 TEL 03-3264-6615）の許諾を得てください．

新体系看護学全書

専門基礎分野

人体の構造と機能❶ 解剖生理学
人体の構造と機能❷ 栄養生化学
人体の構造と機能❸ 形態機能学
疾病の成り立ちと回復の促進❶ 病理学
疾病の成り立ちと回復の促進❷ 微生物学・感染制御学
疾病の成り立ちと回復の促進❸ 薬理学
疾病の成り立ちと回復の促進❹ 疾病と治療1 呼吸器
疾病の成り立ちと回復の促進❺ 疾病と治療2 循環器
疾病の成り立ちと回復の促進❻ 疾病と治療3 消化器
疾病の成り立ちと回復の促進❼ 疾病と治療4 脳・神経
疾病の成り立ちと回復の促進❽ 疾病と治療5 血液・造血器
疾病の成り立ちと回復の促進❾ 疾病と治療6
内分泌／栄養・代謝
疾病の成り立ちと回復の促進❿ 疾病と治療7
感染症／アレルギー・免疫／膠原病
疾病の成り立ちと回復の促進⓫ 疾病と治療8 運動器
疾病の成り立ちと回復の促進⓬ 疾病と治療9
腎・泌尿器／女性生殖器
疾病の成り立ちと回復の促進⓭ 疾病と治療10
皮膚／眼／耳鼻咽喉／歯・口腔
健康支援と社会保障制度❶ 医療学総論
健康支援と社会保障制度❷ 公衆衛生学
健康支援と社会保障制度❸ 社会福祉
健康支援と社会保障制度❹ 関係法規

専門分野

基礎看護学❶ 看護学概論
基礎看護学❷ 基礎看護技術Ⅰ
基礎看護学❸ 基礎看護技術Ⅱ
基礎看護学❹ 臨床看護総論
地域・在宅看護論 地域・在宅看護論
成人看護学❶ 成人看護学概論／成人保健
成人看護学❷ 呼吸器
成人看護学❸ 循環器
成人看護学❹ 血液・造血器
成人看護学❺ 消化器
成人看護学❻ 脳・神経
成人看護学❼ 腎・泌尿器
成人看護学❽ 内分泌／栄養・代謝
成人看護学❾ 感染症／アレルギー・免疫／膠原病
成人看護学❿ 女性生殖器
成人看護学⓫ 運動器
成人看護学⓬ 皮膚／眼
成人看護学⓭ 耳鼻咽喉／歯・口腔

経過別成人看護学❶ 急性期看護：クリティカルケア
経過別成人看護学❷ 周術期看護
経過別成人看護学❸ 慢性期看護
経過別成人看護学❹ 終末期看護：エンド・オブ・ライフ・ケア
老年看護学❶ 老年看護学概論／老年保健
老年看護学❷ 健康障害をもつ高齢者の看護
小児看護学❶ 小児看護学概論／小児保健
小児看護学❷ 健康障害をもつ小児の看護
母性看護学❶
母性看護学概論／ウィメンズヘルスと看護
母性看護学❷
マタニティサイクルにおける母子の健康と看護
精神看護学❶ 精神看護学概論／精神保健
精神看護学❷ 精神障害をもつ人の看護
看護の統合と実践❶ 看護実践マネジメント／医療安全
看護の統合と実践❷ 災害看護学
看護の統合と実践❸ 国際看護学

別巻

臨床外科看護学Ⅰ
臨床外科看護学Ⅱ
放射線診療と看護
臨床検査
生と死の看護論
リハビリテーション看護
病態と診療の基礎
治療法概説
看護管理／看護研究／看護制度
看護技術の患者への適用
ヘルスプロモーション
現代医療論
機能障害からみた成人看護学❶
呼吸機能障害／循環機能障害
機能障害からみた成人看護学❷
消化・吸収機能障害／栄養代謝機能障害
機能障害からみた成人看護学❸
内部環境調節機能障害／身体防御機能障害
機能障害からみた成人看護学❹
脳・神経機能障害／感覚機能障害
機能障害からみた成人看護学❺
運動機能障害／性・生殖機能障害

基礎分野

基礎科目 物理学
基礎科目 生物学
基礎科目 社会学
基礎科目 心理学
基礎科目 教育学